DIE EPIDEMIEN UND DAS CORPUS HIPPOCRATICUM

VORUNTERSUCHUNGEN ZU EINER GESCHICHTE DER KOISCHEN ÄRZTESCHULE

VON

KARL DEICHGRÄBER

DURCH NACHWORT UND NACHTRÄGE
VERMEHRTER PHOTOMECHANISCHER NACHDRUCK

WALTER DE GRUYTER · BERLIN · NEW YORK
1971

Durch Nachwort und Nachträge vermehrter photomechanischer Nachdruck der 1. Auflage:
Aus den Abhandlungen der Preußischen Akademie der Wissenschaften.
Phil. Hist. Klasse Nr. 3. Berlin 1933

ISBN 3 11 003635 5

Satz: Walter de Gruyter
Rotaprint-Druck: Werner Hildebrand, Berlin

Vorwort

Über die Entstehung der folgenden Untersuchungen ist in der Einleitung das Nötige gesagt. Hier ist nur zu bemerken, daß der Abschnitt über die Epidd. II, IV und VI zusammen mit der Analyse der vorhellenistischen Nachrichten über Leben und Lehre des Hippokrates und seiner Schüler im Wintersemester 1930/31 der Philosophischen Fakultät der Berliner Universität als Habilitationsschrift vorgelegen hat. Die Veröffentlichung der erweiterten Abhandlung an dieser Stelle erfolgt aus der Erwägung, daß solche Vorarbeiten für die von der Akademie in Angriff genommene Edition der Medici Graeci unentbehrlich sind: ist doch die Edition die reifste Frucht aller Interpretation, nicht, wie man wohl gemeint hat, ihr Ausgangspunkt.

Daß diese Arbeit zum Abschluß gekommen ist, danke ich vor allem drei Menschen: Ulrich von Wilamowitz-Moellendorff danke ich für jeden persönlichen Rat, mit dem er diese Untersuchung gefördert hat, und die vielen wertvollen Anregungen, die mir die Teilnahme an der Graeca Wilamowitziana vermittelte, ebenso wie für das, was der deutsche Mann und Forscher mir bedeutet; weiter danke ich meinem Lehrer Hermann Schöne, der mich auch bei dieser Arbeit mit Rat und Tat unterstützt hat; nicht zuletzt bin ich Werner Jaeger zu Dank verpflichtet, der die Freundlichkeit hatte, diese Arbeit zu prüfen und sie der Akademie vorzulegen.

Karl Deichgräber

Berlin-Zehlendorf, im Mai 1933.

Inhalt

Zitate

Nach folgenden Ausgaben werden, falls nicht besonders vermerkt, die hippokratischen Schriften zitiert: Π. ἀέρων und Π. φυσῶν nach CMG I 1 ed. Heiberg, das Prognostikon, Π. διαίτης ὀξέων, Epidd. I und III, die chirurgischen Schriften nach Hippocratis Opera ed. Kühlewein I, II, Leipzig 1904, 1902, alle übrigen Schriften nach der Ausgabe von Littré, Paris 1839ff.

Folgende Arbeiten zitiere ich mit dem Namen des Verfassers:

H. Diller, Die Überlieferung der hippokratischen Schrift Π. ἀέρων ὑδάτων τόπων, Philologus Suppl. XXIII 3, Leipzig 1932.

L. Edelstein, Π. ἀέρων und die Sammlung der hippokratischen Schriften, Problemata Heft 4, Berlin 1931.

C. Fredrich, Hippokratische Untersuchungen, Philol. Untersuchungen, 15. Heft, Berlin 1899.

Fr. Pfaff, Die nur arabisch erhaltenen Teile der Epidemienkommentare des Galen und die Überlieferung des Corpus Hippocraticum. Sitz.-Ber. Berl. Ak. 1931, 21.

O. Regenbogen, Symbola Hippocratea, Diss. Berlin 1914.

M. Wellmann, Die Fragmente der sizilischen Ärzte Akron und Philistion und des Diokles von Karystos, Berlin 1901.

Einleitung

Wer heute versucht, das Werk der älteren koischen Ärzteschule auf Grund antiker Zeugnisse wieder aufzubauen, muß damit rechnen, daß sein Unternehmen bei der Mehrzahl der interessierten Forscher, bei Philologen und bei Medizinhistorikern größter Zurückhaltung begegnet. Solange es ein historisches Interesse für die Schriften des Corpus Hippocraticum gegeben hat, sind immer von neuem Versuche gemacht worden, die eine oder die andere Schrift des Corpus als echt zu erweisen, und immer folgte nach kurzer, oft überraschend kurzer Zeit eine Kritik, die den vermeintlich sicheren Ergebnissen den Boden entzog. So erging es der hellenistischen Medizin, als sie mit Hilfe medizinischer und philologischer Kriterien an die Echtheitsfrage heranging, und so erging es all den neueren Forschern, die sich bald auf diesem, bald auf jenem Wege der Aufgabe näherten. Der ausgezeichnete Littré, der Π. ἀρχαίης ἰητρικῆς auf Grund der bekannten Nachricht über die μέθοδος des Hippokrates in Platons Phaidros für echt erklärte, ist nicht der einzige geblieben, dessen Hypothese alsbald widerlegt wurde. Resignation und Skepsis kennzeichnen Regenbogens Neuformulierung der hippokratischen Frage, daß man sich auf eine Analyse der Schriften zu beschränken habe, daß es allein darauf ankäme, die Schriften zu ordnen, sie auf ihr Verhältnis zueinander zu untersuchen und so bestimmte Schriftenkreise herauszuschälen. Man kann verstehen, daß sich alles, was in der Altertumswissenschaft den Problemen der griechischen Medizingeschichte ferner steht, nur ungern des Corpus Hippocraticum und der mit ihm verbundenen Probleme erinnert.

Und doch ist diese Skepsis, so behaupte ich, im Grunde nicht berechtigt. Wenn die Philologie den Maßstab anlegt, nach dem sich ihr Urteil zu richten hat, dann muß sie zugeben, daß ihre Skepsis unberechtigt oder doch voreilig ist. Die Methode der Philologie ist die Interpretation, ihr Ziel, ein Werk seinem Inhalt und seiner Form nach als Ganzes und in seinen Teilen, in sich selbst und in seinen allgemeinen historischen Voraussetzungen sowie in seiner historischen Bedeutung zu verstehen und zu werten. Und da muß doch gerade der Philologe feststellen, daß weder die Schriften des Corpus Hippocraticum noch die über Hippokrates erhaltenen Nachrichten in der bisherigen wissenschaftlichen Arbeit die Berücksichtigung gefunden haben, die sie verdienen. Nur bei wenigen Schriften des Corpus verfügen wir über Untersuchungen und Kommentare, die den Versuch machen, eine dieser Aufgaben zu erfüllen, ganz abgesehen davon, daß bei dem größten Teil der Corpusschriften ein auf der besten Überlieferung beruhender, kritisch gereinigter Text immer noch aussteht. Die vorhellenistischen Nachrichten über Hippokrates sind noch immer nicht gesammelt und interpretiert, auf Inhalt und Wert so gründlich untersucht worden, wie wir es verlangen müssen. Insbesondere hat etwa das Referat des Aristotelesschülers Menon, der Hauptbericht, der uns aus vorhellenistischer Zeit über Hippokrates erhalten ist, die nötige Einzelinterpretation noch nicht gefunden; als der Menonpapyrus vorlag, hat man über der Suche nach dem echten Werk des Hippokrates das Nötigste, die Interpretation des Berichtes aus sich selbst heraus, völlig übersehen. Der Philologe also sollte die Skepsis aufgeben oder nur deshalb mit seinem Urteil zurückhalten, weil bestimmte Vorarbeiten für die Lösung der Frage noch nicht geleistet sind.

Mehr aber als alle grundsätzlichen Überlegungen scheint mir gerade der Weg, den ich selbst gegangen bin, die Entstehung dieser Arbeit für die Frage, wie sich die Wissenschaft diesen Problemen gegenüber zu verhalten hat, von Bedeutung zu sein. Den Ausgangspunkt der folgenden Untersuchungen bildeten die ersten Aphorismen des fünften Teiles von Epid. VI, das schöne Wort Νούσων φύσιες ἰητροί, das den Begriff der hippokratischen Natur begründet hat, der Spruch Εὐπαίδευτος ἡ φύσις — bei Littré steht noch ἀπαίδευτος! —, der Satz von der Seele, die ununterbrochen wächst bis zu ihrem Tode. Diese Gedanken interessierten mich an sich und als historisches Problem samt den vielen schönen diätetischen Aphorismen dieses Buches, von denen so mancher mehr wert ist als ein ganzes Buch des Galen. So stellte ich mir die Aufgabe, den historischen Ausgangspunkt dieser Lehre zu suchen — ich fand ihn in der Lehre des Paidotriben und Arztes Herodikos von Selymbria — und die Stellung dieser Aphorismen zu den übrigen Notizen des sechsten Buches und der mit dem sechsten verbundenen Bücher II und IV zu bestimmen. Der letzte Teil dieser Aufgabe führte weiter zu der ersten Gruppe der Epidemien, den Büchern I und III, und der dritten Gruppe, den Büchern V und VII. Alles dies ergab sich mit einer gewissen in der Sache begründeten Notwendigkeit. Daß ich dann die übrigen Schriften des Corpus heranzog, soweit sie den verschiedenen Gruppen zuzuordnen sind, war wieder eine notwendige Konsequenz. Und da zudem die Untersuchung dieser Schriften das Ergebnis hatte, daß sie nach Kos, in die koische Ärzteschule der Zeit des Hippokrates und seiner Schüler bzw. späterer Mitglieder der Schule gehören, war zuletzt auch der Vergleich mit den Nachrichten, die uns über Hippokrates und seine Schüler erhalten sind, eine zu naheliegende Aufgabe, als daß ich an ihr hätte vorübergehen können. Ich lege Wert darauf, und nur um auf diese Tatsache aufmerksam zu machen, teile ich die allgemeinen Daten über die Entstehung dieser Arbeit mit, daß ihr Ausgangspunkt eine Schrift des Corpus, nicht eine bei irgendeinem Außenstehenden erhaltene Nachricht war, und daß sich eine Aufgabe mit einer gewissen systematischen Notwendigkeit an die andere anschloß. Für den, der am richtigen Punkt ansetzt, gibt es auch bei den Schriften des Corpus bestimmte ἀνάγκαι. Das war es, was mir zu dieser Arbeit und bei der Arbeit immer wieder neuen Mut gab, und das ist eine Tatsache, die ebenso jedem anderen, der die Aufgabe in dieser Weise anfassen wollte, frischen Mut geben würde.

Im folgenden ordne ich die einzelnen Untersuchungen nach ihren Ergebnissen. Der Ausgangspunkt ist jedesmal eine Gruppe der Epidemien, von denen, wie schon die antike Hippokratesphilologie gesehen hat, sich die Bücher I und III, dann II, IV und VI, zuletzt V und VII zu bestimmten Gruppen zusammenschließen. Jeder Gruppe werden die zugehörigen Schriften des Corpus zugeordnet. Erst am Schluß gehe ich in einem für sich stehenden, von dem ersten, dem auf den Werken aufbauenden Teil unabhängigen Abschnitt an die Interpretation und Auswertung der Nachrichten, die über Hippokrates und seine Schüler erhalten sind.

Ich beginne also mit der Analyse der ersten und ältesten Gruppe der Epidemien, der Bücher I und III.

Epidd. I und III und das Prognostikon

Epidd. I und III

Um eine tragfähige Grundlage für unsere Untersuchung der Epidemien zu gewinnen, vergegenwärtigen wir uns zunächst den Inhalt und Aufbau der beiden Bücher der ersten Gruppe.

Der Inhalt der Epidd. I und III besteht aus zwei verschiedenen Materien: Epid. I berichtet in der ersten Hälfte über drei sogenannte καταστάσεις[1], drei je ein Jahr umfassende Schilderungen der Witterungs- und Krankheitsverhältnisse auf der Insel Thasos. Buch III enthält e i n e n solchen Abschnitt, eine vierte Katastasis aus einer unbekannten Gegend. Diesen allgemein beschreibenden Stücken stehen gegenüber die einzelnen Krankheitsgeschichten, 14 am Schluß des ersten Buches, 12 vor, 16 hinter der Katastasis von Buch III.

Von beiden Stücken sind, wie es in der Natur der Sache liegt, kompositionstechnisch interessant nur die allgemeinen Teile, die καταστάσεις. Sie zeigen einen ganz bestimmten, in den Anschauungen des Verfassers begründeten Aufbau. Jede der Katastaseis schildert zunächst die Witterungsverhältnisse der einzelnen Jahreszeiten in der Reihenfolge der dorischen Zählung Herbst, Winter, Frühling und Sommer. Darauf folgt jedesmal eine zusammenfassende Charakteristik der Witterung des Jahres, die zugleich als Übergang zu dem Hauptabschnitt dient. Dieser, das Kernstück der ganzen Katastasis, handelt in relativ großer Ausführlichkeit von den epidemischen Krankheiten selbst. Den Schluß dieses Abschnittes, der in der ersten Katastasis zugleich die Gesamtdarstellung abschließt, bildet in allen Fällen ein Kapitel über den Ausgang der Krankheiten. Bei den drei letzten Katastaseis schließen sich noch allgemeine Lehrsätze prognostischen Inhalts an[2]. Um ein Beispiel zu geben: Die zweite Katastasis zerfällt in die Abschnitte Kap. 4 Witterungsverhältnisse, Kap. 5—9 Bericht über die Krankheiten, Kap. 10 Ausgang der Krankheiten und Kap. 11, 12 methodische und prognostische Lehrsätze in Aphorismenform.

Innerhalb der Hauptteile dieser Gesamtdarstellungen ist die Disposition verschieden. Die Schilderung der Krankheiten in der Katastasis I ist besonders kurz und einfach; zwei Abschnitte, einer über die Krankheiten des Frühlings und einer über die Krankheiten des Sommers, Herbstes und Winters lassen sich unterscheiden (180, 10ff. und 181, 11ff.; Verweis 181, 23 geht auf 182, 20). In der zweiten Katastasis gibt die Einleitung des Hauptabschnittes eine allgemeine Schilderung der Krankheiten, die in den einzelnen Jahreszeiten aufgetreten sind; die folgenden Abschnitte vervollständigen diese Angaben durch Einzel-

---

[1] Die Überschriften κατάστασις πρώτη usw. z. T. nicht in den Hss. In den Darstellungen selbst erscheint das Wort z. B. 180, 11; 183, 19 als Bezeichnung des Witterungszustandes. Dem entspricht 199, 13 κατάστασις ὅλη καὶ κατὰ μέρεα τῶν οὐρανίων καὶ χώρης ἑκάστης. Außerdem ist κατάστασις 200, 23 vom Entwicklungsgesetz der Fieber (κ. τῶν πυρετῶν), 227, 2 speziell vom Kausos gebraucht.

[2] Einzelne dieser Abschnitte wollte Ermerins als spätere Zusätze streichen; er hat dabei übersehen, daß sie sowohl inhaltlich wie sprachlich zu den Katastasisschilderungen gehören. Ich mache auf folgende Zusammenhänge aufmerksam: Epid. I 11 (Katast. II) schließen sich die Ausführungen an den vorhergehenden Abschnitt über die Apostasen an, Kap. 12 formuliert Lehrsätze, die sich auf 185, 17ff. gründen. Die vierte Katastasis geht organisch in die allgemeinen Bemerkungen über, so daß man schon deshalb nichts entfernen darf. Der Schluß ist mit 201, 12ff. zu vergleichen, einer Partie der dritten Katastasis. Formal wichtig ist hier die Einführung I 23 Τὰ δὲ περὶ τὰ νοσήματα ἐξ ὧν διεγινώσκομεν (Imperf.!), die in der vorhergehenden Katastasis eine wichtige Parallele hat: 196, 23 Τὰ δὲ περὶ τὰς κρίσιας ἐξ ὧν καὶ διεγινώσκομεν (Imperf.!).

ausführungen, deren Disposition jedoch nicht mehr von den Jahreszeiten, sondern von den Krankheiten ausgeht (Verweis 185,10 geht auf 185,17ff.). Die dritte Katastasis, die schon dadurch von den übrigen abweicht, daß sie einzelne Patienten mit Namen nennt, läßt, auf den ersten Blick gesehen, einen organischen Aufbau vermissen; aber auch sie folgt den Jahreszeiten, wenn sie 191,12 mit der Schilderung der Krankheiten des Frühlings und des Sommers beginnt und 194,13 bzw. 198,14 die der beiden anderen Jahreszeiten folgen läßt. Um so übersichtlicher ist dann die Disposition der vierten. Sie gibt nach dem ersten Abschnitt, der Schilderung der Witterungsverhältnisse, in kurzen Stichworten einen Überblick über die in dieser Katastasis beobachteten Krankheiten, eine regelrechte Inhaltsangabe der dann folgenden Einzelschilderung. Zu jedem Stichwort läßt sich der Hinweis auf den zu ihm gehörenden Abschnitt der Einzelschilderung hinzufügen: 224,22 ἐρυσιπέλατα (= 225, 10ff.), πολλοὶ φάρυγγες ἐπόνησαν (= 226, 20), φωναὶ κακούμεναι (= 226, 22), καῦσοι φρενιτικοί (= 224, 14. 16), στόματα ἀφθώδεα (= 227, 26[1]), αἰδοίοισι φύματα (= 227, 26; 228, 1), ὀφθαλμίαι (= 228, 2), ἄνθρακες (= 228, 6), κοιλίαι ταραχώδεες (= 228, 8), ἀπόσιτοι (= 228, 26), διψώδεες οἱ μέν, οἱ δ' οὔ (229, 2), οὖρα ταραχώδεα (= 229, 6), κωματώδεες (229, 14), ἀκρισίαι πολλαί, δύσκριτα (229, 19), ὕδρωπες (230, 6), φθινώδεες πολλοί (= 230, 9). Mehr noch als in den übrigen Katastaseis erkennt man in diesem Bericht eine bis ins einzelne durchgeführte Disposition (Verweis 224,20 geht auf 230,9ff.; 227,25 auf 229,19ff.; 229,24 auf 229,5ff.; 231,7 auf 228,26ff.).

Dieser Nachweis eines einheitlichen Aufbaus der Katastasisabschnitte ermöglicht die Beantwortung zweier bedeutsamer Fragen. Wir können jetzt feststellen, daß erst wenn das Jahr zu Ende war oder noch später auf Grund von Notizen, die wir uns als eine wenig geordnete Masse werden vorstellen müssen, die einzelnen Schilderungen zu einer zusammenfassenden Darstellung verarbeitet worden sind. Ich halte es sogar für keineswegs ausgeschlossen, daß alle vier oder mindestens doch die ersten drei Katastaseis einmal zusammen niedergeschrieben wurden. Daß ein größerer Zeitraum zwischen der Tätigkeit dieser Jahre und der Niederschrift der vorliegenden Fassung verflossen ist, ergibt sich aus Formeln wie 186,1 (aus der zweiten Katastasis): ἀποθανόντα οὐδένα οἶδα τότε καύσῳ οὐδὲ φρενιτικὰ τότε γενόμενα (vgl. 181,16; 186,22; 187,16[2]). Auch daß das Ganze als eine vollwertige Schrift betrachtet werden will, wie es das Zitat einer anderen Schrift 201,10 beweist, dürfte dazu stimmen. Die Bücher sind keineswegs bloße Hypomnemata für den Autor selbst, Aufzeichnungen, die nur für den Privatgebrauch bestimmt sind. Sie sind vielmehr für einen weiteren Kreis von Lesern, vielleicht für eine Ärztegilde, vielleicht sogar für die allgemeine medizinisch interessierte Öffentlichkeit bestimmt gewesen.

Aber auch eine zweite Frage läßt sich von den Ergebnissen der Kompositionsanalyse her beantworten. Alle Katastasisschilderungen mit ihren exakten Einzeldaten und mit ihrer besonderen Berücksichtigung der kritischen Tage sind prognostisch orientiert. Der Schlußabschnitt, der die Folgerungen aus den vorher geschilderten Beobachtungen zieht, enthält im allgemeinen prognostische Angaben methodischen oder praktischen Inhalts. Man erkennt, und das ist oft genug ausgesprochen, daß das Material von Epidd. I und III

[1] Hier, nicht vor ἦσαν ist abzusetzen (gegen Kühlewein, der hier den Aufbau der Katastasis nicht beachtet).

[2] Doch behielt der Autor bei der Bearbeitung des Rohmaterials die ursprüngliche Form der Aufzeichnungen im wesentlichen bei. Er selbst bezeichnet seine Aufzeichnungen als Notizen (ὑπογεγραμμένα vgl. 183, 19; 185, 16; 231, 19).

prognostischen Zwecken dienen soll. Aus dieser Zielsetzung erklärt es sich, daß die Therapie stark zurücktritt und zum Teil auch nur im Zusammenhang mit prognostischen Problemen Beachtung findet. Zugleich deutet dies darauf, daß die Prognose hier wenigstens in erster Linie als Grundlage der Therapie gewertet wird, nicht etwa nur psychologische Bedeutung besitzt, also die Stellung des Arztes gegenüber den Patienten und dessen Angehörigen sichern soll. Man könnte die hier vorliegende Form der Prognose mit vollem Recht als therapeutische Prognose bezeichnen. »*Ich halte es für einen wesentlichen Teil der Kunst*«, sagt der Verfasser III 16 in einer grundsätzlichen Äußerung über den Zweck seiner Aufzeichnungen, »*daß man auch das schriftlich Niedergelegte richtig verwerten kann. Wer solche Aufzeichnungen kennt und davon Gebrauch zu machen weiß, wird schwerlich großen Täuschungen ausgesetzt sein.*« Dann folgt eine nähere Bestimmung der Prognose, auf die wir zurückkommen. Der Abschnitt schließt: »*Dadurch gewinnt man die Möglichkeit, das Gesetz der kritischen Tage zu erkennen und von hier aus Prognosen zu stellen. Wer diese kennt, ist imstande, zu entscheiden, welche Kranken, sowie wann und wie man behandeln muß*[1].« Besonders aus diesem Satz geht die Bedeutung der Aufzeichnungen für die Prognose hervor: Sie sollen dem Arzt die Möglichkeit geben, bei ähnlichen Fällen zu entscheiden, ob und wie der Kranke zu behandeln ist.

Ebenso sorgfältig wie die Katastasisschilderungen sind die Krankheitsgeschichten von Epidd. I und III angelegt. Leider ist es uns aber nur selten möglich, Beziehungen zwischen Katastasis und Krankheitsgeschichten genauer festzulegen. Nur auf die dritte Katastasis, in der allein Patientennamen mitgeteilt werden, lassen sich einige Geschichten mit absoluter Sicherheit zurückführen. Die Krankheitsgeschichten der 191, 22 erwähnten Patienten Philiskos und Silenos, die an Brennfieber erkranken, finden sich Epid. I α′ und β′; die des Hermippos aus Klazomenai, der an Mumps erkrankt (196, 23), steht als zehnte unter den der dritten Katastasis folgenden Geschichten. Daß auch die übrigen hier vereinigten Krankheitsgeschichten zur dritten Katastasis gehören, ist nicht sicher nachweisbar, aber wahrscheinlich; so könnte ιγ′ (213, 8 γυνὴ ἣ κατέκειτο ἐν ἀκτῇ) zu den 193, 17 genannten Frauen gehören, die abortieren. Bei den am Anfang von Buch III zusammengestellten Geschichten läßt sich nur sagen, daß sie wahrscheinlich sämtlich nach Thasos gehören. Bei I δ′ Φιλίνου γυνή, I θ′ Κρίτων, aber auch bei III δ′ Φιλιστῆς steht die Bemerkung ἐν Θάσῳ, und bei anderen aus III 1, z. B. »dem, der im Garten des Dealkes[2] lag« (III 1 γ′), ergibt sich die Zugehörigkeit zu Thasos aus der Geschichte der Frau des Dealkes (III 17 ιε′) ebenso wie bei Kleanaktides I ϛ′, ὃς κατέκειτο ἐπάνω τοῦ Ἡρακλείου, aus der Bemerkung 235, 7: ἐν Θάσῳ Πυθίωνα ὃς κατέκειτο ὑπεράνω τοῦ Ἡρακλείου[3]. Direkte Zusammenhänge mit den Katastaseis sind auch insofern festzustellen, als es sich durchweg wie in den Katastaseis um Fieberkrankheiten handelt, und z. B. III ια′ einen Fall darstellt, der den Angaben von Katastasis II entspricht. Ausdrücklich als in andere Gegenden gehörig sind bezeichnet einige der am Schluß von III zusammengestellten Journale, III 17 ε′ und ιβ′ sind aus

---

[1] Μέγα μέρος ἡγεῦμαι τῆς τέχνης εἶναι τὸ δύνασθαι σκοπεῖν καὶ περὶ τῶν γεγραμμένων ὀρθῶς. ὁ γὰρ γνοὺς καὶ χρεώμενος τούτοις οὐκ ἄν μοι δοκεῖ μέγα σφάλλεσθαι ἐν τῇ τέχνῃ ..... τάξιν τῶν κρισίμων ἐκ τούτων σκοπεῖσθαι καὶ προλέγειν ἐκ τούτων εὐπορεῖται. εἰδότι περὶ τούτων ἔστιν εἰδέναι οὓς καὶ ὅτε καὶ ὡς δεῖ διαιτᾶν.

[2] So muß man m. E. den Namen schreiben mit Galen, der nur Basil. III 438 Δελεάρκους bietet, wo V 216, 22 δεάλδεος, 243, 26 δεαλκοῦς hat. Der Name Dealkes ist auf Thasos häufig, vgl. JG ed. min. XII 8 Index und ed. min. IX 1 17, 82.

[3] Vgl. Ἡρακλείῳ 198, 6 kr. App. Eine ψευδέων ἀγορά wird ohne Hinzufügung des Namens der Stadt III κ′ und ιβ′ erwähnt.

Larissa, die Geschichten ϛ′—ι′ und ιγ′ aus Abdera, ιδ′ aus Kyzikos, ιϛ′ aus Meliboia am Ossa. Offenbar sollten nach der Absicht der ordnenden Hand die Geschichten, die nicht aus Thasos stammen, hier zusammenstehen[1]. Daß auch bei den Krankengeschichten zwischen der Behandlung und der vorliegenden Fassung längere Zeit verflossen sein muß, geht wieder aus einem τότε hervor, 223, 4: γυναῖκα ... τότε ... πῦρ ἔλαβεν. Sie mögen aber der ursprünglichen Fassung der Notizen, dem eigentlichen Rohmaterial, näherstehen als die zusammenfassenden, in erster Linie doch wohl auf sie zurückgehenden Katastasisschilderungen. Daß auch bei ihrer Abfassung das prognostische Interesse maßgebend gewesen ist, geht schon daraus hervor, daß die Angaben sich oft ausschließlich auf die sogenannten kritischen Tage beschränken.

Soviel zunächst zur allgemeinen Charakteristik der beiden Bücher, ihrem Aufbau, ihrer Entstehung und ihrer medizinischen Zielsetzung. Ein weiterer Gesichtspunkt, der für unsere Untersuchung größtes Interesse hat, ist die Auffassung von der Medizin, die in diesen Aufzeichnungen hervortritt. Zu den Kennzeichen, die schon berücksichtigt sind, daß diese Medizin sich vor allem als prognostisch interessiert darstellt, und was im Grunde schon mit der Komposition und der Entstehung der Bücher gegeben ist, daß sie von der Einzelbeobachtung ausgeht oder sie doch einbeziehen will, kommen andere hinzu, die ebenfalls implicite und explicite in den Stücken enthalten sind. Von ihnen will ich das Allgemeinste und besonders Hervortretende schon jetzt behandeln, um auf Einzelheiten bei der Interpretation der zweiten Schriftengruppe zurückzukommen.

Die Katastasisschilderungen beginnen sämtlich mit einer Charakteristik der Witterung des Jahres, auf ihr bauen sie die übrige Darstellung auf. Die epidemischen Krankheiten werden also auf die Witterungsverhältnisse zurückgeführt. Weil das ganze Jahr im allgemeinen durch Südwinde und hohe Temperaturen gekennzeichnet war, wird Anfang der ersten Katastasis festgestellt, traten Brennfieber auf. Da die Witterung des Jahres »südlich«, feucht und gelinde war, berichtet die vierte, gab es im Winter keine Krankheiten. Die Krankheiten sind von der Witterung abhängig. Die Witterung stellt deshalb auch einen wichtigen Faktor in der Prognose dar. Unter den diagnostischen und prognostischen Zeichen, die I 23 zusammengestellt sind, steht als ein Hauptgesichtspunkt: die κατάστασις ὅλη καὶ κατὰ μέρεα τῶν οὐρανίων καὶ χώρης ἑκάστης (vgl. 232, 11). Im einzelnen kann als das Ergebnis der Beobachtungen des Verfassers festgestellt werden, daß etwa übermäßig warme Witterung Brennfieber, übermäßige Kälte und Feuchtigkeit Dysenterie, wiederum Fieber, Phthisis, mit »Flüssen« verbundene Krankheiten zur Folge hat. Auch das erkennt man, daß die Abweichung vom normalen Charakter der Jahreszeit (214, 2) sowie der Gegensatz zweier Jahreszeiten (181, 11) und der plötzliche Witterungsumschlag (vgl. 191, 6) Krankheiten bewirkt. Außer der Witterung des einzelnen Jahres soll das Landesklima und sein Einfluß auf den Gesundheitszustand der Bevölkerung berücksichtigt werden. So erwähnt die dritte Katastasis, daß die durch die Witterung bedingten Lähmungen besonders zahlreich sind, da diese Krankheit auch sonst im Volke zu Hause war (191, 11). Wir haben es hier mit einer Medizin zu tun, die man in gewissem Sinne als meteorologische

[1] Ein anderer Gesichtspunkt, nach dem die Krankheitsgeschichten geordnet sind, ist die Art der Krankheit, z. B. sind die Erkrankungen von Frauen zusammengestellt I δ′ und ε′; ιγ′ und ιδ′. III ϛ′ und ζ′; θ′, ι, ια′ (mit ἑτέρην .. an die vorhergehende Geschichte angeschlossen, Ausgangspunkt in beiden Fällen ἀποφθορά), ιβ′. III 17 ια′, ιβ′; ιδ′, ιε′.

Medizin bezeichnen könnte (vgl. Π. ἀέρων 2). Auch schon durch die astronomischen Zeitbestimmungen bekommt sie diesen Charakter (vgl. Gal. XVII A S. 20).

Ein zweiter Faktor von Bedeutung ist dann die generelle und individuelle Natur des Körpers, die κοινὴ φύσις ἁπάντων καὶ ἰδίη ἑκάστου (I 23). Der Verfasser berücksichtigt die Geschlechter, die Lebensalter, die besondere Konstitution jedes einzelnen. So gibt es Menschen, deren Natur zu bestimmten Krankheiten, z. B. zur Schwindsucht neigt (οἷσιν ἔρρεπεν ἡ φύσις ἐπὶ τὸ φθινῶδες 181, 17). Wenn eine solche Physis durch eine Witterung beeinflußt wird, welche Schwindsucht fördert, so entwickelt sich notwendig unter dem Einfluß beider Komponenten ein besonders schwerer Fall akuter Schwindsucht[1]. Wie hier im Entstehungsprozeß der Krankheit, so ist andererseits im Heilungsprozeß die Physis ein wesentlicher Faktor. Den berühmten Satz, daß auch der Kranke, nicht nur der Arzt der Krankheit entgegentreten muß (190, 3), möchte ich nicht nur dahin deuten, daß der Wille des Patienten mit ausschlaggebend ist, sondern auch gerade als einen Ausdruck für diese Wertung der Physis, also daß die Physis ihre Kräfte miteinsetzen muß.

Schwieriger als die Herausarbeitung dieser beiden Faktoren ist die Beantwortung der Frage, wodurch die generelle und individuelle Physis konstituiert wird, d. h. vor allem auch die Frage nach der hier vertretenen Physiologie. Ein Krankenjournal, das primär der Prognose dienen will, wird sich immer mit der Beschreibung der Zeichen, Symptome begnügen, die Zurückführung der Symptome auf ihr physiologisches Substrat gehört nicht in ein solches Tagebuch. Während etwa in den knidischen Lehrschriften Semiotik und Krankheitsursachen gleichmäßig berücksichtigt wird, haben wir hier allein die Semiotik, und nur soweit die Krankheitsstoffe selbst zum Vorschein kommen, und auch erst dann, wenn dieses Sichtbarwerden prognostisch ausgewertet werden kann, ist von ihnen ausdrücklich die Rede. In diesen Büchern, in denen es doch, wie immer in der älteren Medizin, besonders auf die Säftelehre ankommt, ist nur einmal das Wort χυμός gebraucht (192, 20). Allein die Tatsache, daß der Blick des Arztes unwillkürlich auf das gerichtet ist, was ihn besonders interessiert, d. h. was seinen medizinischen Anschauungen entspricht, ermöglicht die Auswertung dieses Materials für die Darstellung seiner Physiologie und Krankheitsätiologie.

Wir gehen am zweckmäßigsten aus von einem Abschnitt, den man als einen der ältesten Ansätze zu einer medizinischen Physiognomie und Temperamentenlehre ansehen darf[2], III 14, einem Kapitel der vierten Katastasis, in dem der Verfasser kurz zusammengestellt hat, welche Konstitutionen von den einzelnen Krankheiten befallen wurden. »*Die für das Aussehen der Schwindsüchtigen charakteristischen Merkmale* (εἶδος[3]) *waren: eine glatte Haut, blasse, linsenartige, rötliche oder bläuliche* (χαροπόν) *Gesichtsfarbe, Überwiegen des weißen Schleims* (λευκοφλεγματίαι), *flügelförmige Schulterblätter — auch die Frauen wiesen diese Merkmale auf —, das Überwiegen der schwarzen Galle und des Blutes. Die Brennfieber, Gehirnentzündungen und Ruhranfälle befielen diese ebenfalls. Stuhlzwang trat bei jungen Leuten mit phlegmatischer Konstitution* (φλεγματώδεσιν) *auf. Die langwierigen Durchfälle sowie die scharfen und schlüpfrigen Abgänge bei den Bittergalligen* (πικροχόλοισιν).« In diesen Sätzen sind die

[1] Vgl. auch 221, 2 die Schlußbemerkung in der Geschichte der Tochter des Euryanax: ἦν δέ τι καὶ συγγενικὸν φθινῶδες.

[2] Zum Folgenden vgl. auch Fredrich S. 33.

[3] Zu εἶδος vgl. Diller 141/2, der mit K. Merz, Die Anfänge der Ethnographie bei den Griechen S. 39, richtig bemerkt, daß εἶδος (im Gegensatz zu φύσις) auf die äußere Gestalt geht.

Zeichen herausgearbeitet, die für die einzelnen Krankheitsarten charakteristisch waren. Dabei sind folgende Säfte für die Konstituierung der individuellen φύσεις maßgebend: das weiße Phlegma, das Blut, die schwarze und die bittere Galle. Wir haben hier also eine Vorstufe der bekannten, vier Typen unterscheidenden Temperamentenlehre vor uns. Doch lassen sich zu dieser bemerkenswerten Stelle noch weitere aufschlußreiche Angaben hinzufügen, in denen es sich ausnahmslos um Ausscheidungen des Körpers (Erbrochenes, Exkremente usw.) oder um die sogenannten Rheumata handelt. Auch bei den Ausscheidungen überwiegen Galle und Phlegma, nur daß diese Stoffe mit einer ganzen Skala verschiedenster Eigenschaften erscheinen. Da gibt es also χολώδεα μέλανα, χολώδεα ὑπέρυθρα, χολώδεα ἰώδεα, χολώδεα ξανθά und ὑπόξανθα, χολώδεα δακνώδεα oder φλεγματώδεα, φλεγματώδεα λευκά oder einfach δακνώδεα, γλίσχρα, ἔπαφρα usw., im Grunde also alle die Säfte und Säftearten, die schon Alkmaion von Kroton, der bedeutende Arzt aus der ersten Hälfte des fünften Jahrhunderts, in sein System aufgenommen hatte[1]. Man erkennt außerdem aus den zusammenhängenden Geschichten, daß die Abgabe dieser beiden Stoffe und des Blutes Linderung, wenn nicht sogar das Aufhören der Krankheit bewirkt. Das zeigt völlig eindeutig, daß nach der Auffassung des Verfassers von Epidd. I und III diese drei Stoffe als die Ursache der Krankheiten anzusehen sind. Ein zweites Indiz für die Vorstellung vom Krankheitsprozeß bilden die Nachrichten über die Rheumata, die sämtlich vorgelegt werden müssen: 182, 14 (aus dem Kapitel über die Schwindsüchtigen) φάρυγγες δὲ τοῖσι πλείστοισι τούτων ἐξ ἀρχῆς καὶ διὰ τέλεος ἐπώδυνοι· εἶχον ἔρευθος μετὰ φλεγμονῆς· ῥεύματα σμικρά, λεπτά, δριμέα. 225, 18 aus der vierten Katastasis über Symptome bei Rose: ἦν δὲ καὶ τὸ ῥεῦμα τὸ συνιστάμενον (bei den Vereiterungen, in die die Rose überging) οὐ πύῳ ἴκελον, ἀλλὰ σηπεδών τις ἄλλη καὶ ῥεῦμα πολὺ καὶ ποικίλον. οἷσι μὲν οὖν περὶ κεφαλὴν τούτων τι συμπίπτοι γίνεσθαι, μάδησίς τε ὅλης τῆς κεφαλῆς ἐγίνετο . . . καὶ πολλὰ ῥεύματα. 227, 26 aus derselben Katastasis: ῥεύματα περὶ αἰδοῖα πολλά, ἑλκώματα, φύματα ἔξωθεν, ἔσωθεν. Auch 231, 2 muß zitiert werden, obwohl der Terminus ῥεῦμα nicht erscheint: φάρυγγες οὐ λίην δακνώδεες οὐδὲ ἁλμυρίδες οὐδὲν ἠνώχλεον. τὰ μέντοι γλίσχρα καὶ λευκὰ καὶ ὑγρὰ καὶ ἀφρώδεα πολλὰ ἀπὸ κεφαλῆς ᾔει. Aus den Krankheitsgeschichten: 207, 21 αὕτη ἐξ ἀρχῆς φάρυγγα ἐπώδυνος· ἔρευθος· κίων ἀνεσπασμένος· ῥεῦμα δριμύ, δακνῶδες, ἁλμυρῶδες. 220, 20 ἤλγει φάρυγγα καὶ . . . ἔρευθος εἶχε, γαργαρεὼν ἀνεσπασμένος· ῥεύματα πολλὰ σμικρά, δριμέα. — In diesen Notizen sind zwei Arten der Verwendung des Rheumabegriffs, eine allgemeine und eine spezielle, erkennbar. Rheuma ist zunächst einmal Fluß einer Flüssigkeit in die verschiedenen Körperteile, etwa in die Geschlechtsteile, wo sie dann Geschwüre und Wunden hervorruft. Aber auch Eiter und eiterartige Stoffe, die sich bei Geschwüren sammeln, sind, wenn sie fließen, Rheumata. Besonders ist hervorzuheben, und dies gehört zur speziellen Bedeutung des Wortes, daß die Rheumata vom Kopf herabkommen, aus dessen Öffnungen sie auch, etwa in der Form von Schnupfen, heraustreten. Sie können scharf, beißend, salzig, daneben in bestimmten Fällen weiß, feucht, schaumig oder klebrig sein, d. h. sie sind im wesentlichen durch die gleichen Merkmale gekennzeichnet wie die Säfte. Mit Recht hat Fredrich daraus den Schluß gezogen, daß es sich hier ebenfalls um Säfte handelt. Diese

[1] Vgl. Fredrich, 43f.; M. Wellmann, Archiv für Geschichte der Medizin 23, 1930, 302. Wellmann hat das Verdienst, die Bedeutung des Alkmaion ins rechte Licht gestellt zu haben: Archeion, Archivio di storia della scienza, Roma XI 1929, 156ff.

haben also z. T. ihren Sitz im Kopf und kommen, so dürfen wir nach der Analogie anderer Rheumalehren ergänzen, durch die Adern (φλέβες) in den Körper herab. Ob nun aber jede Krankheit mit solchen Flüssen verbunden ist oder ob die Rheumata nur für einzelne Gattungen von Krankheiten charakteristisch sind, überhaupt wie der Prozeß der Einzelkrankheit abläuft, alles das läßt sich nicht feststellen, da ja nur von den prognostisch verwertbaren, d. h. äußerlich in Erscheinung tretenden Rheumata die Rede ist. Auch wie diese Stoffe in Bewegung gesetzt werden, und wie sich der Kausalnexus zwischen Rheumata und Witterung schließt, läßt sich auf Grund des Materials nicht sagen. Nur das eine Gesetz ist festzustellen, daß sich der Zustand der Säfte nach dem Witterungszustand richtet, z. B. zu bestimmten Zeiten ein Saft zu- oder abnimmt oder Rheumata in Bewegung gesetzt werden [1]. Zugleich läßt sich auf Grund dieser Daten sagen, daß die Gesundheit in dem richtigen Verhältnis der Säfte zueinander besteht und die Therapie die Aufgabe hat, die durch die Krankheit zerstörte Symmetrie wiederherzustellen. Das braucht nicht immer durch direkten Eingriff des Arztes zu erfolgen, es kann vielmehr auch von der Witterung geleistet werden. Der Sanguiniker wird dann krank, wenn die Jahreszeit eine Zunahme der Blutmenge hervorruft; er wird wieder gesund, wenn die Jahreszeit die Blutmenge vermindert. Deshalb kann sogar das Gesetz aufgestellt werden, daß Krankheiten, die im Sommer aufgetreten sind, durch den folgenden Winter, Krankheiten des Winters durch den hinzukommenden Sommer gelöst werden (232, 1). Ebenso kann demgemäß die normale Jahreszeit auf eine entsprechende, nicht normale Physis ausgleichend und heilend wirken. Zuletzt erklärt sich daraus die besondere Wirkung der Jahreszeit auf die Geschlechter und Lebensalter. Bei diesen wirkt jedoch noch ein weiterer, ebenfalls außerordentlich bedeutsamer Faktor mit, die Lebenswärme, ein Begriff, der nur an einer Stelle (190, 19) und auch hier nur in einer Nebenbemerkung als ein selbstverständliches Requisit auftritt [2]. Der Zusammenhang zwischen Witterung und Säfteentwicklung ist das entscheidende Merkmal der Epidemien [3].

Nur sekundäre Bedeutung haben demgegenüber die vielen anderen Faktoren, die als Krankheitsursachen in Frage kommen. Sie wirken bei den in den Epidemien geschilderten Krankheiten in erster Linie als Gelegenheitsursache. Sie lösen die Krankheit, die dann die Form der epidemischen Krankheit annimmt, aus, sind also eher συναίτια als αἴτια; daneben aber scheinen sie als selbständige Ursache wirken zu können. Daß wir dieser Gattung von Ursachen in erster Linie in den einzelnen, das Individuelle berücksichtigenden Krankheitsgeschichten begegnen, ist nicht anders zu erwarten. Als συναίτιον ist z. B. einzuordnen die Bemerkung bei dem in der dritten Katastasis erwähnten Silenos 203, 12, daß er infolge von Überanstrengung bei gymnastischen Übungen erkrankt. Aber auch ein Knabe III η′ und Pythion III 17 γ′ erkranken, der eine ἐκ κόπων καὶ πόνων καὶ δρόμων παρὰ τὸ ἔθος, der andere ἐκ πόνων καὶ κόπων καὶ διαίτης γενομένης ἀμελέος an dem epidemischen Fieber. Zweifelhaft bleibt dagegen die Entscheidung bei III 17 ι, Nikodemos aus Abdera und III 17 ιϛ′, dem Jüngling aus Meliboia, da wir nicht wissen, ob diese Krankheitsgeschichten zu einer Epidemie gehören. Sehr häufig wirken ἀποφθοραί und schwere Geburt als auslösende Ursache. Diesen Geschichten gegenüber geht die

---

[1] Vgl. 192, 20 πολὺς ... οὗτος ὁ χυμὸς (das Blut) ἐπεπόλασεν.

[2] πρεσβυτέροισι καὶ ὅσοις ἤδη τὸ θερμὸν κρατεῖται.

[3] Auf die übrigen Begriffe, die für die Krankheiten charakteristisch sind, gehe ich im Zusammenhang der Analyse von Epidd. II, IV und VI ein, auf die Prognose bei der folgenden Analyse des Prognostikon.

Darstellung der Krankheit des Apollonios aus Abdera (III 17 ιγ'), in der ebenfalls die Diät als Mitursache genannt ist, insofern von einer grundsätzlich anderen Anschauung aus, als eine bei dem Kranken seit langer Zeit vorhandene Disposition die Hauptursache darstellt. Apollonios hat ein altes Leiden, das sich durch Trinken zur unrechten Zeit verschlimmert. Der Terminus, der für diese Ursachen verwendet wird, ist πρόφασις, ein Wort, das gerade auch den geringfügigen äußeren Anstoß bezeichnet[1].

Zusammenfassend kann also folgendes festgestellt werden: Epidd. I und III sind nach bestimmten Gesichtspunkten geordnete Schilderungen von Epidemien, die sämtlich prognostisch orientiert sind. Ihre Medizin baut auf den Begriffen des Klimas, der Jahreszeit, der Konstitution, der Säfte und der Rheumata auf. Sie darf deshalb als meteorologisch und humoralpathologisch bezeichnet werden. Wann die Aufzeichnungen niedergeschrieben sind, läßt sich, wie bekannt, mit Hilfe der inschriftlich erhaltenen Theorenlisten von Thasos feststellen. Die Patienten Ἀντιφῶν Κριτοβούλου (I 15), Δαιθάρσης (I 16. 20), Φιλίσκος (I 21) lassen sich, der erste sicher, die beiden letzten mit einer gewissen Wahrscheinlichkeit mit Trägern der gleichen Namen auf den thasischen Inschriften (Inscr. Gr. ed. min. XII 8 Nr. 263. 277, 81; 279, 8. 17) identifizieren. Andere und sogar verhältnismäßig viele Namen kehren ebenfalls wieder, aber hier fehlt jedes weitere Indiz, das zu einer Identifizierung ausreichte. Jedenfalls ergibt sich aus der Übereinstimmung mit voller Zuverlässigkeit, daß zumindest die dritte Katastasis aus den Jahrzehnten um 410 stammt. Daß die übrigen Katastaseis ebenfalls aus dieser Zeit stammen, möchte man annehmen, doch läßt sich ein zwingender Nachweis nicht führen. Ebensowenig läßt sich entscheiden, ob die Jahre sämtlicher vier oder doch der ersten drei Katastaseis von Epid. I direkt aufeinander folgten oder nicht.

Mit der Herausarbeitung dieser Punkte will ich mich zunächst begnügen[2] und nur noch auf eine Einzelheit aufmerksam machen, die nicht unbeachtet bleiben darf. Wie alle anderen Schriften des Corpus bedienen sich auch die Epidemien des ionischen Dialekts, der um 410 noch den größten Teil der wissenschaftlichen Literatur beherrscht. Auch Wissenschaftler, deren Mundart eine andere war, und sogar Sizilier haben damals im ionischen Dialekt geschrieben[3]. So erklärt sich, daß auch diese Notizen, die zwischen Privataufzeichnungen und für die Öffentlichkeit bestimmten Arbeiten in der Mitte stehen, den ionischen Dialekt verwenden. Um so mehr muß es nun aber auffallen, daß ein thasischer, d. h. ein ionischer Name, an den zwei Stellen, an denen er erscheint, nicht in der ursprünglichen Form mit η, sondern mit α mitgeteilt wird. Statt wie auf den thasischen Inschriften Δηιθράσης heißt er in Epid. I 3. Katastasis Δαιθάρσης, und es besteht noch dazu, wie gesagt, die Wahrscheinlichkeit, daß hier und auf den Inschriften dieselbe Person gemeint ist. Der Name ist verändert und, wie man doch sagen muß, dorisiert[4]. Jedenfalls kommt ein Jonier für eine

---

[1] Vgl. meine Darlegung: Quellen und Studien zur Geschichte der Naturwissenschaften und der Medizin 3, 4 S. 4ff.

[2] Die Aufgabe, die von dem Verfasser beschriebenen Krankheiten mit uns bekannten zu identifizieren, wohl die schwierigste, die der Interpretation der Epidemien gestellt ist, muß natürlich dem Mediziner überlassen bleiben. Ich verweise hier insbesondere auf den medizinischen Kommentar zu Epidd. I und III von Georg Sticker (Hippokrates, Der Volkskrankheiten 1. u. 3. Buch, Leipzig 1923). Gerade der Nichtmediziner kann aus diesem interessanten Büchlein viel lernen. Leider läßt das Hippokratesbild der Einleitung die erforderliche Kritik vermissen.

[3] Vgl. u. a. Wilamowitz, Geschichte der griechischen Sprache, Berlin 1928, 18.

[4] 193, 14; 197, 14 (V schreibt hier wie auch sonst ionisierend Δηϊθαρσέως).

solche Änderung nicht in Frage. Der Verfasser der Bücher muß doch wohl ein Nichtionier, und zwar ein Dorier sein, dem die dorische Namensform, weil sie ihm geläufig war, versehentlich in die Feder geflossen ist[1].

Das Prognostikon und Epidd. I und III

Epid. I 25 (201, 10) weist der Verfasser darauf hin, daß schon an anderer Stelle über den prognostischen und therapeutischen Wert bestimmter Zeichen gehandelt ist: πολλὰ δὲ καὶ ἄλλα ἐπίκαιρα σημεῖα τούτοις ἐστὶν ἠδελφισμένα, περὶ ὧν τὰ μέν που γέγραπται, τὰ δὲ καὶ γεγράψεται. Es ergibt sich die Frage, ob in diesem Zitat, das den Verfasser mitten in seiner schriftstellerischen Arbeit zeigt, eine der im Corpus erhaltenen Schriften gemeint sein könnte, und welche in Frage käme. Ich glaube, es als wahrscheinlich, wenn nicht als sicher erweisen zu können, daß an dieser Stelle das Prognostikon zitiert wird.

Auf das Prognostikon und insbesondere auf die Einfachheit und Altertümlichkeit seines Stils und seiner Sprache hat jüngst Wilamowitz im Hermes 64, 1929, 480 wieder hingewiesen. Auch der Aufbau der Schrift zeigt wenigstens in einigen Einzelheiten Merkmale archaischer Formung. Das erste Kapitel ist ein ausgesprochenes Proömium, in dem das Thema formuliert sowie die therapeutische und psychologische Bedeutung der Prognose in verständiger Argumentation aufgezeigt wird; es ist ein schönes Stück mit ringförmig geschlossener Gedankenführung, das Wilamowitz a. O. feinsinnig erläutert hat. Mit dem dann beginnenden Hauptteil wird jedoch die Komposition etwas lässiger, wie es auch nicht anders erwartet werden darf, da nun nicht mehr argumentiert, begründet, erschlossen, sondern im wesentlichen nur aufgezählt, zusammengestellt wird. Es kann deshalb nicht überraschen, daß hier und da Bemerkungen zu finden sind, die außerhalb des gerade behandelten Themas liegen und den Eindruck nachträglich eingeschobener Randnotizen oder Anmerkungen machen. Man wird sie schon wegen dieses Anmerkungscharakters ungern entfernen und sie lieber in runde Klammern setzen, von denen man übrigens auch sonst bei den älteren Schriften des Corpus größeren Gebrauch machen sollte. Ein Beispiel für ein solches Stück, das sich inhaltlich in die Schrift restlos einfügt, aber aus der Komposition herausfällt, ist der innerhalb der allgemeinen Eingangskapitel (2—4) stehende Abschnitt über das ἕλκος (82, 9—11), das Kühlewein mit Recht gehalten hat, während Ermerins es mit gewohnter Kaltblütigkeit herausschneidet und andere es umstellen[2]. Ähnlich steht es mit der Komposition des Hauptteiles, der relativ übersichtlich und klar ist, trotzdem aber auch Ausführungen an unpassender Stelle bringt. Auf einen allgemeinen Abschnitt, der mit der Darstellung der facies Hippocratica beginnt und darauf von der Lage des Patienten und der Bewegung seiner Hände und Arme handelt (2—4), folgen zwei ebenfalls besonders bedeutsame Zeichengruppen: die Symptome des Atems und des Schweißes (5/6). Auf diesen Abschnitt folgt eine Kapitelreihe über speziellere Zeichen, und zwar zunächst mit einem besonderen Abschnitt über die Symptome am Hypochondrion (7/8). Dazu gehören der allgemeine Abschnitt über die Zeichen am Hypochondrion selbst (83, 17—84, 2), die spezielleren Ausführungen über harte und weiche Ödeme am Hypochon-

[1] Auf die Zeichen in den Krankheitsgeschichten von Epid. III gehe ich hier nicht ein, doch verweise ich auf V. Gardthausen, Zeitschrift des Deutschen Vereins für Buchwesen und Schriftum 6, 1923, 60ff.

[2] Solche Abschnitte sind nicht den Stücken gleichzustellen, die, wie z. B. 104, 5ff., sicher interpoliert sind. Der ἕλκος-Abschnitt ist durch Koi. Progn. 486 als echt gesichert; aus der Stellung dieses Exzerpts ergibt sich auch, daß der Abschnitt im Progn. an der ursprünglichen Stelle steht.

drion (84, 3—16; 17—85, 3) und deren Apostasen und Empyeme (85, 4—20) sowie der Abschnitt über die Wassersucht als Folge von akuten Krankheiten (8). Dieser schließt hier an, da der Ausgangspunkt dieser Krankheit entweder in der Lenden- oder in der Lebergegend liegt. Darauf folgen in Kap. 9 sinngemäß Zeichen an den Extremitäten einschließlich der männlichen Geschlechtsteile. Ganz für sich steht dagegen das Kapitel über den Schlaf (10), dessen Einordnung an dieser Stelle anstatt innerhalb der allgemeinen Anfangskapitel man als auffallend notiert. Die Koischen Prognosen, die das Prognostikon exzerpieren und die einzelnen Kapitel umordnen, lassen diese Angaben, wie zu erwarten, auf den Abschnitt über die Lage des Patienten folgen (487). Wieder eine einheitliche Linie zieht sich durch die Abschnitte 11—14, die sämtlich Ausscheidungen behandeln, 11 (88, 1—89, 4) das διαχώρημα, (89, 5—15) φῦσαν, 12 οὖρον, 13 ἔμετος, 14 πτύελον, wobei der letzte Unterabschnitt durch umfangreiche Ausführungen über Vereiterungen (15—17) ergänzt wird, in dem aber auch, was man an dieser Stelle vielleicht wieder nicht erwartet, allgemeine günstige Zeichen (15) zusammengestellt sind[1]. Daran schließen sich Ausführungen über Apostasen in richtiger Reihenfolge an (18/19). Nun kommen die Fieber (20) und weiter Zeichen bei Krankheiten der noch nicht behandelten Körperteile, des Kopfes (21), des Ohres (22), des Schlundes (23), die mit Fieber verbunden sind. Kap. 24 kehrt zur Behandlung der Fieber selbst zurück und schließt den Hauptteil ab. Dann wird der gesamte Inhalt zusammengefaßt und nach einem Hinweis auf das in Kap. 1 gestellte Thema mit einigen ergänzenden Sätzen allgemeinen Inhalts, einem regelrechten Epilogos also die Schrift abgeschlossen. Nachträglich wird hier betont, daß man den Verlauf der epidemischen Krankheiten und die Witterungsverhältnisse beachten soll, daß aber gleichwohl die behandelten Zeichen in allen Ländern dieselbe prognostische Bedeutung haben, in Libyen die gleiche wie in Delos und im Skythenlande. Der letzte Satz der Schrift enthält eine ausgesprochene Schlußbemerkung, die keineswegs entbehrlich ist, wie Wilamowitz annahm. Es wird darauf hingewiesen, daß man keinen Namen einer Krankheit vermissen dürfe, da die prognostische Bedeutung auch der bei den nicht genannten Krankheiten auftretenden Zeichen durch die vorhergehenden Ausführungen feststände. »*Denn alles, was in den vorhergenannten Zeiten zur Krisis kommt* — und dazu, so ist zu ergänzen, gehören auch die nicht ausdrücklich genannten Krankheiten —, *erkennt man an den gleichen Zeichen.*« Dies mag zur allgemeinen Kennzeichnung von Aufbau und Inhalt der Schrift genügen. Es ergibt sich aus dieser kurzen Kompositionsanalyse, daß im Prognostikon eine einheitliche, vollständige Lehrschrift vorliegt[2].

Durch diese Zugehörigkeit zu einem anderen schriftstellerischen Genos weicht das Prognostikon in der äußeren Form naturgemäß von den Epidd. I und III ab. Formale Übereinstimmungen wird man bei diesen Schriften nur zwischen rein prognostischen Abschnitten der Epidd. und des Prognostikon sowie in der Terminologie suchen dürfen. Wie weitgehend Epidd. I und III und das Prognostikon in dieser Hinsicht übereinstimmen, geht schon aus den folgenden Gegenüberstellungen hinreichend deutlich hervor und soll deshalb nicht weiter ausgeführt werden. Ausschlaggebend für die Begründung unserer These sind jedoch die inhaltlichen Konkordanzen und Berührungen. Falls unsere These zu Recht besteht, daß in dem Zitat Epid. I 25 das Prognostikon gemeint ist, so muß sich zei-

[1] Als echt gesichert durch Koische Prognosen 387.

[2] Ich notiere nur als auffällig, daß von den in Kap. 1 formulierten Aufgaben der Prognose nur die Prognose des Zukünftigen in der Schrift eine Rolle spielt. Die Erkenntnis des Vergangenen und des Gegenwärtigen spielt keine Rolle.

gen lassen, daß es in seiner gesamten Anschauungsweise mit den Epidemienbüchern übereinstimmt und mit ihnen speziell auch im Begriff der Prognose und in der Wertung der Zeichen verwandt ist. Außerdem muß verlangt werden, daß das Zitat von Epid. I 25 wirklich seine Erfüllung findet, daß also weitere und, so werden wir sagen dürfen, sich in die Auffassung der Epidd.-Bücher organisch einfügende Zeichen aus der Prognose der Fieber entwickelt werden.

Als erste Übereinstimmung inhaltlicher Art wird der gleiche Prognosebegriff hervorgehoben werden müssen. Im Prognostikon finden wir, genau so wie in Epid. I, eine Dreiteilung der Prognose nach den drei Zeiten, auf die sie sich bezieht. Hier und dort wird von der Prognose nicht nur des Zukünftigen, dessen was noch eintreten wird, sondern auch des augenblicklich Vorhandenen und sogar des Vergangenen gesprochen. Epid. I 11 λέγειν τὰ προγενόμενα, γινώσκειν τὰ παρεόντα, προλέγειν τὰ ἐσόμενα. Progn. 1 προγινώσκων γὰρ καὶ προλέγων παρὰ τοῖσι νοσέουσι τά τε παρεόντα καὶ τὰ προγεγονότα καὶ τὰ μέλλοντα ἔσεσθαι. Weiter ist die Übereinstimmung in der Unterscheidung von vier Krankheitsarten bemerkenswert. Dazu ist Epid. I 25 (201, 13) und III 11 (232, 10) zu vergleichen: Epid. I 25 σκοπεῖσθαι τίνι τούτων ὀξὺ καὶ θανατῶδες ἢ περιεστικόν, καὶ τίνι μακρὸν καὶ θανατῶδες ἢ περιεστικόν. Epid. III 11 δεῖ δὲ καταμανθάνειν τὴν κατάστασιν τῶν ὡρέων ἀκριβῶς ἑκάστην καὶ τὸ νόσημα, ἀγαθὸν ὅτι κοινὸν ἐν τῇ καταστάσει ἢ ἐν τῇ νούσῳ, κακὸν ὅτι κοινὸν ἐν τῇ καταστάσει ἢ ἐν τῇ νούσῳ, μακρὸν ὅτι νόσημα καὶ θανάσιμον, μακρὸν ὅτι καὶ περιεστικόν, ὀξὺ ὅτι θανάσιμον, ὀξὺ ὅτι περιεστικόν. Dem entspricht Progn. 107, 13 χρὴ τὸν μέλλοντα ὀρθῶς προγινώσκειν τούς τε περιεσομένους καὶ τοὺς ἀποθανουμένους οἷσί τε μέλλῃ τὸ νόσημα πλείονας ἡμέρας παραμένειν καὶ οἷσιν ἂν ἐλάσσους ... κρίνειν. An dritter Stelle steht die schon aus dem Epid.-Zitat und Progn. 107, 20 (χρὴ δὲ καὶ τὰς φορὰς τῶν νοσημάτων τῶν ἀεὶ ἐπιδημεόντων ταχέως ἐνθυμεῖσθαι καὶ μὴ λανθάνειν τὴν τῆς ὥρης κατάστασιν) hervorgehende Übereinstimmung in der Forderung, daß man den Witterungszustand bei der Prognose in Rechnung zu stellen habe. Während die vier prognostischen Krankheitsbegriffe in ähnlicher Weise in Π. νούσων 1 (VI 140, 5) und Prorrh. II (IX 8, 4) wiederkehren, stehen Epidd. I und III und das Prognostikon, worauf ich besonders aufmerksam mache, mit der ersten und dritten Lehre für sich.

Bedeutsamer noch als diese Übereinstimmung im Prognosebegriff ist eine weitere, die wir in der Fiebertheorie finden. Sie ist insofern besonders wichtig, als am Schluß der dritten Katastasis von Epid. I die Fieber verhältnismäßig ausführlich behandelt werden und gerade in diesem Zusammenhang das Zitat erscheint. Hier nehme ich zunächst vorweg, daß die Einteilung der Krankheiten in vier Arten gerade in dem Fieberabschnitt des Prognostikon wiederkehrt. Wichtiger aber ist, daß die Ausführungen beider Texte über die Fieber, wie man verlangen muß, in den Hauptbegriffen übereinstimmen und sich ergänzen.

Im Mittelpunkt der Fieberlehre und der damit verbundenen Krisentheorie von Epid. I sowohl wie des Prognostikon steht eine Zahlentheorie, die von der Beobachtung des zeitlichen Abstandes der einzelnen Fieberparoxysmen ausgehend den Zeitpunkt der Wiederkehr dieser Paroxysmen festzulegen sucht. Nach dem Prognostikon 20 fallen die sich ergebenden Zahlen mit denen der sogenannten kritischen Tage, den Tagen ἐξ ὧν τε περιγίνονται οἱ ἄνθρωποι καὶ ἐξ ὧν ἀπόλλυνται, wie der Verfasser wörtlich sagt, zusammen. »*Denn die leichtesten und mit den sichersten Zeichen verbundenen Fieber*, lautet seine Begründung, *hören am vierten Tage oder früher auf, die bösartigsten und mit den schlimmsten Zeichen verbundenen führen am vierten Tage oder früher den Tod herbei*«. Dieser vierte Tag ist zugleich das Ende der ersten »ἔφοδος«, des ersten Ansturms; die zweite geht bis zum siebenten, die folgenden bis zum 11., 14., 17. und 20. Tage. Mit diesen sechs ἔφοδοι ist die erste sogenannte περίοδος abgeschlossen. Im Anschluß daran wird betont, daß sich auch bei den heftigsten Krankheiten die Paroxysmen in gleicher Weise in tetradischer Ordnung (κατὰ τὴν αὐτὴν πρόσθεσιν) entwickeln, die erste Periode geht bis zum 34., die folgenden bis zum 40. und bis zum 60. Tage. Zuletzt werden Zeichen angegeben, aus denen man die kürzere und längere Dauer sowie den Ausgang der Fieberkrankheiten erschließen kann. Diese Ausführungen dürften nur dahin zu ergänzen sein, daß bei bestimmten Krankheiten noch andere Krisentage in Frage kommen, also der 9. (94, 19) oder der 30. Tag (94, 13), oder auch der 1., 2., 3. und 4. Tag (bei Angina 103, 8).

Der Fieberabschnitt der Epidd. (I 24ff.) enthält dagegen zunächst, was das Prognostikon nicht gab, eine Aufzählung der Fieberarten und ihrer prognostischen Bedeutung. Nur darin berühren sich die beiden Darstellungen, daß hier und dort das Quartanfieber als besonders langwierig bezeichnet ist (200, 3; 101, 8). Darüber hinaus werden die übrigen Fieber besprochen, das kontinuierende und die intermittierenden, eins, das immer in der Nacht, ein anderes, das regelmäßig am Tage auftritt, sowie das Dritthalbtagfieber, Fünf-, Sieben- und Neuntagfieber. Angaben über die Entwicklungsform der Fieber, ihr Ansteigen und Abnehmen, wo dann drei Arten unterschieden werden, je nach dem Anfang, dem Höhepunkt und der Krisis des Fiebers, vervollständigen diese Ausführungen[1]. An dieser Stelle ist auch das oben wiedergegebene Zitat, der Hinweis auf weitere Ausführungen über Zeichen, eingefügt. Die Zeichen, die im Prognostikom aufgezählt sind, lassen sich sehr wohl unter den ἄλλα ἐπίκαιρα σημεῖα des Zitats verstehen, denn auch sie zeigen die Entwicklung der Fieberkrankheit. Am interessantesten ist aber der letzte Abschnitt, in dem die Ordnung der kritischen Tage formuliert wird. Wenn irgendwo, dann muß sich hier zeigen, daß die Fieberlehre von Epidd. I und III die im Prognostikon aufgestellte Lehre von den Paroxysmentagen mindestens ergänzt. Hier bringt Epid. I eine neue Entdeckung; es stellt fest, daß die Krankheiten, deren Paroxysmen ein um den anderen Tag an den geraden Tagen eintreten, sich auch an geraden Tagen entscheiden, und daß andererseits die, welche einen um den anderen Tag an ungeraden Tagen ansteigen und sich entscheiden, an ungeraden Tagen zur Krisis zu kommen. Die Periodos der Paroxysmen und Krisen an geraden Tagen umfaßt den 4., 6., 8., 10., 14., 20., 24., 30., 40., 60., 80. und 120. Tag, der an ungeraden Tagen den 1., 3., 5., 7., 9., 11., 17., 21., 27. und 31. Tag. Für eine solche Krankheitsentwicklung an den geraden Tagen gibt es unter den Journalen mehrere Beispiele (194, 23; 203, 9; 236, 10; 240, 23; 242, 7). Offenbar hängt die Formulierung dieser Gesetze aufs engste mit den Beobachtungen bei einigen Einzelfällen und der dritten Katastasis zusammen, bei deren Schilderung Fälle von Phrenitis erwähnt werden, deren Paroxysmen an den geraden Tagen liegen. Vergleicht man nun diese Reihen mit den im Prognostikon genannten Krisentagen, so fällt zunächst auf, daß die im Prognostikon genannten Paroxysmentermine sämtlich in ihnen enthalten sind. Das Ganze macht auch

[1] 200, 23 ist συνεχής zu streichen, die Angaben beziehen sich, wie 201, 8 betont ist, auf sämtliche Krankheiten und Fieber.

auf den, der an der von uns aufgeworfenen Frage nicht interessiert ist, den Eindruck, daß die im Prognostikon vorliegende Theorie auf Grund neuer Beobachtungen vervollständigt ist. Aber noch bedeutsamer ist vielleicht eine Tatsache, die sich bei einem Vergleich der Einzelfälle mit dem Prognostikon herausstellt, daß die in den einzelnen Krankheitsgeschichten genannten kritischen Tage mit den im Prognostikon genannten auch wirklich in weit überwiegender Zahl identisch sind. Zweckmäßig wird dies durch eine Tafel veranschaulicht, in die ich sämtliche kritischen Tage der Einzelfälle eingetragen habe:

Paroxysmen- u. Fiebertage																					
des Prognostikon		4			7	⟨9⟩[1]		11	14	17	20		24		⟨30⟩[2]		34	40	60	⟨80⟩[3]	⟨120⟩
von Epid. I 26	3	4	5	6	7	9	8/10	11	14	17	20	21	24	27	30	31	34	40	60	80	120
Kritische Tage in Epid. I u. III — der Katastasis 1.											183, 11							183, 11		183, 12	
											(183, 16)							(183, 16)		(183, 16)	
2.										185, 22										187, 22	
3.	197, 10	197, 15	197, 9	197, 3	197, 4			194, 8	198, 19	197, 7	192, 9							193, 5			
		198, 9	198, 18	197, 7	197, 9			195, 10			195, 10							199, 1			
			198, 19	197, 12	197, 11			198, 22			198, 4										
				197, 14	198, 8						198, 23										
					198, 10																
					198, 12																
4.																				230, 4	
der einzelnen Krankheitsgeschichten						205, 9		214, 16	214, 5	205, 13	211, 7									208, 3	
																				209, 3	
				220, 11	219, 16			217, 25			216, 12						219, 4	218, 21			
										219, 23	220, 5										
	241, 16	237, 15		242, 3									241, 3								240, 8

Diese Tafel dürfte der beste Beweis sein für die Zusammengehörigkeit von Epidd. I u. III und Prognostikon. Daß es sich bei diesem System der kritischen Tage um die Abwandlung eines ursprünglich streng hebdomadischen Systems handelt, zeigt Π. σαρκῶν 19 (VII 612 unten). Innerhalb des hippokratischen Corpus erscheint diese komplizierte Form nur im Prognostikon und in den Epidemien. Am nächsten kommen sonst die Aphorismen, die II 23. 24 den 4., 7., 11., 15. und 17., IV 36 den 3., 5., 7., 9., 14., 21., 27., 31. und 34. Tag als kritische Tage bezeichnen.

Außer diesem Abschnitt über die Prognose des Fiebers enthalten die Katastasisschilderungen von Epidd. I und III einen zweiten Abschnitt über prognostische Einzelprobleme. Auch dieser stimmt mit den entsprechenden Ausführungen des Prognostikon völlig überein. Wir werden beide am besten zusammen mitteilen. In der folgenden Gegenüberstellung ist die erste Kolumne aus dem prognostischen Abschnitt der zweiten Katastasis genommen, ihr Inhalt knüpft an die vorhergehende Schilderung der Kausosepidemie von Thasos (2. Katastasis) an. Die zweite enthält die ausführlichere Fassung des Prognostikon.

---

[1] Vgl. Progn. 94, 13.
[2] Vgl. Progn. 94, 19.
[3] Die Zahlen 80 und 120 entsprechen dem Schema des Aufbaus und können deshalb eingefügt werden.

Epid. I 12 (190, 10) (a) Ἐν καύσοισιν δὲ καὶ τοῖς ἄλλοις πυρετοῖς, ὅσοισι μὲν τραχήλου πόνος καὶ κροτάφων βάρος καὶ σκοτώδεα περὶ τὰς ὄψιας καὶ ὑποχονδρίου σύντασις οὐ μετ' ὀδύνης γίνεται, τούτοισιν αἱμορραγεῖ διὰ ῥινῶν. (b) οἷσι δὲ βάρεα μὲν ὅλης τῆς κεφαλῆς καρδιωγμοὶ δὲ καὶ ἀσώδεές εἰσιν, ἐπανεμέουσιν χολώδεα καὶ φλεγματώδεα. (c) τὸ πολὺ δὲ παιδίοισιν ἐν τοῖσι τοιούτοισιν οἱ σπασμοὶ μάλιστα, γυναιξὶ δὲ καὶ ταῦτα καὶ ἀπὸ ὑστερέων πόνοι, πρεσβυτέροισι δὲ καὶ ὅσοις ἤδη τὸ θερμὸν κρατεῖται, παραπληγικὰ ἢ μανικὰ ἢ στερήσιες ὀφθαλμῶν.

Progn. 24 (105, 16) (b) Ὅστις δ' ἂν ἐν πυρετῷ μὴ θανατώδει φῇ κεφαλὴν ἀλγεῖν καὶ ὀρφνῶδές τι πρὸ τῶν ὀφθαλμῶν γίνεσθαι ἢ καὶ καρδιωγμὸς τούτῳ προσγένηται, χολώδης ἔμετος παρέσται (vgl. Π. κρίσιων 5, IX 276) (106, 12) (a) οἷσι δ' ἂν ἐν τοιουτοτρόπῳ πυρετῷ κεφαλὴν ἀλγέουσιν ἀντὶ μὲν τοῦ ὀρφνῶδές τι πρὸ τῶν ὀφθαλμῶν φαίνεσθαι ἀμβλυωγμὸς γίνηται ἢ μαρμαρυγαὶ προφαίνωνται, ἀντὶ δὲ τοῦ καρδιώσσειν ἐν τῷ ὑποχονδρίῳ ἐπὶ δεξιὰ ἢ ἐπ' ἀριστερὰ συντείνηταί τι μήτε σὺν ὀδύνῃ μήτε σὺν φλεγμονῇ, αἷμα διὰ τῶν ῥινῶν τούτοισι ῥαγῆναι προσδόκιμον ἀντὶ τοῦ ἐμέτου ......

(106, 22) (c) τοῖσι δὲ παιδίοισι σπασμοὶ γίνονται ἢν ὅ τε πυρετὸς ὀξὺς ᾖ καὶ ἡ γαστὴρ μὴ διαχωρῇ καὶ ἀγρυπνέωσι .... τὰ δὲ πρεσβύτερα τῶν παιδίων καὶ οἱ ἄνδρες οὐκ ἔτι ἐν τοῖσι πυρετοῖσιν ὑπὸ τῶν σπασμῶν ἁλίσκονται ἢν μή τι τῶν σημείων προσγένηται τῶν ἰσχυροτάτων τε καὶ κακίστων[1] οἷά περ ἐπὶ τῇσι φρενίτισι γίνεται.

Der Vergleich zeigt, daß die Epidemien den kürzeren Bericht haben, an einigen Stellen jedoch auch nicht unwesentliche Ergänzungen vornehmen. Es ergibt sich sofort, daß diese Übereinstimmung nicht zufällig ist und nach einer Erklärung verlangt. Einmal kann Epid. I aus dem Prognostikon schöpfen oder umgekehrt, weiter könnte man an die Abhängigkeit von einer gemeinsamen Quelle denken, wobei zu erwägen wäre, ob nicht vielleicht die mehr oder minder verbreitete Anschauung, die nicht unbedingt literarisch fixiert zu sein brauchte, die gemeinsame Quelle darstellen könnte. Eine Entscheidung ist hier naturgemäß nur von einer umfassenden Untersuchung des gegenseitigen Verhältnisses der beiden Schriften her möglich.

Zu diesen Hinweisen auf übereinstimmende und sich ergänzende Ausführungen ließen sich nun ebenso viele hinzufügen, wie das Prognostikon Kapitel besitzt, denn immer wieder erkennt man, daß die im Prognostikon enthaltenen Lehren die gleichen sind wie die, von denen der Verfasser der Epidd. I und III ausgeht. Immer wieder treten dem Leser dieser Epidemienbücher die Begriffe des Prognostikon entgegen und immer wieder in der prognostischen Bewertung, die aus dieser Schrift bekannt ist. Das gilt vom Pneuma ebenso wie von der Bewegung der Hände und dem διαχώρημα und jedem anderen der in den Epidd. I u. III erwähnten Symptome. Um sich das zu vergegenwärtigen, tut man gut, zunächst ein Kapitel aus dem Prognostikon und darauf die Krankheitsgeschichten zu lesen, die dieselben Zeichen bringen. Man wird die vollständige Übereinstimmung in der prognostischen Wertung der Zeichen bemerken. Wie weit diese Konkordanz geht, beweist die

[1] Epid. I 188, 3 μεγίστου σημείου κακίστου, 189, 3 χρηστὸν καὶ μέγιστον τῶν σημείων.

Übereinstimmung eines Passus aus Epid. III mit den Lehren des οὖρον-Kapitels im Prognostikon. Sie zeigt die nahe Berührung der beiden Werke in besonders eindringlicher Weise.

Epid. I 6 (208, 17) περὶ δὲ τεσσαρακοστὴν ἐὼν οὔρησεν ὑπέρυθρα ὑπόστασιν πολλὴν ἐρυθρὴν ἔχοντα· ἐκουφίσθη. μετὰ δὲ ποικίλως τὰ τῶν οὔρων. ὅτε μὲν ὑπόστασιν εἶχεν, ὅτε δ' οὔ· ἑξηκοστῇ οὔροισιν ὑπόστασις πολλὴ καὶ λευκὴ καὶ λείη, συνέδωκε ... ὀγδοηκοστῇ(!) ... οὔροισιν ὑπόστασις ἐρυθρή, λείη. τελέως ἐκρίθη.

Progn. 12 (89, 19ff.) εἰ δὲ διαλείποι καὶ ποτὲ μὲν καθαρὸν οὐρέοι, ποτὲ δὲ ὑφίσταιτο τὸ λευκόν τε καὶ λεῖον καὶ ὁμαλόν, χρονιωτέρη γίνεται ἡ νοῦσος καὶ ἧσσον ἀσφαλής. εἰ δὲ εἴη τό τε οὖρον ὑπέρυθρον καὶ ἡ ὑπόστασις ὑπέρυθρός τε καὶ λείη, πολυχρονιώτερον μὲν τοῦτο τοῦ προτέρου γίνεται, σωτήριον δὲ κάρτα.

Bei diesen Angaben geht die Übereinstimmung so weit, daß man die eine Fassung für die Textgestaltung der anderen mitbenutzen möchte. In der Version der Epidd. überliefert V nach πολλήν das Wörtchen λείην. Sollte so zu schreiben sein? — Wenigstens erwähnt sei aber auch die schon von Fredrich erkannte und a. O. S. 49 wenn auch nur andeutungsweise dargestellte Übereinstimmung in der Säftelehre, die im Prognostikon in derselben Form wie in den Epidd. zur Geltung kommt. Dazu kommen die Übereinstimmungen in der noch darzustellenden Apostasislehre und den wenigen praktischen Angaben, die ebenfalls später an geeigneter Stelle berücksichtigt werden sollen.

Zuletzt mache ich nur noch auf die Übereinstimmung in der Gesamthaltung aufmerksam. Sowohl bei Epidd. I und III wie beim Prognostikon tritt der Verfasser hinter den Ausführungen fast ganz zurück; das sonst im ionischen Schrifttum so charakteristische δοκέω, νομίζω, der ganze Bereich des Subjektiven ist aus diesem Werk fast völlig eliminiert. Daß eine prognostische Schrift anders aussehen kann, wird sich bei der Untersuchung der übrigen Epidemienbücher zeigen, und weiß jeder Leser des zweiten Prorrhetikon, dessen Verfasser sich mit den ihm bekannten Formen der Prognostik anderer Ärzte auseinandersetzt und erst dann seine eigenen Gedanken entwickelt. Auch in diesem Punkt also finden wir eine bemerkenswerte Übereinstimmung jener beiden Schriften.

Damit breche ich zunächst ab, um auf anderes bei Gelegenheit zurückzukommen. Das Prognostikon fügt sich mit seinen Anschauungen, seinem Gesamtcharakter in die Welt der ersten Gruppe der Epidemienbücher vorzüglich ein. Was in dem Zitat von Epid. I verlangt wird, ist im Prognostikon enthalten. Sicher muß man, wenn irgendwo, dann bei einzelwissenschaftlichen Werken in der Beurteilung von Übereinstimmungen und Anklängen äußerste Vorsicht walten lassen. Aber ich glaube, daß auch der radikalste Skeptiker zumindest wird zugeben müssen, daß der Verfasser des Prognostikon in nächster Nähe des Verfassers der Epidd. I und III zu suchen ist, d. h. daß beide zumindest ein- und derselben Schule und sicher auch derselben Generation angehören. Die beste Erklärung scheint mir jedoch immer noch die zu sein, daß man einen Schritt weitergeht und für das Prognostikon, wie es auch schon Littré (I 326), Wellmann (Hermes 64, 1929, 21 [1]) und Wilamowitz a. O. getan haben, denselben Verfasser annimmt wie für Epidd. I und III. — Die Frage, ob Epid. I das Prognostikon zitiert, ist bei der einen wie bei der anderen Lösung in bejahendem Sinne zu beantworten. Für die Abfassungszeit ergibt sich daraus, daß das Prognostikon vor Epidd. I und III, d. h. vor 410 entstanden ist.

---

[1] In der Kritik dieses Aufsatzes schließe ich mich Regenbogen an. Stud. Gesch. Math. 2 S. 132, 1.

Epidd. II, IV und VI und der zugehörige Schriftenkreis

Epidd. II, IV und VI

Die nun zu analysierenden drei Epidemienbücher erfordern eine ausführlichere Untersuchung. Schon ein flüchtiger Blick in die oft nur kurzen Aufzeichnungen lehrt, daß hier ähnlich wie in den Epidd. I und III Katastasisschilderungen und Krankheitsgeschichten mit aphoristischen Sätzen wechseln; nur darin besteht ein Unterschied von der ersten Epidemiengruppe, daß diese Masse ein wirres Durcheinander darstellt. Die hier erhaltenen Notizen müssen also zunächst einmal geordnet werden. Nach welchen Prinzipien diese Ordnung zu erfolgen hat, ergibt sich aus der in den Epidd. I und III eingehaltenen Disposition. Es sind zu scheiden auf der einen Seite die große Masse des Beobachtungsmaterials, das wieder in Katastasisschilderungen und einzelne Krankheitsgeschichten zerfällt, und auf der anderen Seite die große Anzahl der allgemeinen Formulierungen, stilistisch gesehen, die Masse der Notizen und die der Aphorismen.

Bevor wir jedoch an diese Aufgabe herangehen, müssen wir uns, da nur Littrés veraltete Ausgabe von 1846 vorliegt, die Überlieferung klarmachen. Sie wird zweckmäßig für jedes Buch getrennt behandelt.

Epid. II: Bei diesem Buch stehen uns als direkte Überlieferung zwei Hss. zur Verfügung: der bekannte Vaticanus 276 s. XII (V), den Littré in der Abschrift des Parisinus 2146 (C) benutzte, und als Ersatz für den sonst so wertvollen Marcianus 269 s. XI (M), der für die Bücher II und IV ausfällt (der Abschnitt, in dem diese Bücher enthalten waren, ist zerstört; vgl. Ilberg, Hippocratis opera ed. Kühlewein I p. 20), der Vaticanus 277 s. XIV (R) (vgl. p. VI der Praefatio von Heiberg CMG I 1). Beide Hss. gehen, wie die gemeinsamen Fehler zeigen, auf einen gemeinsamen Archetypus zurück.

Das zeigt vor allem auch der Vergleich dieses Überlieferungszweiges mit der indirekten Überlieferung, die in den Lemmata der leider nur arabisch[1] erhaltenen fünf Teile des Galenkommentars zu Epid. II vorliegt (H)[2]. Die arabische Übertragung ist von dem ausgezeichneten Interpreten griechischer medizinischer Literatur Ḥunain Ibn Isḥâq (gest. 877) wie immer mit größter Sorgfalt angefertigt und schon deshalb von größter Bedeutung. Ich konnte eine deutsche Übersetzung des Kommentars, die Franz Pfaff für das CMG angefertigt hat, mit dem Text der griechischen Hss. vergleichen. Eine wichtige, auch von Pfaff beobachtete Tatsache ist, daß der Text unserer Handschriften mit einer einzigen Ausnahme sämtliche von Galen besprochenen und auf diese Weise bekannten Konjekturen aufweist, die der oft willkürlich schaltende Hippokratesherausgeber Artemidoros Kapiton (Zeit des Hadrian) an die Stelle der ihm vorliegenden Überlieferung gesetzt hat. Der Schluß, daß wir in unseren Hss. die Rezension dieser Ausgabe vor uns haben, ergibt sich von selbst. Einzelnes bringt Franz Pfaff in seiner Untersuchung: Die nur arabisch erhaltenen Teile der Epidemienkommentare Galens und die Überlieferung des Corpus Hippocraticum (Sitz.-Ber. Berl. Ak. 1931, 558ff.). Naturgemäß macht die Rekonstruktion des griechischen Originals auf Grund der arabischen bzw. deutschen Übersetzung oft erhebliche Schwierigkeiten. Aber die zahlreichen wörtlichen Zitate aus diesem Buch in Galens griechisch er-

---

[1] Die wenigen griechisch erhaltenen Teile, die Oribasius erhalten hat, geben für unsere Zwecke nichts aus (vgl. meine demnächst im Gnomon erscheinende Besprechung der Oribasiusausgabe von Raeder).

[2] Ursprünglich waren es 6, verloren ist der Kommentar zu II 5.

haltenen Werken helfen weiter und sichern die Verwendbarkeit dieses Überlieferungszweiges. Als Grundsatz der Textgestaltung muß festgestellt werden, daß unsere handschriftliche Überlieferung keineswegs als Norm angesehen werden darf. Auszugehen ist, wenn irgend möglich, von den bei Galen als alt bezeichneten Lesungen.

Epid. IV: Hier sind wir allein auf den Text der Hss. V und R und die leider nicht besonders zahlreichen Zitate angewiesen.

Epid. VI: Die handschriftliche Überlieferung wird durch V und M repräsentiert. Außerdem besteht das textkritische Material wieder aus den Lemmata der uns erhaltenen Kommentare, 1. des Galenkommentars (XVII B 13ff.) und 2. des Kommentars des Palladius (Scholia in Hipp. et. Gal. ed. Dietz, Regimontii 1834 Bd. II 1ff.), der nach W. Bräutigam (De Hippocratis Epidemiarum libri VI commentatoribus, Diss. Königsberg 1908) in der zweiten Hälfte des sechsten Jahrhunderts gelebt hat. Palladius bearbeitet den Kommentar des Galen. Dieser ist wieder nur in der arabischen Übersetzung (H) vollständig erhalten, griechisch bis zu dem Kommentar zum sechsten Tmema in der durch Lücken entstellten Hs. Marcianus 283 s. XV (U). Vgl. E. Wenkebach, Beiträge zur Textgeschichte der Epidemienkommentare Galens. Teil 1 und 2, Abh. Berl. Ak. 1927 Nr. 4; 1929 Nr. 9 (dazu meine Besprechung Gnomon 1930, 368). Von nicht zu unterschätzendem Wert sind auch hier wieder die Zitate.

Einige Worterklärungen und Textvarianten aus den Hippokratesglossaren des Erotian (ed. Nachmanson, Uppsala 1918, vgl. Erotianstudien, Uppsala 1917, S. 286ff.[1]) und des Galen (XIX 62ff.) sind bei allen Büchern wertvoll. Für einzelne Aphorismen kommen außerdem als Überlieferungsquellen die Aphorismoi und die Koischen Prognosen in Betracht, die jedoch, da die Stücke nicht immer wörtlich exzerpiert sind, nur mit Vorsicht zu verwerten sind[2].

Die Epidemie von Perinth

Der Ausgangspunkt für eine übersichtliche Ordnung des in Epidd. II, IV und VI enthaltenen mannigfaltigen Beobachtungsmaterials ist sofort gegeben. An Hand einzelner Andeutungen und mehr oder weniger ausführlicher Bemerkungen stellen wir fest, daß ihr Verfasser in einigen Städten Thessaliens und Thrakiens, in Perinth, Abdera, Ainos, Krannon, Pharsalos, weiter auf der Insel Thasos und vorher wohl auch in Korinth praktiziert hat[3]. Doch ist das Nachrichtenmaterial, das uns für die einzelnen Städte zur Verfügung steht, wie sofort hinzugefügt werden muß, von ganz verschiedenem Umfang. Krannon wird außer in der kurzen allgemein gehaltenen Schilderung II 1, 1 in drei Krankheitsgeschichten (IV 14, 37; VI 3, 2) und der nur wenig ausgebenden Notiz VI 1, 7 nirgends erwähnt, und auch unter den nicht lokalisierten Nachrichten findet sich kaum eine Notiz, die man mit diesen spärlichen Angaben verbinden könnte. (Vielleicht gehört II 1, 10 hierher.) Noch

---

[1] Das von Nachmanson 387 in Epid. II gesuchte ἐνυδρέονται· καθυγραίνονται muß doch wohl mit Epid. VI 4, 9 ἐξυδρέονται identisch sein. Erotian dürfte, da ἐξ und ἐν in den Hss. häufig wechseln, ἐνυδρέονται gelesen haben, er mag das Wort bei Epid. II 1, 10 ὑδαταινόμενοι herangezogen und erläutert haben.

[2] Die in Betracht kommenden Hippokrateshss. habe ich kollationiert. Über die Wiederholung einzelner Partien s. S. 38, 1.

[3] Vgl. Littré a. O. S. 10ff. Wenn Littré auch Akanthos zu den von dem Verfasser besuchten Städten zählt, so hat er sich durch IV 20 (158, 10) täuschen lassen, wo ein Ἀκάνθιος λατύπος erwähnt wird, der doch wohl nur deshalb so bezeichnet werden kann, weil er sich in einer anderen Stadt als seiner Heimat befindet.

viel weniger ergeben die leider so kurzen Bemerkungen über den Aufenthalt in den übrigen Städten. Anders steht es dagegen mit den Aufzeichnungen über die Epidemie von Perinth. Was wir an Nachrichten über sie besitzen, gibt ein an Einzelheiten reiches Bild und ist vor allem auch so geartet, daß man den Versuch einer Ordnung des Materials nach den dargelegten Gesichtspunkten wagen darf. Wir sind dazu auch besonders deshalb imstande, weil zu den Nachrichten, die durch den Zusatz ἐν Περίνθῳ ausdrücklich für diese Epidemien gesichert sind, weitere hinzukommen, die sich durch sichere Kombinationen als zu Perinth gehörend erweisen lassen.

Erster Abschnitt der Epidemie: Einzusetzen hat unsere Untersuchung bei einem Abschnitt, in dem der Verfasser den Zeitpunkt seiner Ankunft in Perinth angibt. Die zusammenhängende Schilderung II 3, 1 beginnt mit der Notiz: Ἐς Πέρινθον περὶ ἡλίου τροπὰς ὀλίγον τὰς θερινὰς ἤλθομεν, einer Bemerkung, die sofort insofern Beachtung verdient, als sie in Epidd. I und III, in denen die persönlichen Angaben, wie schon erwähnt, möglichst vermieden sind, keine Parallele hat. Im Gegensatz dazu lassen sich die folgenden Bemerkungen über den Witterungszustand durchaus mit den Witterungsschilderungen in Epidd. I und III und besonders etwa Epid. I 1 (181, 8) vergleichen. Die Angaben lauten: Ἐγεγόνει δὲ ὁ χειμὼν εὔδιος, νότιος, τὸ δὲ ἔαρ καὶ τὸ θέρος πᾶν ἄνυδρον μέχρι πληιάδων δύσιος· εἰ γάρ τι καὶ ἐγένετο, ἦν ὅσον ψεκάς· καὶ οἱ ἐτησίαι οὐ κάρτα ἔπνευσαν καὶ οἱ πνεύσαντες διεσπασμένως. Nur etwas prägnanter heißt es Epid. I 1: χειμὼν νότιος, σμικρὰ βόρεια, αὐχμοί· τὸ σύνολον ἔς γε χειμῶνα οἷον ἔαρ γίνεται· ἔαρ δὲ νότιον ψυχεινόν, σμικρὰ ὕσματα. θέρος ὡς ἐπὶ τὸ πολὺ ἐπινέφελον, ἀνυδρίαι, ἐτησίαι ὀλίγα, σμικρά, διεσπασμένως ἔπνευσαν. Hier stellen wir eine erste Übereinstimmung mit Katastasisschilderungen von Epidd. I und III fest. Doch läßt sich auch das Folgende ohne weiteres mit den Epidd. I und III vergleichen. Hier wie dort folgt auf die Schilderung der Witterungsverhältnisse die Schilderung der vorherrschenden Krankheit, wie man auf Grund der übereinstimmenden Witterungsdarstellungen erwarten durfte, sogar derselben Krankheit wie in Epid. I 1, des Brennfiebers: Τοῦ θέρεος καῦσοι ἐπεδήμησαν πολλοί *»im Sommer befielen das Volk in großer Menge Brennfieber«*, beginnt der Hauptteil des Abschnittes. Dieser legt dann dar, wie sich im Zusammenhang mit der Krankheit Verdauungsstörungen und als deren Folgen wieder bestimmte Veränderungen der Exkremente ergeben, Angaben, die zugleich den Übergang zu der Darstellung der Symptome bilden. So ist also weiter von den vielen Komafällen und der Neigung zur Phrenitis die Rede und auch sonstige Symptome werden im einzelnen aufgezählt. Es wird also berichtet über den Zustand des Atems, des Harn, der Milz und des »rechten Hypochondrion«, die Form und den Zeitpunkt der Krisis, die am 14. Tage zu erfolgen pflegt und bald mit Schüttelfrost, bald mit Schweiß verbunden ist. Dabei wird besonders erwähnt, daß die letzte Form der Krisis vor allem ὑπὸ τὰς ψεκάδας τὰς γενομένας ἐν τῷ θέρει auftrat[1]. In einer weiteren Bemerkung wird über einen hirseartigen Ausschlag berichtet, der Konopsstichen gleicht (τρηχύσματα ἐν τῷ χρῶτι κερχνώδεα[2] τοῖσι ὑπὸ κωνώπων μάλιστα εἴκελα ἀναδήγμασιν οὐ πάνυ κνησμώδεα), sich jedoch nur bei Frauen findet. Besonders interessant, und zwar sowohl nach der Seite des Inhalts wie des Stils ist der Schluß des Abschnittes, der vollständig angeführt zu werden verdient: γυνὴ δὲ οὐδεμία ἀπέθανεν ᾗ ταῦτα ἐγένετο.

[1] Vgl. den Satz Epid. II 1, 2, dem diese Beobachtung zugrunde liegt: Ἐν καύμασιν ἀνυδρίης οἱ πυρετοὶ ἀνίδρωτες τὰ πλεῖστα· ἐν τούτοισι δὲ ἢν ἐπιψεκάσῃ, ἱδρωτικώτεροι γίνονται κατ᾽ ἀρχάς. [2] Vgl. Erotian 48, 9.

ὅτε δὲ ταῦτα ἐγένετο, βαρυήκοοί τε ἦσαν καὶ κωματώδεες· πρόσθεν δὲ οὐ κάρτα ἦσαν κωματώδεες ᾗσιν ἔμελλε ταῦτα ἔσεσθαι. οὐ μὴν τὸ σύμπαν διετέλεον, κωματώδεες δὲ καὶ ὑπνώδεες τὸ θέρος καὶ μέχρι πληιάδων δύσιος· ἔπειτα μὴν ἀγρυπνίαι μᾶλλον, ἀτὰρ οὐδὲ τὸ σύμπαν ὑπὸ τῆς καταστάσιος ταύτης ἔθνησκον. Diesen Sätzen gibt eine gewisse Umständlichkeit, Unbeholfenheit das Gepräge, für die sich, was wieder nicht unbeachtet bleiben darf, in Epidd. I und III keine Parallele findet, doch läßt sich anderes wieder mit Epidd. I und III vergleichen und dementsprechend verstehen und auswerten. So kann man durch den Vergleich mit Epidd. I 183,19, 188,22 und III 231,19 (s. oben S. 9) erkennen, daß der letzte Satz hier seine feste Stelle hat. Wir erkennen schon jetzt eine Katastasisschilderung im kleinen, die dem oben beschriebenen Schema folgt. Man sieht, daß ihrem Verfasser eine bestimmte Komposition vorschwebt, die er auch dann einzuhalten sucht, wenn der Zeitabschnitt nicht wie in den Katastasisschilderungen von Epidd. I und III ein volles Jahr umfaßt. Nun überrascht es auch nicht mehr, daß auf diesen Teil aphorismenartige Bemerkungen und zuletzt auch einige Krankheitsgeschichten folgen.

Die nächste Frage wird jetzt sein, wieweit dem Verfasser Einzelmaterial für seine allgemeine Schilderung vorgelegen hat, und ob sich wie in dem Material von Epidd. I und III diese oder jene Krankheitsgeschichte als zu diesem Katastasisabschnitt zugehörig erweisen läßt. Wir sind vorerst dadurch des Suchens überhoben, daß der Verfasser schon in seinem Bericht selbst auf solche Krankheitsgeschichten hinweist. Bei der Schilderung von Ausnahmefällen sagt er (S. 100 Mitte): αἱμορραγίαι ἐκ ῥινῶν οὐκ ἐγένοντο εἰ μὴ ὀλίγοισιν οὐδὲ παρ' ὦτα εἰ μή τισιν, περὶ ὧν ὕστερον γράψω. Diesen Hinweis hat schon Littré auf die der referierten Katastasis folgenden Geschichten II 3, 3 und 4 bezogen (Ζώιλος ὁ παρὰ τὸ τεῖχος und 'Εμπεδοτίμη): in beiden Fällen liegt neben anderen Symptomen hohes Fieber, Verdauungsstörung und, was für die Einordnung entscheidend ist, eine Geschwulst am Ohr vor, die in Eiterung übergeht. Auch auf zwei weitere in diesem Zusammenhang gehörende Krankheitsgeschichten machte Littré aufmerksam: IV 45 enthält Bemerkungen über zwei Patienten, deren Krankheit in der Hauptsache als Koma und Paraphora gekennzeichnet wird ('Ο ἀπ' 'Αμφιλόχου κώμης 'Αριστέης, ὁ κατὰ Μηδοσάδεω sc. κώμης)[1], in einer Form übrigens, die den notizenartigen Charakter dieser Ausführungen aufs deutlichste hervortreten läßt. Zunächst ist nur von Aristeas die Rede, aber schon ein paar Zeilen weiter fährt der Verfasser im Plural fort, wie wenn der zweite Patient schon genannt gewesen wäre (186,1 ἀρχομένων ....). Erst dann geht er Z. 3 mit ὁ δὲ κατὰ Μηδοσάδεω zur Krankheitsgeschichte des anderen Patienten über (bis 10 ἐναντίον), um, als er bei dessen Krisis angelangt ist, mit der Schilderung der Krisis des ersten Kranken fortzufahren (ὁμοίως ὁ ἕτερος — 15). Hier läßt der Verfasser allgemeine Bemerkungen folgen, an deren Schluß er jedoch zu den beiden Patienten zurückkehrt (188,4). Für die Zugehörigkeit zu dem ersten Abschnitt der Epidemie von Perinth spricht vor allem, daß der Bodensatz der Exkremente beidemal in derselben Weise u. a. durch einen Vergleich mit Färberwaid gekennzeichnet wird: II 3, 1 κοιλίαι ταραχώδεες λεπτοῖσιν ὑδατώδεσιν ἀχόλοισιν ἐπάφροισι πολλοῖσιν ἴσχοντα ἔστιν ὅτε καὶ ὑπόστασιν τεθέντα, ἐξ οἵων

[1] Gal. Hippokratesglossar XIX 110,12 Κατὰ Μηδοσάδεω (κατὰ μοσάδεω M: κατωμοσάδεω L: corr. Helmreich), ὑπακουστέον κώμης ὥσπερ κατὰ Ϲωσίλεω (κατωσωσιλέω: corr. Helmreich, vgl. Epid. IV 172, 19). Erotian 59,20 Μοδοσαέως· ὄνομα τόπου in dieser Form nicht ganz richtig. Siehe auch Nachmanson, Erotianstudien 295 Mitte. Μηδοσάδεω ist gesichert durch 188, 5. S. auch S. 74f.

δὴ καὶ ἐξαιθριαζόμενον (= ἢν ἐξαιθριάζηται) τὸ εἴκελον ἰσατώδει (sc. γίνεται). IV 45 Διαχωρημάτων ὑδατωδῶν ἢν ἐς αἰθρίην τεθῇ, πέλιον ἄνωθεν λεπτὸν κάρτα εἴκελον ἰσατώδει κάτωθεν γίνεται ὑπόστασιν ἔχον. Im ganzen bilden diese Geschichten den besten Kommentar zu Epid. II 3, 1.

Aber auch damit ist das Material noch nicht erschöpft. Gerade das vierte Buch enthält noch manche Notiz, die hier einzuordnen ist. So ist die Geschichte IV 15 heranzuziehen, in der der πρῶτος παρενεχθείς mit wenigen Strichen lebhaft geschildert wird. Die Symptome stehen mit denen der Gesamtschilderung II 3, 1 völlig überein. Ὁ πρῶτος παρενεχθεὶς μειράκιον· τούτῳ οὖρον καθαρὸν λεπτὸν πάντως (-ων: corr. van Linden), διαχώρησις πολλὴ λεπτὴ ἄχολος, γλῶσσα τρηχέη πάνυ· πυρετὸς περικαής· ἄγρυπνος· κοιλίη κυρτή· οὗτος παρέκρουσεν οἶμαι ὀγδόῃ τρόπον τὸν ἀκόλαστον· ἀνίστασθαι μάχεσθαι αἰσχρομυθέειν ἰσχυρῶς, οὐ τοιοῦτος ἐών· τούτῳ ἀθρόων οὔρων πολλῶν ἐλθόντων λεπτῶν ἐξ (im Anschluß an) ἐπισχέσιος (sc. αὐτῶν) ὕπνος ἐγένετο ξυνεχὴς καὶ ἱδρώς, κρίσιμος δοκέων ἐξ οὐ τοιούτου (und Schweiß, der ein Zeichen der Krisis zu sein schien, ohne ein solches zu sein) ἴσως περὶ δεκάτην· ἔπειτα ἐξεμάνη τε αὖτις καὶ ἀπέθανε ταχέως ἐνδεκαταῖος· προφάσιος οἶμαι πιεῖν ἄκρητον συχνόν[1] πρὶν ἐκμανῆναι· ὀλίγα ἔτεα αὐτῷ εἴκοσιν ἐγγύς. Auch IV 17 ist hierher zu stellen, ein leichterer Fall von παράκρουσις und Koma ebenfalls bei einem Knaben. Von derselben Krankheit, die in einem Fall tötlich ausgeht, berichtet IV 55, sonst etwa IV 10, wo von einer Frau erzählt wird, der ἡ γλῶσσα ξυνεκαύθη τῶν ἄλλων ξυγκαιομένων. Nicht so ausführlich wie diese Krankheitsgeschichte sind einige Notizen, die ebenfalls diesem Abschnitt der Epidemie von Perinth zuzuweisen sind, aber nicht so leicht als hierher gehörig erkannt werden können. In IV 1 fallen eine Reihe von Zeitbestimmungen auf, die zunächst einmal deshalb unsere Aufmerksamkeit erregen, weil sie die Jahreszeit unseres Katastasisabschnittes umfassen bzw. die ihm folgende Zeit, die Herbstmonate. Daß es sich auch um dasselbe Jahr wie das der Katastasis handelt, geht deutlich daraus hervor, daß der in die Zeit um den Untergang der Plejaden fallende Abschnitt IV 2 drei Fälle von Brennfieber umfaßt, 1. die um herbstliche Tagundnachtgleiche erfolgende Erkrankung eines Binsenflechters, der zuviel Galle hat und (deshalb) an Kausos leidet, 2. die Krankheit eines alten Mannes, die besonders heftige Formen annimmt und 3. eine etwas ausführlicher erzählte von dem stigmatisierten Sklaven des Antiphilos, bei dem zweimal eine Recidiv eintritt: Τῷ δὲ στιγματίῃ παρ' Ἀντιφίλου καυστικῷ κριθέντων ἑβδόμῃ χολώδει τυφώδει, τρίτῃ μετὰ κρίσιν ᾗει οὕτως αἷμα (οὕτως ist wohl auf die Bemerkung der vorhergehenden Notiz bei den ersten Kranken zu beziehen: κάτω αἷμα πολὺ διῆλθεν)· περιεγένετο· καὶ ὑποστροφὴ ὕστερον ἐγένετο· ἐκρίθη ὡς εἰκὸς περὶ πληιάδων δύσιν τὸ πρῶτον· μετὰ δὲ πληιάδων δύσιν χολώδης ἐς μανίην· κρίσις (περιεγένετο) περὶ ἐνάτην ἄνευ ἱδρῶτος. Wieder andere Fälle gehen schon über diesen Zeitabschnitt hinaus[2].

---

[1] = προφάσιος (gen. abl.) οἶμαι ὅτι ἔπιεν ... Der Inf. ist durch οἶμαι veranlaßt; vgl. IV 11 προφάσιος ὅτι σμήχων ἔτριψε τὰ περὶ τὸ ἕλκος.

[2] Vielleicht, daß auch die anschließenden Abschnitte IV 3 und 4 zu den καυστικά zu rechnen sind. Für 4 (Στῆθος Ἀριστοδήμῳ ἐκαύθη) läßt sich dies durch den Vergleich mit IV 20 und Thuk. II 49, 5 als wahrscheinlich erweisen. Für IV 3 als Kausosfall sprechen drei bemerkenswerte Angaben dieser Krankheitsgeschichte: 1. daß die Krisis am 14. Tage stattfand, wie es für die Kausosepidemie ebenfalls charakteristisch war, 2. daß der Patient eine Parotis bekommt, 3. daß der Kranke ein ῥῆγμα hat. II 2, 9 zeigt, daß solche ῥήγματα durch offensichtliche Verletzungen entstehen, ähnlich wie das Brennfieber in IV 20 durch den Sturz vom Ofen. Ich könnte mir denken, daß der Verfasser an unserer Stelle nur den Ausgangspunkt der Krankheit genannt hätte, nicht sie selbst, da in der Umgebung nur Kausosfälle stehen.

Diese sind für die Ordnung der Notizen insofern besonders wichtig, als sie uns die Möglichkeit geben, nun auch die Erfahrungen des Arztes in den folgenden Monaten zusammenzustellen. IV 13 notiert er zuerst zwei Fälle von Typhus, die in die Zeit nach dem Untergang der Plejaden fallen: Μετὰ πληιάδων δύσιν ὁ θεράπων ὁ τοῦ Ἀττικοῦ ὑπὸ τεταρταίου ἁλισκόμενος τυφώδης ἱδρύθη· ἕτερος τὴν αὐτὴν ὥρην ἀληθεῖ τυφωμανίῃ (sc. ὠδυνᾶτο)· ἐς ἰσχία καὶ σκέλεα ἦλθεν ὀδύνη, ἐπαύετο, ποσταῖος οὐ γινώσκω. Das aber, worauf es uns ankommt, sind die nun folgenden Notizen, die sich nicht mehr auf den Sohn des Attikers beziehen, sondern eine größere Anzahl von Kranken betreffen: Ταύτην τὴν ὥρην φρικώδεες ἐμετώδεες καὶ μετὰ κρίσιν ἀπόσιτοι καὶ χολώδεες καὶ σπλῆνες μεγάλοι σκληροὶ ὀδυνώδεες καὶ αἱμορραγικοί· τισὶ δὲ καὶ τὴν αὐτὴν ὥρην [μετὰ πληιάδων δύσιας][1] ἐκ ῥινῶν αἷμα χλοῶδες ἐπισπλήνοισιν. Auf das Brennfieber folgen andere Krankheiten, deren Symptome zum Teil dem in dem ersten Katastasisabschnitt beobachteten Zeichen entgegengesetzt sind. Hier ist Erbrechen, Hämorrhagie und Anschwellung der Milz die Regel, während dort das letzte Symptom überhaupt nicht, die anderen nur selten beobachtet wurden.

Zweiter Abschnitt: Die zu diesem Abschnitt gehörigen Angaben allgemeinerer Art werden wir am besten in der Reihenfolge der Überlieferung, also in der Reihenfolge, wie sie Buch IV bietet, wörtlich mitteilen.

IV 1. Μετ' ἰσημερίην καὶ μετὰ πληιάδα οἷα τὰ ἀνεσθιόμενα καὶ βλεννώδεα[2].

4. Μετ' ἰσημερίας φθινοπωρινὰς ὑποστροφαὶ καὶ ἄλλως μέχρι τροπέων χειμερινῶν[3].

16. Πρὸ πληιάδων δύσιος ὀλίγον τε περὶ αὐτὰς (sc. δύσιας) αἵ τε αἱμορραγίαι καὶ βραχύτεροι οἱ πυρετοὶ καὶ ὑποστροφώδεες αὐτίκα βραχέῃσιν ὑποστροφῇσιν καὶ ἀπόσιτοι καὶ ἔφθοὶ καὶ ἀσώδεες καὶ καρδιαλγέες καὶ θηριώδεες[4], ἐν τῇσι κρίσεσι καὶ ῥιγώδεες καὶ χολώδεες.

18. Περὶ δὲ πληιάδων δύσιας νότια καὶ ὑέτια ἦν.

20a. Μετὰ πληιάδα εὐδίαι ἐπινέφελοι καὶ ὁμίχλαι. κρίσιες πεμπταῖαι καὶ ἑκταῖαι καὶ ἑβδομαῖαι, ἔτι δὲ καὶ μακρότεραι, ὑποστροφώδεες οἱ πυρετοὶ καὶ ἐς τὸ πλανῶδες καὶ ἀπόσιτοι καὶ χολώδεες καὶ δυσεντερίαι ἀπόσιτοι, πυρώδεες.

b. Περὶ πληιάδων δύσιας νότια ἰσχυρῶς ἦν, αἱμορραγίαι καὶ τριταιοφυέες καὶ ἠπιαλώδεες (sc. πυρετοί)[5].

c. Μετὰ πληιάδων δύσιας νότια· πέμπτῃ κρινόμενα, διαλείποντα ⟨μίην⟩[6], μίην λαμβάνει. τὰ δὲ φολλικώδεα[7], ἐπιφλυκταινούμενα.

d. Περὶ δὲ πληιάδων δύσιας ὑποψωρώδεα καὶ τρηχέα τὰ κνησμώδεα οὐκ ἐπιδακρύοντα, μᾶλλον μὲν ταύτην τὴν ὥρην· ἀτὰρ καὶ τὰ λειχηνώδεα ἐξαιρόμενα ...

e. Μετὰ πληιάδων δύσιας φρικώδεες αἱμορραγικοὶ ἐκ ῥινῶν.

---

[1] μετὰ πληιάδων δύσιν scheint mir Glosse zu τὴν αὐτὴν ὥρην zu sein.

[2] βλεννώδεα] Erotian 103 ἔν τισιν ἀντιγράφοις εὕρομεν πλευμώδεα, οὐκ ὀρθῶς· βλεννώδη γάρ ἐστι τὰ μυξώδη καὶ βλέννα ἡ μύξα.

[3] Hier ist die eben mitgeteilte Notiz IV 13 einzuordnen.

[4] Die verschiedenen Erklärungen der Glosse bei Erotian 84, 7.

[5] ἠπιαλώδεες π. sind mit Schüttelfrost verbundene Fieber. Vgl. M. Meyerhof, Über das Leidener arabische Fragm. von Galens Schrift über die medizinischen Namen. Sitz.-Ber. Berl. 1928 S. 19 (312) Anm. 2.

[6] μίην addidi. Vgl. Z. 16 μίην διαλιπὼν μίην ἐλάμβανεν und Epid. I 197, 13 διέλειπε μίαν, μίαν ἐλάμβανεν.

[7] φολλικώδεα] Erotian 91, 7 φολλικώδεα· τὰ ἐφηλώδη καὶ λεπρώδη· οἱ γὰρ παλαιοὶ φόλλικας ἐκάλουν τὰς ψωρώδεις τραχύτητας. (Diese Erklärung stammt von Erotian selbst; vgl. S. 8, 16ff.) Gal. XIX 153, 6 φολλ. τὰ οἱονεὶ θυλακώδεα καὶ σομφά.

23. φρικώδεες, ἀσώδεες, ἀπόσιτοι, ὑποστροφώδεες, χολώδεες (sc. πυρετοί), αἱμορραγικοὶ ὑπόσπληνοι ὀδυνώδεα τρόπον, ἐκ τῶν ἀριστερῶν οἱ πλεῖστοι.

Schon ein Blick in diese Zusammenstellung genügt, um zu zeigen, daß uns in diesen Bemerkungen eine einheitliche Notizenmasse vorliegt. Die Hämorrhagie kehrt ein paar Mal wieder, ebenso das rezidive Fieber, die Bemerkung, daß es sich um Erscheinungen handelt, die mit der Galle zu tun haben, die Notizen über Appetitmangel und verschiedene Arten von Ausschlag, Pusteln usw.

Auch hier ergibt die Einordnung der zugehörigen Krankheitsgeschichten die beste Illustration und zugleich die sicherste Stütze für die Richtigkeit unserer Annahme, daß all diese Notizen zu derselben Epidemie von Perinth gehören. An erster Stelle werden wir hier die Krankheitsgeschichten zu nennen haben, die selbst eine Zeitbestimmung enthalten und so einen Prüfstein für unsere Hypothese darstellen: IV 6 und IV 16. Die erste, noch in den Sommer gehörend, ist so kurz, daß sie weitere Erwähnung nicht verdient: Μετ' ἡλίου τοῦ θερινοῦ abortiert die Frau des Acheloos, die sich im sechsten Monat befindet, ἐμετώδης ἐοῦσα καὶ φρικώδης. Interessanter ist IV 16, wo mehrere der obengenannten Symptome zusammentreffen, Erbrechen, mit Frösteln verbundene Fieber, Kardialgie und das θηριῶδες: Τοῦ φθινοπώρου ἤμεσε χολὴν μέλαιναν ἡ Εὐμένεος καὶ αἱ ὀδμαὶ δὲ πρόδηλοι· καὶ οἱ φρικώδεες πυρετοὶ καὶ αἱ καρδιαλγίαι· χολώδεα βραχέα ἀνεμέουσα καὶ τὸ ἑλμίνθιον· διαχωρήματα λεπτὰ πάντα τὸν χρόνον. Hinzu kommen zu diesen Krankheitsgeschichten IV 24 und 26, deren erste von der παρὰ Τηκομαίῳ ἀγορηνόμου θυγάτηρ handelt, während die zweite die Krankheit der Nichte des Perinthiers Temenes erzählt, die nach einer vorübergehenden Besserung stirbt.

Um ein anderes Symptom, die Hämorrhagie, konzentrieren sich die in die allgemeinen Daten des Kapitels 20 eingestreuten Notizen über Einzelfälle. So folgen auf 20a und b (s. o.) zwei Fälle von Hämorrhagie, jedesmal verbunden mit schwerer Dysenterie, die 20a unter den vorherrschenden Symptomen mitgenannt wurde; auf 20e zunächst vier Fälle, die nur kurz notiert werden, am Schluß des Abschnittes 20 andere, bei denen ebenfalls αἱμορραγικά eine Rolle spielen.

Weniger leicht faßbar sind Kranke mit fressenden Geschwüren, wie oben erwähnt wurde. Das Sichere gibt hier wenig aus. Zu 20c wird nur ein an φολλικώδεα Erkrankter als Beispiel genannt, ebenso 20d, wo zwei Patienten durch ihre wesentlichsten Symptome gekennzeichnet werden[1]. Schon ob die vier in IV 1 genannten Patienten zu diesen zu rechnen sind, läßt sich kaum mit einiger Wahrscheinlichkeit beurteilen; nur bei dem letzten wird ein Geschwür am Schienbein erwähnt, das man damit im Zusammenhang bringen könnte. An οἰδήματα λευκὰ φολλικώδεα leidet auch eine alte Frau, die der Verfasser als λευκοφλέγματος bezeichnet (IV 30). Genannt werden muß hier ebenfalls das παιδίον τὸ φαγεδαινωθέν, dem infolge von φαγέδαινα viele Zähne ausfallen (IV 19), aber dies ist auch alles.

Dritter Abschnitt: Auch bei diesem Abschnitt der Epidemie von Perinth werden wir gut tun, zunächst die allgemeine Charakteristik der Witterungs- und Krankheitsverhältnisse mitzuteilen. IV 7 Περὶ ἡλίου τροπὰς χειμερινὰς βόρεια ἦν· ἰκτεριώδεες ἐγένοντο κατακορέως καὶ οἱ μὲν φρικώδεες, οἱ δ' οὔ. γλῶσσαι ξυγκεκαυμέναι τρίτῃ καὶ ὄχλοι περὶ ἕκτην καὶ ἑβδόμην καὶ οὗτοι μακρὰν ἀποτείνοντες ἐς τεσσαρεσκαιδεκάτην[2]. γαστέρες ἀντ-

[1] Vgl. noch 160, 6. Die Darstellungsform des Kapitels 20 erinnert an die der dritten Katastasis von Epid. I 190ff.

[2] ἐς τεσσαρεσκαιδεκάτην γ. V: ἀποτ. τεσσαρεσκαιδεκάτῃ γ. Littré auf Grund von R.

εχόμεναι καὶ ἐν τῇσι φαρμακείῃσιν οὐχ ὑπακούουσαι κατὰ λόγον τῶν πυρετῶν καὶ ἀνίδρωτες. σπλῆνες ἔστιν οἷσι σμικροὶ σκληροί· πρὸς ὑποχόνδρια δεξιὰ ἐντεταμένοι καὶ πρὸς χεῖρα ὑποβορβορύζοντες, αἱμόρροοι, καὶ οὔροισιν ἡ κάθαρσις καὶ ἡ κρίσις· πολλῷ δὲ μᾶλλον εἴχοντο κάτω[1]. καὶ γὰρ τοῦτο ἐπελαμβάνετο ὑπὸ τὸν χρόνον τοῦτον· οἷσι μὴ οὕτως ἦν, σπλῆνες δὲ ἐπηρμένοι, αἱμορραγίη ἐξ ἀριστεροῦ. Die Nordwinde um die Wintersonnenwende bringen also Gelbsucht, bald verbunden mit Verhärtungen der Milz und dann mit einer Krisis etwa durch Bluterguß aus dem linken Nasenloch, bald verbunden mit Anschwellungen des rechten Hypochondrion, also der Lebergegend. In diesen Fällen gab es eine Krisis durch reichlichen Harnabgang.

Auch hier ist das Material über Einzelfälle nicht so umfangreich wie bei dem ersten Abschnitt der Epidemie. Die Zeit, in der die Gelbsucht vorherrschte, war kurz, es werden nur wenige Fälle gewesen sein, an denen der Verfasser seine Beobachtungen machen konnte, sie stehen alle IV 25 in einem Kapitel, das schon Littré für Perinth gesichert hatte. D. h. an ausgesprochener Gelbsucht leidet nur einer: Ὁ τῆς λεχοῦς[2] ἀνὴρ ὁ παρὰ σιτοδόκα, πρὸς ὃν ἑβδομαῖον ἐσῆλθον (166, 4), der schon am 8. Tage der Krankheit stirbt. Daß aber auch alle Fälle hinzuzuziehen sind, in denen der Kranke als χλοώδης bezeichnet wird, zeigen die von Littré S. 165 zusammengestellten Parallelen. So stehen neben »dem Mann der Wöchnerin« die »beiden Brüder, die Verwandten des Kekrops« S. 164 unten, weiter der Sohn des Temenes, dessen Notiz jedoch in der Überlieferung verdorben ist (166, 3), außerdem die Nichte des Temenes, bei der an Stelle der Gelbsucht Schmerzen zunächst in den Händen und Schultern, dann am Kopf insbesondere an den Augen auftraten (166 unten), zuletzt der Weingärtner des Menander, bei dem die Krankheit ähnlich verlief bis auf die eine Erscheinung, daß seine Verdauung zu Beginn der Krankheit gestört war. Da bei der Krisis kein Frösteln auftritt im Gegensatz zum Verlauf der Krisis bei der Nichte des Temenes, glaubt der Verfasser, diese Abweichungen kombinieren und fragen zu dürfen, ob das Fehlen des ῥῖγος etwa durch die Verdauungsstörung bedingt wäre. Er konnte diese Frage mit um so größerem Recht stellen, als, wie die folgende Geschichte zeigt, die Krisis des Weingärtners darin bestand, daß die Verdauung in verstärkter Form wieder einsetzte. Diese letzte Geschichte berichtet von dem Sohne des Potamon: Ὁ Ποτάμωνος· τούτῳ κοιλίη οὐ διῄει ἑβδομαίῳ, πρὸ κρίσιος δύο ἡμέρας, οὐκ ἐρρίγωσε διὰ τοῦτο οὐδὲ τὸ οὖρον ἔσχετο. Bei dem Sohn des P. gab der Magen keine großen Massen ab am 7. Tage, zwei Tage vor der Krisis (dagegen wohl), so kam es, daß er (bei der Krisis) kein ῥῖγος hatte und auch der Harn nicht sistierte. Auch hier ist die vor der Krisis erfolgende διαχώρησις Ersatz für das ῥῖγος.

Abschnitt 4a. Von hier ab geht die Schilderung der Epidemie von Perinth gradlinig vorwärts. Wir brauchen uns nur von dem schon zum Teil mitgeteilten Abschnitt IV 7 weiter leiten zu lassen, um zum Ziele zu kommen: Ἥλιος ἐτράπετο, τὰ χειμερινὰ χειμερίως ἐν βορείοισιν, μετὰ δὲ ὀλίγον νότια ἦν· ἐφ' ἡμέρας πεντεκαίδεκα, μετὰ δὲ ταῦτα νιφετὸς τεσσαρεσκαίδεκα ἡμέρῃσιν (die Witterung schlägt also in kurzer Zeit um)[3]· ἀμφὶ ταῦτα τοῦ ἔτεος ἰκτεριώδεες κατακορέες οὐ κρινόμενοι εἰλικρινέως, φιλυστροφώδεα· μετὰ δὲ χιόνας

[1] sc. αἱ καθάρσειες καὶ αἱ κρίσειες: gesagt werden soll, daß die genannten Erscheinungen in Schmerzen in Hüften und Schenkel übergingen.

[2] Die Geschichte dieser Frau folgt.

[3] IV 21 berichtet Ἡλίου χειμερινῶν τροπῶν ἄστρον οὐ σμικρόν, πέμπτῃ δ' ὕστερον καὶ ἕκτῃ σεισμός.

νότια ἐπεγένετο καὶ ὑέτια· κόρυζαι κατερράγησαν καὶ ξὺν πυρετοῖσι καὶ ἄνευ πυρετῶν, ἐνὶ δέ τινι ἐς ὀδόντας ἐκ τοῦ μέσου προηλγηκότι ἐπὶ δεξιὰ καὶ ὀφρὺν καὶ ὄμμα· ἦσαν δὲ καὶ βραγχώδεες καὶ φάρυγγες φλεγμαίνουσαι καὶ οἱ σπόγγοι καλεόμενοι ἀνεῖχον καὶ τὰ παρὰ τὰ ὦτα καὶ γνάθον ἐπάρματα μαλθακὰ καὶ ξὺν πυρετῷ καθίστατο. ἀρχομένοισι πυρεταίνειν ἐγίνετο ἐπάνω καὶ ἐπὶ θάτερα τὰ πολλὰ τουτέων καὶ οἱ σπόγγοι εἰσὶν οἷσιν ὑπὸ τὸ μετόπωρον καὶ τὸν χειμῶνα, ἀτὰρ καὶ τὰ πιτυρώδεα. Das Hauptbeispiel für diese Erkrankungen, in denen Littré Diphtheritis vermutet hat, ist die Krankheitsgeschichte des Skopas (II 3, 11) (Σκόπᾳ ἐκ κορυζωδέων χολωδέων καὶ φάρυγγος φλεγμονῆς φλαύρως διαιτηθέντι ἡ κοιλίη ἀπελήφθη ...). Insbesondere stellt sich wieder eine schmerzhafte Anschwellung des Hypochondrion ein, die trotz Anwendung verschiedener Mittel erst nach Abgabe von Harn (οὖρον παχὺ καὶ θολερὸν λείῃ καὶ ὁμαλῇ καὶ ἔς τι καλῇ θολερότητι) ein wenig und erst nach Nasenbluten fast ganz nachläßt. Den Abschluß der Gesamtschilderung von IV 7 machen ein paar Bemerkungen über Aborte und die Geschichte einer Jungfrau, deren Krisis, Rückfall und nochmalige Krisis jedesmal in einem Abstand von sechs Tagen erfolgt: καὶ ἀπέφθειραν πολλαὶ παντοίως καὶ ἐδυστόκεον. ἕκτῃ δὲ παρθένῳ κριθέντα, ἕκτῃ ὑπετροπίασεν, ἐκρίθη δὲ δι' ἕκτης. πάντα ἐν τούτοισι τοῖσι χρόνοισιν ἑκταῖα, ὀγδοαῖα ἐκρίνετο. Hier, glaube ich, ist die παρθένος identisch mit der IV 9 genannten ἐκ τῶν γειτόνων Θέστορος οἰκέτις, die nach kaustischem Fieber und starker Verdauungsstörung am sechsten Tage wieder gesund ist (τῇ ἕκτῃ ἐξ ἐπισχέσιος ἡ κοιλίη λεπτὰ συχνὰ ἐσάπαξ διῆλθε καὶ εὐθέως ἵδρωσε καὶ ἐκρίθη καὶ ἡ κοιλίη ἔστη), bei der aber wieder nach sechs Tagen (τὴν αὐτὴν ὥρην) das Fieber verbunden mit Frösteln zurückkehrt, das wieder erst zur entsprechenden Zeit nachläßt (ἐς τὴν αὐτὴν πάλιν ὥρην). Zum Teil trifft dies auch bei der IV 18 geschilderten Krankheit eines Knaben zu, bei dem die Krankheit am sechsten Tage wiederkehrt.

4b. Eigentlich nur ein Unterabschnitt dieses Teils ist der Abschnitt der Epidemie von Perinth, nach dem sie als Hustenepidemie bezeichnet worden ist. Im Verein mit Halsentzündung trat nach der Sonnenwende Husten in epidemischer Form zunächst mehr selbständig, dann mit anderen Krankheiten als Folgen auf. Die Schilderung dieses Zeitabschnittes finden wir VI 7, 1 in einem umfangreichen Kapitel, das eine eingehende Analyse lohnt. Die Anfangsworte stellen den Hauptgegenstand der folgenden Ausführungen voran: βῆχες ἤρξαντο περὶ ἡλίου τροπὰς τὰς χειμερινὰς ἢ πέμπτῃ καὶ δεκάτῃ ἢ εἰκοστῇ ἡμέρῃ ἐκ μεταβολῆς πυκνῆς νοτίων καὶ βορείων καὶ χιονωδέων· ἐκ τούτων τὰ μὲν βραχύτερα, τὰ δὲ μακρότερα ἐγένετο· καὶ περιπλευμονικὰ συχνὰ μετὰ ταῦτα· πρὸ ἰσημερίης αὖτις ὑπέστρεφε τοὺς πλείστους ὡς ἐπὶ τὸ πολὺ τεσσαρακοσταίους ἀπὸ τῆς ἀρχῆς καὶ τοῖσι μὲν βραχέα πάνυ καὶ εὔκριτα ἐγίνετο, τοῖσι δὲ φάρυγγες ἐφλέγμηναν, τοῖσι δὲ κυνάγχαι, τοῖσι δὲ παραπληγικά, τοῖσι δὲ νυκτάλωπες, μᾶλλον δὲ παιδίοισιν. Daß es sich bei diesem Witterungsumschlag um dieselbe μεταβολή handelt wie die oben S. 31 mitgeteilte, bei der der Wind von Norden nach Süden umspringt und zuletzt Schnee bringt, ist zweifellos. Hierbei traten Husten und Lungenentzündung auf. Vierzig Tage später kehrt die Krankheit wieder, nicht immer in derselben Form, sondern zum Teil auch in Ersatzerscheinungen, es gibt wieder Halsentzündungen, dann aber vor allem Angina, Paraplegie und Nyktalopie. Besonders bei dem letzten Leiden, so schildert der Verfasser weiter, ist der Ersatzcharakter der Krankheit deutlich. Nyktalopiekranke haben nur geringen oder gar keinen Husten. Weiter spricht der Verfasser von den Anginakranken, bei denen der Husten schlimmere Formen annimmt. Vor allem diejenigen Patienten, die ihre Stimme allzusehr anstrengen und die an Frösteln leiden, bekommen die Krankheit. Im Gegensatz zu den Handarbeitern, ich zeichne das Folgende grundrißartig nach, deren Hände gelähmt werden oder solchen, die viel zu Pferde sind oder weite Strecken zu Fuß zurücklegen oder sonst ihre Beine anstrengen. Bei diesen werden Weichen und Beine gelähmt, und auch die unteren Extremitäten zeigen Lähmungserscheinungen und Schmerzen. Falls andererseits der Husten andauerte, so traten diese Krankheiten nicht auf. 334, 6ff. berichtet der Verfasser nun davon, welche Lebensalter und Geschlechter in erster Linie von den einzelnen Krankheiten getroffen werden. Nyktalopie befällt vor allem die Kinder, und zwar besonders die schwarz- und großäugigen mit kleiner Pupille und mit aufrechtstehendem schwarzen Haar: ἰθότριχες οἱ πλεῖστοι καὶ μελανότριχες. Einige ältere Frauen bekamen Lungenentzündung. Von der Angina wurden zwei freie Frauen befallen, doch war es eine leichte Art der Krankheit, schlimmere Formen nahm sie bei einigen Sklavinnen an. Zahlreichere Fälle gab es bei Männern. Der Heftigkeitsgrad der Krankheit richtet sich nach einer Reihe wesentlicher Symptome: Τὸ δὲ ξύμπαν, οἱ μὲν μὴ δυνάμενοι καταπίνειν μοῦνον, πάνυ εὐήθη καὶ εὔφορα, οἱ δὲ καὶ διαλεγόμενοι πρὸς τούτοισιν ἀσαφέως, καὶ ὀχλωδέστερα καὶ χρονιώτερα· οἷσι δὲ καὶ φλέβες αἱ περὶ κρόταφον καὶ αὐχένα ἐπῄροντο, ὑποπόνηρα. οἷσι δὲ καὶ πνεῦμα ξυνεμετεωρίζετο, κάκιστον, οὗτοι γὰρ καὶ ἐπεχλιαίνοντο. Eine abschließende Formel stellt noch einmal das Verhältnis der ersten Erkrankung und des Rückfalls in Form eines Zitats aus Epid. I 10, darauf wird noch zurückzukommen sein, zusammenfassend fest: ὥς γὰρ γέγραπται, οὕτως αἱ ξυγκληρίαι τῶν παθημάτων ἦσαν· τὰ μὲν πρῶτον γεγραμμένα καὶ ἄνευ τῶν ὕστερον γεγραμμένων ἐγίνετο, τὰ δ' ὕστερον οὐκ ἄνευ τῶν πρότερον[1]. Es kam vor, daß beim ersten Anfall Erkrankte von dem Rückfall verschont blieben, niemals aber traten spätere Erkrankungen ein, ohne daß ihnen die erste vorausgegangen wäre. Die letzten Ausführungen des Abschnittes betreffen die therapeutischen Versuche des Arztes, die jedesmal ergebnislos sind, falls ein πυρετῶδες ῥῖγος auftrat. Nichts half dann, weder was sonst so oft heilend zu wirken vermag, eine Dysenterie, noch die ärztliche Kunst, Anwendung der Purgation oder der Phlebotomie, etwa unter der Zunge. Die Krankheiten herrschten weiter im Sommer, wo noch Augenleiden hinzukamen.

Auch dieser Abschnitt erinnert in seinem Aufbau an die Darstellungen von Epidd. I und III. Die Übereinstimmungen sind sogar so deutlich, daß Einzelheiten nicht hervorgehoben zu werden brauchen. Eine ebenfalls mit einzelnen Abschnitten dieser Bücher vergleichbare Darstellung ergänzt sie. Zunächst ein ausführlicher Bericht über die Anginakranken II 2, 24, der mit derselben Formel wie die entsprechenden Kapitel aus Epidd. I und III beginnt (Ἦν δὲ τῶν κυναγχικῶν τὰ παθήματα τάδε)[2]. Bemerkenswert für unseren Zusammenhang ist u. a., daß dieser Abschnitt allem Anschein nach nicht wie die Darstellungen von Epidd. I und III erst nach Verlauf der Epidemie, also frühestens im Sommer, sondern noch in der Praxis selbst niedergeschrieben ist. Die Bemerkung S. 96, 17 unten ἀπολόμενον δὲ εἴ τινα εἶδον ἀναμνήσομαι· οὓς δὲ οἶδα νῦν, περιεγένοντο fordert diese Annahme. Darüber hinaus verdient Erwähnung, daß auch die Paraplegie hier als Folge der Anginaerkrankung auftritt und daß der Einfluß des Fiebers auf den Ausgang

[1] Epid. I 10 (189, 1) ἐγίνετο δὲ τούτοισι ταῦτα οὐκ ἄνευ τῶν πρώτων γεγραμμένων, τὰ δὲ πρῶτα πολλοῖσιν ἄνευ τούτων.

[2] Vgl. Epid. I 182, 1; 191, 19.

der Krankheit erwähnt wird (98, 14). Beachtenswert scheint mir ebenfalls, daß die vier Symptome, von denen der Ausgang der Krankheit abhängig war, hier sämtlich berührt werden[1].

Aber auch sonst wird die Paraplegie an einer Reihe anderer Stellen erwähnt, immer im Zusammenhang mit einem anderen Leiden aus dem letzten Abschnitt der Epidemie. Ich stelle sie kurz zusammen und mache zugleich auf wesentliche Einzelheiten aufmerksam. IV 50 werden die Namen zweier Patienten genannt, bei denen Paraplegie an der rechten Hand auftritt und infolgedessen der Husten aufhört[2]. Mit dem ersten Patienten ist, wie Littré wohl richtig vermutet hat, ein Epid. VI 3, 8 genannter Knabe identisch, der κατακείμενος λαβόμενος πασσάλου ἄκρου ὑπερπεπηγότος εἴχετο καὶ ἐρρήισεν und deshalb als ein Beispiel für Erleichterung verschaffende Lagerung des Kranken darstellt. Zwei andere Krankheitsfälle, bei denen Lähmungserscheinungen auftraten, sind IV 36 nach einer allgemeinen Bemerkung über den Husten der Kinder notiert. Ein weiterer typischer Fall steht II 2, 8 (Ἡ ἡ χεὶρ ἡ δεξιή, σκέλος δὲ ἀριστερὸν ἐκ τῶν βηχωδέων βραχὺ οὐκ ἄξιον λόγου βηξάσῃ παρελύθη παραπληγικῶς . . . .). IV 52 folgen auf eine Bemerkung über Nachtblinde Ausführungen über Ohrgeschwüre, die sich bei Patienten, die an Husten leiden, einstellen. Ein Fall ist eingeflochten, der zweite mindestens gehört in unseren Zusammenhang IV 53: Πρὸς ὃν Κυνίσκος εἰσήγαγέ με . . . καθαρὸς φάρυγγα, ὀλίγα πλατέα πέπονα ἀναπτύσας (vgl. S. 332, 6) ... χειρῶν καὶ σκέλεων κατάλυσις ... Einen Sonderfall stellt die kurze medizingeschichtlich interessante Krankheitsgeschichte einer Wassersüchtigen dar, die übrigens, falls wir sie richtig einordnen, zugleich zeigt, daß der Verfasser mindestens noch bis zum nächsten Winter in Perinth geblieben ist: Ἡ Ἱστιαίου ὑδρωπιώδης ἤδη καὶ ἐπὶ τρία ἔτεα ἦρος ἀρχομένου ἔβησσεν, ὑπὸ πληιάδα διεπύησεν, ἐς χειμῶνα ἐξυδατώθη· κείνων(?) δὲ φαρμακευθεῖσα ἐρρήισεν· ἀπέθανεν ἡ παιδίσκη (IV 49). Diese Angaben sind nur zu verstehen, wenn man mit dem Verfasser nach II 1, 10 in dem ὕδρωψ eine Milzerkrankung sieht und in dem Terminus ἐξυδατώθη wieder nach II 1, 10 eine zweite Form der Wassersucht angedeutet findet, die ihren Sitz in der Leber hat[3]. Eine neue, bisher nicht erwähnte Nachricht bringt der Abschnitt VI 7, 10, wo der Einfluß des Hustens auf die chronischen Krankheiten, besonders auf Schwindsucht und Nierenleiden, geschildert wird: ἐν Περίνθῳ ἦρος οἱ πλεῖστοι (litten an akuter Schwindsucht), ξυναίτιον βὴξ χειμερινὴ ἐπιδημήσασα καὶ τοῖσιν ἄλλοισιν ὅσα χρόνια (war, wurde akut), καὶ γὰρ τοῖσιν ἐνδοιαστοῖσιν ἐβεβαίωσεν (Palladius; -σαν codd.)[4] (sc. ἡ βήξ). ἔστι δ' οἷσι τῶν χρονίων οὐκ ἐγένετο (sc. ἡ βήξ) οἷον τοῖσι τὰς νεφριτικὰς ὀδύνας ἔχουσιν, ἀτὰρ καὶ τοῖσιν ἄλλοισιν (in anderen Fällen), οἷον ὁ ἄνθρωπος ἐκεῖνος, πρὸς ὃν ὁ Κυνίσκος ἤγαγέ με (IV 53 s. oben). Als Beispiele für die Beobachtung, daß der Husten chronisch Erkrankte nicht befällt, hätte der Verfasser die drei Fälle von II 2, 9 anführen können, worauf schon Littré aufmerksam machte: Ἀπήμαντος καὶ ὁ τοῦ τέκτονος πατὴρ τοῦ τὴν κεφαλὴν κατεαγότος

[3] 96,9 a) Καταπίνειν οὐκ ἠδύναντο ἢ πάνυ χαλεπῶς, ἀλλ' ἐς τὰς ῥῖνας ἔφευγεν εἰ πάνυ ἐβίαζον, b) καὶ διὰ τῶν ῥινῶν διελέγοντο, c) πνεῦμα δὲ τουτέοισιν οὐ πάνυ μετέωρον, d) ἔστι δ' οἷσι φλέβες αἱ ἐν κροτάφοισι καὶ ἐν κεφαλῇσι καὶ ἐπ' αὐχένι ἐπηρμέναι.

[1] 190, 13 ist zu schreiben ἐπεὶ[τα].

[2] Littré übersetzt »La fille d'Histiée qui déjà avait été affectée d'hydropisie et même dans trois années . . à l'hiver . . devint hydropique«, was doch keinen Sinn gibt. Die oben gegebene Interpretation ergibt sich aus der Vergleichsstelle II 1, 10 mit Sicherheit (s. auch S. 46).

[3] Der Ausdruck erinnert an Epid. I 181, 15, wo ebenfalls von der Schwindsucht die Rede ist.

καὶ Νικόστρατος οὐκ ἐξέβησσον· ἦν δὲ ἑτέρωθι κατὰ νεφροὺς ἀλγήματα. Einzelheiten ihrer Krankheit findet man IV 29, wo Littré ein zweimaliges προούρει αἱματῶδες ... ἐκ δεξιοῦ bzw. ἐκ τῆς ἑτέρης ἰξύος auf Grund der anderen Notiz richtig als »aus der rechten Niere« bzw. »aus der linken Niere« erklärt.

Damit ist das Material, so wie es der Verfasser der Reihe nach niedergeschrieben hat, ein Teil nach dem andern so vollständig wie möglich zusammengetragen mit gleichzeitiger Berücksichtigung der Trennung des Allgemeinen vom Einzelnen, wie es in den Epidd. I und III ebenfalls geschieht. Die Krankheitsfolge ist mit den Etappen καῦσος (κῶμα), αἱμορραγία, ἴκτερος, φάρυγγες φλεγμαίνουσαι, βήξ, κυνάγχη, νυκτάλωψ als eine geschlossene Linie bezeichnet, die dem Wechsel der Witterung genau parallelgeht. Was dann die Darstellung und den Grad der Ausarbeitung betrifft, so wird klar geworden sein, daß das Material in dieser Form nicht für die Veröffentlichung bestimmt war. Zweifellos sollte mancher Abschnitt noch durchgearbeitet werden und dann sollten doch sicher die einzelnen Abschnitte zu einer Gesamtschilderung der Epidemie nach Art der Katastasisschilderungen von Epidd. I und III zusammengesetzt werden, an die sie, wie immer wieder sichtbar wurde, in vielen Punkten anknüpfen. Wir können schon jetzt behaupten, daß nur bestimmte äußere Momente die Erhaltung der Notizen ermöglicht haben und für ihre Veröffentlichung ausschlaggebend waren. Hier werden die nachgelassenen Papiere eines schon bei seinen Lebzeiten als Autorität anerkannten Arztes vorliegen, die von pietätvoller Hand aufbewahrt wurden [1].

Probleme und Anschauungen

Die Methode. Diese Feststellungen sind geeignet, uns zur Darstellung des medizinischen Systems unseres Arztes, seiner Gesamthaltung und seiner Überzeugungen weiterzuleiten. Jetzt wird es darauf ankommen, seine Forschungsmethode und seine physiologisch-ätiologischen Anschauungen mit besonderer Berücksichtigung der Epidd. I und III herauszuarbeiten.

Gehen wir von dem Methodischen aus, der erkenntnistheoretischen Grundlage seines Denkens und Forschens, so ist das erste, das, was wir als die ἀρχή seiner ganzen wissenschaftlichen Arbeit ansehen müssen, die Beobachtung, genauer die Autopsie. Ein Terminus technicus dafür findet sich bei ihm nicht, gleichwohl aber ist dem Leser auch nur weniger Abschnitte deutlich, daß darin ein entscheidendes Moment seiner Arbeit liegt. Daneben ist für ihn wie für jeden Arzt eine zweite Hauptquelle seiner Kenntnisse die Anamnese, die Aussage des Patienten; aber gerade in ihrer Wertung zeigt sich der bewußt empirische Charakter seiner Forschung, die besondere Betonung der Autopsie als ihres wesentlichsten Faktors. Immer wieder bemerkt der Verfasser ausdrücklich und auch dann, wenn eine Erfahrung

[1] Von besonderer Bedeutung dürften in diesem Zusammenhang die Worte τὰ ἐκ τοῦ σμικροῦ πινακιδίου Epid. VI 8,7 sein, die Galen VII 854, wie Schoene GGA 1900, 655 gezeigt hat, auf Epidd. I und III bezieht. Wellmann möchte den Titel ebenso wie Littré (vgl. Anm. z. Text) als den Hinweis eines griechischen Lesers aus hellenistischer Zeit auf Epidd. I und III deuten (Hermes 64, 1929, 20). Dagegen scheint mir die Betrachtung der folgenden Sätze zu einem anderen Ergebnis zu führen. In den Stücken 5—17 reiht sich eine Problemformulierung an die andere, wir haben geradezu ein umfassendes medizinisches Programm vor uns. Wenn davor die Worte stehen τὰ ἐκ τοῦ μσικροῦ πινακιδίου· σκεπτέα, so möchte ich sie übersetzen: Was aus dem kleinen Notizbuch stammt, und σκεπτέα als Einleitung der folgenden Aufzählung von Fragen interpretieren. Der Mann, welcher die Notizen des Buches VI zusammentrug, um sie dann in eine Rolle einzutragen, gibt hier einmal an, woraus er das folgende Programm genommen hat.

nur auf diesem Wege möglich war, daß seine Angabe auf die Aussage des Patienten zurückgeht. IV 6 heißt es am Schluß der Krankheitsgeschichte einer Frau, die abortierte: ὁποσάμηνον οὐκ οἶδα· ἄρσεν δὲ καὶ ἄλλο πρὸς τὰς εἴκοσιν ἔφη (sc. ἀποφθεῖραι). εἰ ἀληθέα, οὐκ οἶδα. Weitere Beispiele für die Einschätzung der Anamnese und damit zugleich der Autopsie sind IV 20 (160, 6) und IV 22, wo es sich bezeichnenderweise[1] wieder um Frauenkrankheiten handelt: IV 20 Ἡ Τενεδίη τεταρταίη ἀπέφθειρεν ὡς ἔφη τριηκοσταῖον ἄρρεν. IV 22 Ἡ δὲ τοῦ Ἀπημάντου ἀδελφεοῦ γυνὴ ἀπέφθειρεν ἑξήκονθ' ἡμερῶν ὡς ἔφη ἑβδομαίη θῆλυ (vgl. II 2, 8). Dieser Skepsis gegenüber fremden Aussagen entspricht eine erstaunliche Gewissenhaftigkeit in den eigenen Angaben. Der Verfasser macht jedesmal darauf aufmerksam, wenn seine Angaben unsicher sind, etwa bei den für seine Zahlentheorie so wichtigen Zeitangaben wie auch bei anderen Mitteilungen: II 2, 3. 84, 7 κνησμοὶ δ' οὐκ οἶδα ποσταίῃ (sc. ἐγένοντο), IV 12. 150, 18 τρίτην ὥρην ἴσως, IV 13. 150 drittl. Z. ὀδύνη ἐπαύετο· ποσταῖος οὐ γινώσκω, IV 52. 192, 7 περὶ ὀγδόην· οὐκ οἶδα σαφέως, IV 55. 194, 13 ἡμέρῃσιν οὐκ οἶδα πρόσω εἴκοσιν ἀπέθανεν, IV 15. 152 zweitl. Z. οὗτος παρέκρουσεν οἶμαι ὀγδόῃ, II 2, 18. 92, 2 ᾤκει ὡς ἐγὼ οἶμαι τὰ Ἀχελάου πρὸς τῷ κρημνῷ. In anderer Weise zeigt sich diese Gewissenhaftigkeit darin, daß er sich bewußt von bestimmten Angaben zurückhält: II 2, 18. 92, 1 οὐκ οἶδ' ὅτι ἔτεκεν, κατέλιπον γὰρ ἑξάμηνον, II 3, 3. 106, 2 οὐκ οἶδ' ὅπως (es kam, daß der Schmerz nachließ), IV 17. 154 drittl. Z. οὖρον οὐκ οἶδα, IV 25. 168, 2 οὐκ οἶδα τὰ λοιπά. Aus diesen Bemerkungen geht zugleich hervor, wie sehr ihm daran liegt, alles medizinisch Wissenswerte zu erfahren, wie er im wahren Sinne ἱστορέων von Krankenbett zu Krankenbett geht. Daß er aber auch hier nur den Methoden von Epidd. I und III folgt, läßt sich zeigen. Ich erinnere an die fünfte Krankheitsgeschichte des ersten Buches, in der diese Zurückhaltung gegenüber der fremden Aussage ebenfalls hervortritt (Ἐπικράτεος γυναῖκα περὶ τόκον ἐοῦσαν ῥῖγος ἔλαβεν· ἰσχυρῶς, οὐκ ἐθερμάνθη ὡς ἔλεγον) oder an Epid. III 1, sechster Kr. Περὶ δὲ δεκάτην ... παρέκρουσε καὶ πάλιν ταχὺ κατενόει· ἔλεγον δὲ γεύσασθαι βότρυος. Wenn die eigenen Angaben in den Epidd. I und III niemals als unsicher bezeichnet werden, so stellt das kein Argument gegen unsere Annahme dar[2]. Diese Bücher enthalten wohl nur eine Auswahl besonders instruktiver Krankheitsgeschichten, und dabei wird der Gesichtspunkt der Zuverlässigkeit des Nachrichtenmaterials eine Rolle gespielt haben. Wir dürfen dies um so eher behaupten, als diese ἐποχή nicht nur die medizinische, sondern allgemein die ionische ἱστορίη kennzeichnet. Es gibt keine schlagendere Parallele zu dieser skeptischen Methode als die Haltung des Herodot, der ebenfalls bestrebt ist, zwischen Autopsie und λεγόμενοι λόγοι zu unterscheiden und in vielen Fällen bewußt auf die eigene Stellungnahme verzichtet.

Von großer Bedeutung ist der Charakter seiner Forschung, wenn der Verfasser nun, ähnlich wie in Epidd. I und III, den Versuch macht, aus dem Beobachtungsmaterial wissenschaftliche Erkenntnisse von einer gewissen Allgemeingültigkeit abzuleiten. So sehr unser Arzt den Ausgang von der Beobachtung schätzt, ebenso stark ist sein Trieb, die Dinge nicht als ein Nebeneinander verschiedenartigster Erscheinungen zu sehen, sondern unter Betonung des Einheitlichen, Übereinstimmenden zum System vorzudringen. Auch das kennzeichnet ihn als den echten Vertreter ionischer ἱστορίη, daß er das Sichtbare

[1] Man vergleiche Π. ἑπταμήνου VII 440, 13, wo sich der Verfasser über die Vertrauenswürdigkeit der Aussagen von Frauen äußert: χρὴ οὐκ ἀπιστέειν τῇσι γυναιξὶ περὶ τῶν τόκων ....

[2] 206, 12 und 243, 10 wird im Gegenteil betont, daß die Angaben auf Autopsie zurückgehen: οἷα κἀγὼ εἶδον; ἐξ οὗ καὶ ἐγὼ εἶδον. Vgl. 288, 27 ὡς ἐγὼ δὲ οὐδεπώποτε ἐνέτυχον.

in seiner allgemeinen Struktur zu erfassen sucht. Charakteristisch ist dann aber immer wieder diese Vorsicht in der Formulierung und besonders bei Verallgemeinerungen.

Schon wenn es sich um Beobachtungen handelte, die mehr als einen Patienten betreffen, zeigt sich der Verfasser von Epidd. II, IV und VI wieder in seiner skeptischen Haltung. Ich notiere etwa II 2, 24 S. 98 unten οὓς δὲ ἐγὼ οἶδα, πάντες ἔθνησκον, eine Formulierung, die vorsichtig das Subjektive dieser allgemeinen Behauptung betont. Aber auch bei anderen Verallgemeinerungen ist diese ἐποχή zu bemerken. Ich gebe drei weitere Beispiele: II 1, 6 Πάντων τῶν συνεχέων ἢ διαλειπόντων ἢ χρονίων[1] (sc. πυρετῶν) καὶ τρωμάτων καὶ πτυέλων ὀδυνωδέων καὶ φυμάτων φλεγμοναὶ καὶ ὅσα ἄλλα ἐπιφαίνεται ὕστερον, ἴσως δὲ καὶ ἄλλων πρηγμάτων κοινόν (Gal.: κοινῶν codd.)· τὰ μὲν θᾶσσον βραχύτερα, τὰ δὲ βραδύτερον μακρότερα. »*Bei allen kontinuierlichen, intermittierenden und chronischen Fiebern, bei Wunden, bei schmerzhaftem Auswurf, gewächsartigen Geschwülsten, vielleicht aber auch in anderen Fällen, bei denen Entzündung und andere Erscheinungen hinzukommen, gilt die gemeinsame Regel: das, was in kürzerer Zeit hinzukommt, weist auf eine kürzere Krankheitsdauer, das, was in längerer Zeit auftritt, deutet auf eine längere Krankheitsdauer*[2].« In ähnlicher Weise gewahren wir diese Zurückhaltung VI 3, 23 Οἱ αἱμορροΐδας ἔχοντες οὔτε πλευρίτιδι οὔτε περιπλευμονίῃ οὔτε φαγεδαίνῃ οὔτε δοθιῆσιν οὔτε τερμίνθοισιν, ἴσως οὐδὲ λέπρῃσιν, ἴσως δὲ οὐδὲ ἄλλοισιν (sc. ἁλίσκονται). An der Stelle, wo es an Beobachtungen fehlt und die Vermutung beginnt, steht ein leichtes einschränkendes ἴσως, das auch einer anderen Auffassung Raum läßt. Ein drittes Beispiel zeigt, wie der Verfasser auch positiv die andere Möglichkeit ausspricht IV 25 (168 Mitte): Beim Kausos gibt es zwei Möglichkeiten von Apostasen: zu den Augen und zu den Ohren, ἴσως δὲ καὶ ἀποστάσιες ἐς ἄρθρα μᾶλλον· οὐ μὴν σάφα οἶδα[3].

Ebenso führt eine andere Beobachtung in das Zentrum dieser medizinischen ἱστορίη. Wenn schon die Verallgemeinerung in typisch skeptischer Form auftritt, um so mehr muß dieses der Fall sein, wo die Beobachtung das Fundament im eigentlichen Sinne wissenschaftlicher Gedankengänge darstellt, der Versuch gemacht wurde, das Nacheinander der in der Beobachtung gewonnenen Daten in eine Kausalreihe umzudenken. Gerade auch hier mußte sich die produktive Skepsis bewähren. Besonders gut faßbar ist dies, wenn der Verfasser versucht, einen Ausnahmefall zu erklären. Dann finden wir wieder das vorsichtige ἴσως, ein οἶμαι oder auch eine neue Form zurückhaltender Äußerung, die Frage. So lasen wir oben in der Geschichte des πρῶτος παρενεχθείς: προφάσιος οἶμαι πιεῖν ἄκρητον ψυχρόν. Es wird also das Subjektive der Vermutung ausdrücklich betont. Ein Ausnahmefall ist IV 25 Schluß: Bei einer Frau, die an Karebarie erkrankt, findet die Krisis am 20. Tage statt, nachdem am 8. Tage eine Apostasis zum rechten Auge vorausgegangen ist. Daran schließt eine neue Geschichte an: Ἀνδρὶ ταὐτὰ πλὴν ἑβδόμῃ ἐκρίθη, ὑπόσπληνος, ἐς τὰ ἀριστερὰ ὀγδοηκοσταίῳ· d. h.: »*Bei einem Mann nahm das gleiche Leiden im ganzen denselben Verlauf wie in dem vorher geschilderten Krankheitsfall einer Frau, mit der Ausnahme, daß die Krisis am 7. Tage stattfand (statt am 20.), er Schmerzen an der Milz hatte und die Apostasis erst am 80. Tage, und zwar nach dem linken Auge, erfolgte.*« Entscheidend heißt es weiter: καὶ χρονιώτερα τούτῳ τὰ τοῦ ὀφθαλμοῦ, ἴσως ὅτι ὕστερον τῆς κρίσιος καὶ ὅτι πολλά. »*Die Heilung dieser Augenkrankheit dauerte länger als im vorhergehenden Fall, vielleicht weil*

[1] Vgl. πυρετοὶ χρόνιοι Aph. III 27.

[2] Vgl. Aph. I 12 die Steigerungen und der Stand der Krankheit wird angezeigt τοῖσιν ἐπιφαινομένοισιν οἷον ἐν πλευριτικοῖσι πτύελον, ἢν μὲν αὐτίκα ἐπιφαίνηται ἀρχομένου, βραχύνει, ἢν δ' ὕστερον ἐπιφαίνηται μηκύνει.

[3] Zu ἴσως in den Epidd. vgl. die Stellensammlung bei Regenbogen 18 Anm. 2.

die Apostasis im Gegensatz zu dem ersten Fall, in dem sie vor der Krisis erfolgte, nach, und zwar lange Zeit nach der Krisis auftrat.« Hier werden also die Abweichungen von der Normalform der Krankheit kombiniert und die eine durch die andere erklärt, vorsichtigerweise aber wieder mit einem vorangesetzten ἴσως. Ein ähnliches Beispiel hatten wir schon S. 31. An anderen Stellen hat die erklärende Hypothese Frageform, so IV 27: Ὁ παῖς ὃς ἦν τῆς γυναικὸς τῆς τοῦ Ἀπημάντου ἀδελφεῆς . . . κοπιώδης ἐξ ἔργων· εἰκοσταῖος ἐς πόδας (sc. ἡ ἀπόστασις) καὶ κρίσις. ἦρα τοῖσι κοπιώδεσιν ἐς ἄρθρα καὶ οὐκ ἐς ὀφθαλμόν, wie es in ähnlichen Fällen geschah? oder VI 3, 7 Τὸ μετ' οὔρησιν σύναγμα παιδίοισι μᾶλλον, ἦρ' ὅτι θερμότερα; »*Nierengrieß entsteht vor allem im Harn der Kinder; weil ihre Natur wärmer ist?*« Zu einem wissenschaftlichen Selbstgespräch erweitert sich diese Frage VI 2, 5, wo Daten aus der Epidemie von Perinth zugrunde liegen[1]. »*Auf derselben Seite des Körpers* (κατ' ἴξιν) *wirken Brustschmerz, Spannung des Hypochondrion, Anschwellung der Milz, Nasenbluten*; *auch Ohrenkrankheiten wirken auf derselben Seite. In den meisten Fällen gilt dies auch für die Augen*«. Nach den zugrunde liegenden Einzelfällen kann dieser Satz nur besagen: Dem Schmerz in der rechten Seite des Körpers, der rechten Brust, dem rechten Hypochondrion entspricht Hämorrhagie aus der rechten Nase, Anschwellung des rechten Ohres oder Auges; dem Schmerz in der Milz entspricht ein Symptom auf der anderen Seite. Aber unser Autor sagt weiter: πότερον ἦρα πάντα ἢ τὰ μὲν κάτωθεν ἄνω κατ' ἴξιν, οἷα τὰ παρὰ γνάθους ἢ παρ' ὀφθαλμὸν καὶ οὖς, τὰ δὲ ἄνωθεν οὐ κατ' ἴξιν; καίτοι καὶ τὰ κυναγχικὰ ἐρυθήματα καὶ πλευρέων ἀλγήματα κατ' ἴξιν. ἢ καὶ τὰ κάτω ἥπατος ἄνωθεν διαδιδόντα, οἷα τὰ ἐς ὄρχιας καὶ κιρσούς; σκεπτέα ταῦτα ὅπῃ καὶ ὅθεν καὶ διὰ τί. »*Gilt dies Gesetz allgemein oder nur für die Richtung von unten nach oben, z. B. bei Apostasen nach dem Kinn, den Augen und dem Ohre zu und gibt es für die Wirkungen von oben nach unten kein festes Gesetz? Für die Anginarötung und Schmerzen in der Brust gilt es jedenfalls und vielleicht auch* (im Griechischen ist die Frageform beibehalten) *für die Teile unterhalb der Leber, die von oben Einflüsse weitergeben, wie etwa bei den Apostasen in die Hoden und Krampfadern. Man muß sich die Frage stellen, auf welchem Wege diese Vorgänge erfolgen, woher sie kommen und aus welchem Grunde sie erfolgen.*« Hier erkennt man kompliziertere Überlegungen, die zu allgemeinen Regeln fortschreiten möchten, die aber in gleicher Weise dem Ausnahmefall gerecht zu werden versuchen und deshalb zu weiten Einschränkungen bereit sind. Sie haben, obwohl man erkennt, daß vieles auf falscher Kombination beruht, ihren Wert in der Geschichte wissenschaftlicher Problemstellung. Wenn auch hier Epidd. I und III nur wenige Parallelen bieten, so wird dies wieder den Grund haben, daß es sich in Epidd. I und III um Notizen handelt, die im Gegensatz zu dem Material von Epidd. II, IV und VI für weitere Kreise bestimmt sind. Immerhin findet sich in der dritten Katastasis, die, wie wir sahen, auch in anderen Punkten von den drei übrigen abweicht, I 17 eine Frage . . . δυσεντεριώδεες ἐγένοντο οὗτοι (diejenigen, bei denen der Harn wässerig war) πάντες. ἦρα ὅτι οὔρησαν ὑδατώδεα; Ermerins hat diese Frage ohne Grund gestrichen und ihm folgend Kühlewein. Man wird auch hier die runde Klammer zu ihrem Rechte kommen lassen müssen.

Diese in der Praxis bewährte skeptisch-empirische Methode sucht also die Erscheinungen mit Hilfe zweier Gesichtspunkte zu bewältigen: 1. dem der Regel, des κοινόν (und der in jedem Einzelfall zu erklärenden Ausnahme), des Allgemeinen (bzw. Individuellen),

[1] Den ersten Satz des folgenden Abschnittes lesen wir auch II 2, 8, vielleicht, daß er die ältere Form des Gedankens darstellt, zu dem die in VI 2, 5 folgenden Fragen nachträglich hinzugefügt wurden.

2. durch die Kausalerklärung. Es fragt sich, wie weit hier bewußt methodisches Arbeiten vorliegt. Ich glaube auf Grund der vorhandenen Nachrichten annehmen zu dürfen, daß dem Verfasser die Eigenart dieser generalisierenden Logik und Kausalerklärung vollkommen klar war. Wieder ist ein Satz aus Epid. I zu zitieren: Die beiden Hauptfaktoren in jeder Generalisation sind das Gleiche und das Ungleiche: I 20 (196 unten): *das, woran wir die Unterschiede der Krisen erkannten, war immer eins von beiden, entweder das Gleiche oder das Ungleiche:* τὰ περὶ τὰς κρίσιας ἐξ ὧν καὶ (unter anderen) διεγινώσκομεν· ἢ ὅμοια ἢ ἀνόμοια· οἷον οἱ δύο ἀδελφεοί, οἳ ἤρξαντο (sc. κάμνειν) ὁμοῦ τὴν αὐτὴν ὥρην· κατέκειντο παρὰ τὸ θέρετρον· Ἐπιγένεος ἀδελφεοί. τούτων τῷ πρεσβυτέρῳ ἔκρινεν ἑκταίῳ, τῷ δὲ νεωτέρῳ ἑβδομαίῳ. ὑπέστρεψεν ἀμφοτέροισιν ὁμοῦ τὴν αὐτὴν ὥρην· καὶ διέλιπεν ἡμέρας πέντε. ἐκ δὲ τῆς ὑποστροφῆς ἐκρίθη ἀμφοτέροισιν ὁμοῦ τὸ σύμπαν ἑπτακαιδεκαταίοισιν. Hierauf folgen die entsprechenden Angaben über die Verhältnisse bei der Mehrzahl der Kranken, die zu übereinstimmenden Gruppen zusammengefaßt werden[1]. Aber auch in Epidd. II, IV und VI sind Ausführungen über Generalisation und die ihr zugrunde liegende Diairesis der οἷμοια und ἀνόμοια vorhanden. Scharf formuliert der Verfasser die Aufgabe VI 3,12: *Die Summe (aller Methoden): ausgehen muß man von dem Ursprung und Ansatzpunkt (der Krankheit) und auf Grund zahlreicher Überlegungen und feinster Erkenntnisse seine Schlüsse ziehen und zu erfahren suchen, ob etwas dem anderen gleich ist, weiter dann nach dem Ungleichen forschen, ob sich hier nicht Übereinstimmungen finden, damit sich aus dem Ungleichen ein Gleiches ergäbe. Dies dürfte die richtige Methode sein, so dürfte es möglich sein, das Normgemäße und das der Norm Widersprechende aufzufinden:* Κεφάλαιον[2]· ἐκ τῆς γενέσιος καὶ ἀφορμῆς[3] καὶ πλείστων λόγων καὶ κατὰ σμικρὰ γινωσκομένων συνάγοντα καὶ καταμανθάνοντα εἰ ὅμοιόν ἐστιν ἀλλήλοισιν, αὖθις τὰς ἀνομοιότητας τούτοισιν εἰ ὅμοια ἀλλήλῃσιν· ὡς ἐκ τῶν ἀνομοιοτήτων ὁμοιότης γένηται μία. οὕτως ἂν ἡ ὁδός· οὕτω καὶ τῶν ὀρθῶς ἐχόντων δοκιμασίη καὶ τῶν μὴ ἔλεγχος[4]. Dieser Satz enthält den ausdrücklichen Beweis, daß der Verfasser die Diairesis und Synthesis des ὅμοιον und ἀνόμοιον als wesentliche Grundlage seiner Wissenschaft betrachtet. Man könnte gerade auch bei der antithetischen Form dieser Diairesis platonischen Einfluß vermuten, wenn nicht eben Epidd. I und III die Hauptgesichtspunkte ebenfalls gebracht hätten. Daneben erscheint auch hier die Forderung der Kausalerklärung. Sonst finden wir VI 8, 26 beides nebeneinander. Der Verfasser hatte die allgemeinen Formulierungen in vorsichtige Vermutungen gekleidet; es kann deshalb nicht überraschen, wenn er sich der Schwierigkeiten seiner Methode durchaus bewußt ist. Auch ihr gegenüber bewahrt er tiefste Skepsis: Ἀγαθοῖσι δὲ ἰητροῖσιν αἱ ὁμοιότητες πλάνας καὶ ἀπορίας ἀλλὰ καὶ τἀναντία[5] (sc. παρέχουσιν)· ἡ πρόφασις οἵη ὅτι χαλεπόν ἐστιν ἐκλογίσασθαι εἰδότα τὰς ὁδούς, οἷον εἰ φοξὸς ἢ σιμὸς ἢ ὑπόξυρος χολώδης δυσήμετος, νέος εἰκῇ βεβιωκώς. ἅμα ταῦτα πρὸς ἄλληλα ξυνομολογήσασθαι (sc. χαλεπόν)[6]. Zu »Deutsch«: »*Auch tüchtige Ärzte werden durch das*

[1] Auch in dem methodischen Abschnitt I 23 ist die Unterscheidung der κοινά und ἴδια streng durchgeführt (vgl. κοινὴ φύσις ἁπάντων, ἰδίη ἑκάστου).

[2] Littré übersetzt unverständlich: Faire le résumé du mode de production . . .; zu κεφάλαιον vgl. Κατ' ἰητρ. 42,15.

[3] Vgl. VI 3,20 τὰς ἀφορμὰς ὁκόθεν ἤρξατο κάμνειν, εἴτε κεφαλῆς ὀδύνη εἴτε ὠτὸς εἴτε πλευροῦ.

[4] Vgl. Π. ἀγμῶν 77,7 τὸ γὰρ ὑγιὲς (Glied) ἐλέγχει παρατιθέμενον μακρότερον ἐόν.

[5] τἆλλα καὶ τἀναντία Gal.: ἀλλὰ τἀναντία Artemidorus, codd.: ἀλλὰ καὶ τἀναντία temptavi.

[6] Das von Pfaff 19 vorgelegte Überlieferungsmaterial scheint mir nicht ganz richtig gedeutet zu sein. Das obige Zitat gibt die Lesart der Hippokrateshandschriften, die in diesem Falle mit Rufus von Ephesus gehen (unter Hunain K. ist aber »*und er hat* . . .« noch Zitat aus dem Kommentar des Rufus), so daß »*er*« Hippokrates ist. Die alten Hss. haben, wie Galen weiter in einem zweiten Abschnitt mitteilt, natürlich nach ἡ πρόφασις nicht ohne dieses,

Übereinstimmende in Irrtümer und Verlegenheit geführt, aber auch durch das Entgegengesetzte; (man muß fragen), was für eine Ursache vorliegt, (sich aber darüber klar sein), daß es auch, wenn man die wissenschaftlichen Methoden kennt, schwierig ist, zu einem endgültigen Resultat zu kommen. Angenommen, man hat die Daten »spitzköpfig« (oder »stumpf« oder »spitznasig«), gallig, schwer zum Erbrechen zu bringen, hat in der Jugend leichtsinnig gelebt[1]*, so ist es äußerst schwer, alles dies in seinen wirklichen Zusammenhängen zu sehen*[2]*.«* Es entspricht dieser Offenheit für die Problematik des Erkennens, daß an anderer Stelle die Heranziehung aller Erkenntniskräfte gefordert wird: VI 8, 17 Ἔργον, πᾶν τὸ σῶμα εἰς τὴν σκέψιν ἄγειν· ὄψις ἀκοή, ῥίς ἁφή, γλῶσσα λογισμός[3]. *«Es ist notwendig, den ganzen Menschen in die Erkenntnis einzuspannen: Auge und Ohr, Geruchssinn und Gefühl, Geschmack und Verstand.«*

Medizinische Grundbegriffe. Ganz anders jedoch stellt sich die Welt unseres Arztes dar, wenn wir nun über das Methodische hinausgehen und uns seine medizinischen Grundanschauungen klarzumachen versuchen. Mag die Methode auch, so wie sie theoretisch formuliert ist, ins Gebiet der Logik übergehen, ihr Ausgangspunkt ist und bleibt die reine Beobachtung. Der λόγος hat nur die Bedeutung einer ordnenden Kraft, nur eine nachträglich wirkende Funktion, ist keineswegs ein selbständiges Vermögen, das von sich aus Erkenntnisse vermittelt. Um so mehr überrascht den modernen Leser, wie jetzt auch in diesen Büchern neben die Ergebnisse der Beobachtung und der methodischen Ordnung und Erklärung ein Begriffsmaterial tritt, dessen erkenntnistheoretische Grundlage z. T. in der naiv rationalen Spekulation zu suchen ist. Die Emanzipation der Medizin von gewissen philosophischen Theorien, die Autonomie der Einzelwissenschaft, die in der Theorie angebahnt war, ist hier ebensowenig erreicht, wie etwa in der hellenistischen Wissenschaft, die ebenfalls von der Empirie ausgeht. Besonders stark ist das spekulative Element wieder in der Krisenlehre, es ist aber auch sonst in vielen Anschauungen faßbar. Ich gruppiere alles um die Untersuchung der Begriffe: φύσις, νόσημα, ὥρη. Auch auf diesem Wege werden sich diese drei Bücher als zusammengehörig und von einheitlichen Anschauungen getragen darstellen und ihr Zusammenhang mit Epidd. I und III hervortreten.

1. φύσις. Aus den Stellen von Epidd. I und III, an denen das Wort gebraucht war, ergab sich mit voller Klarheit, daß unter Physis die dem Körper angeborene Konstitution zu verstehen ist, die sowohl für eine große Masse von Menschen, wie für den einzelnen charakteristisch sein kann. Sie kann gesund sein, kann aber auch die Disposition zu einer Krankheit darstellen, wie z. B. der Schwindsucht, zu der die φθινώδης φύσις neigt. Mit diesem Begriff ist der Physisbegriff von Epidd. II, IV und VI im ganzen identisch und sogar einzelne Typen der φύσιες kehren wieder. Einige kennzeichnende Komponenten lassen sich jedoch schärfer fassen, als an den wenigen Stellen von Epid. I. Wichtig ist insbesondere II 1, 8, wo von einer ἀρχαία φύσις gesprochen wird, die man zu beachten habe. Damit kann nur die ursprüngliche, nicht nachträglich erworbene, eben die angeborene Natur des Körpers gemeint sein. So werden die auf die Diät zurückzuführenden Eigenschaften des Körpers von ihr aufs genaueste unterschieden: Σκεπτέον καὶ τὰ ἀπὸ τῶν

---

wie Pfaff meint: οἶδα ὅτι χαλεπόν ἐστι ἐκλογίσασθαι εἰδότα τὰς ὁδούς, schwerlich richtig, da οἶδα den Eindruck einer Ergänzung macht. — χαλεπὸν (addidit Artemidorus) ist vom Leser selbst zu ergänzen.

[1] Vgl. Epid. I 195, 18 οἱ εἰκῇ καὶ ἐπὶ τὸ ῥᾴθυμον βεβιωκότες.

[2] Der letzte Satz knüpft an Beobachtungen wie Epid. I 19 und III 14 an, wo festgestellt wird, zu welchem εἶδος die Menschen gehörten, die von den geschilderten Krankheiten befallen wurden. Vgl. auch den Satz Epid. VI 1, 2 über die φοξοί (und VI 1, 3).

[3] ἔργον τὸ σῶμα Gal.: τὸ σῶμα ἔργον codd. cf. Pfaff 20.

διαιτέων· τὰ μακροκέφαλα καὶ μακραύχενα ἀπὸ τῶν ἐπικυψίων· καὶ τῶν φλεβῶν ἡ εὐρύτης καὶ παχύτης ἀπὸ τοῦ αὐτοῦ (aus demselben Grunde) καὶ βραχύτητες καὶ λεπτότητες ἀπὸ τῶν ἐναντίων. Die Bedeutung des Physisbegriffs für die Diagnose liegt auf der Hand: Der Grad und die Eigenart der Erkrankung kann nur durch den Vergleich mit den »natürlichen« Eigenschaften eines Körpers erkannt werden. Rauhheit der Stimme beispielsweise kann eine natürliche Eigenschaft sein, kann aber auch ein Krankheitssymptom darstellen, ebenso die rauhe Zunge (II 1, 8) oder blasse Hautfarbe (VI 2, 6). Nicht vorübergehen darf der Arzt an der seelischen Eigenart des Patienten. Der schwierige notizenartige Aphorismus VI 7, 6 stellt Körperliches und Seelisches gleicherweise nebeneinander: φωνὴ οἵη γίνεται ὀργιζομένοισιν, ἢν τοιαύτη ᾖ μὴ ὀργιζομένῳ φύσει, ἢ καὶ ὄμματα οἷα ἂν ᾖ φύσει ταραχώδεα, οἷα ὅταν ὀργίζωνται οἱ μὴ τοιοῦτοι καὶ τἆλλα κατὰ λόγον καὶ νούσων οἷον τὸ φθινῶδες ποιέει [τὸ] εἶδος, ἢν τοιοῦτος φύσει ὑπάρχῃ[1], εἰς τοιοῦτον νόσημα παρέσται. Möglichst wörtlich übersetzt, kann dies nur heißen sollen: »*eine Stimme, wie sie dem Erregten eigen ist, wenn sie so beschaffen ist bei einem, bei dem sie von Natur nicht so ist, oder der von Natur unruhige Blick, wie er den seiner Natur nach leicht Erregbaren kennzeichnet, wenn er in besonderer Erregung ist, und alles übrige dementsprechende und von den Krankheiten, wie sie z. B. die Disposition für Schwindsucht hervorbringt, wenn einer von Natur so geartet ist, so wird er für diese Krankheit empfänglich sein und mit den übrigen steht es genau so.*« Mit anderen Worten: was bei dem einen Menschen augenblickliche Stimmung ist, ist bei dem anderen Physis, Charakter; der ὀξύθυμος neigt im ganz besonderen Grade zur ὀξυθυμία, bis zur krankhaften Form. Seine Stimme wird immer erregt sein und der unruhige Blick wird ihn immer kennzeichnen, ein φθινώδης wird ganz besonders zu Schwindsucht neigen. Diese von Natur gegebenen konstanten Eigenschaften sind bei der Diagnose von den zufällig gegebenen, im Augenblick existierenden scharf zu unterscheiden. Bei der Schilderung der Epidemie von Perinth bemerken wir diese Unterscheidung zwischen dem naturgegebenen Gesunden und dem widernatürlichen Krankhaften in der Schilderung II 2, 24 (96, 6): βουβῶνες οὐδενὶ ᾤδησαν, ἀλλὰ φύσει μᾶλλον. In der schon wiederholt angeführten Krankheitsgeschichte des πρῶτος παρενεχθείς IV 15 ist ein φύσει zu ergänzen, παρέκρουσεν . . . τρόπον τὸν ἀκόλαστον[2] . . οὐ τοιοῦτος ἐών. Auch sonst ist unser Arzt, genau so wie es aus den Aufzeichnungen von Epidd. I und III hervorgeht, bemüht, die charakteristischen Eigentümlichkeiten des Körpers zu beachten und, wenn möglich, mit der vorliegenden Krankheit zu kombinieren. So fällt ihm auf, daß bestimmte Krankheiten bei Menschen von roter Gesichtsfarbe besonders oft schlimm ausgehen (168,13; 170, 2, l. Z.; VI 1,14). Weit über die Anwendung auf den ganzen Körper geht die Verwendung des Physisbegriffs in dem Aphorismus VI 6,14, in dem gefordert wird, daß man die Natur der Knochen, der Sehnen, Adern, Weichteile, der Säfte, des Magens und des Unterleibs, der Intelligenz, der Sitten und der Jahreszeiten kennen müsse[3].

2. Νόσημα. Für den Sprachgebrauch von φύσις, dann aber auch wichtig für die Auffassung des zweiten Hauptbegriffs ist die Verwendung des Wortes φύσις in einem Zusammenhang, in dem man es schwerlich erwarten dürfte. In dem schwierigen Abschnitt II 1, 7 ist soviel sicher, daß der Ausdruck ἀρχαίη φύσις auch von den kritischen Zeichen ge-

[1] ὑπάρχῃ vielleicht zu streichen.

[2] Der Verfasser kennt, so scheint sich aus dieser Bemerkung zu ergeben, wie der Autor der Schlußkapitel von Π. ἱρῆς νούσου VI 388, 12 zwei Formen der Phrenitis, einen ἀκόλαστος und einen κόσμιος τρόπος (IV 17, vgl. Epid. III 245, 3).

[3] Vgl. auch IV 14. Zum Plysisbegriff vgl. auch die Arbeiten von August Bier: Quellen und Studien zur Gesch. der Naturw. und der Medizin 3, 2, Berlin 1932, S. 1, 1.

braucht werden kann, wo er dann soviel wie ursprünglicher, normaler Charakter, normale Bedeutung bezeichnet. Dieser Begriff setzt eine ganz bestimmte Anschauung vom Wesen der Krankheit und insbesondere einzelner Fieberarten voraus. Die Krankheit hat bestimmte konstitutiv wiederkehrende Eigenschaften, eine bestimmte Gesetzlichkeit in der Entwicklung, wie der Körper etwas wie eine φύσις. Das Gesetz der τριταιοφυέες πυρετοί ist es, jeden dritten Tag wiederzukehren. Entsprechend hat jedes andere Fieber bis auf die πλάνητες seine Regel, der es in der Reihenfolge der Intermissionen und Paroxysmen folgt. Schon oben wurde eine weitere Regel für die intermittierenden und kontinuierlichen Fieber mitgeteilt, in der die zeitliche Aufeinanderfolge bestimmter Erscheinungen innerhalb eines Krankheitsverlaufs festgelegt wurde.

Besonders sind es vier Vorgänge innerhalb der Krankheit, bei denen sich ihr Physischarakter, ihre Regelhaftigkeit vor allem manifestiert, Krisis, Rückfall, Apostasis und Pepasmos. Was heißt zunächst Krisis? Dieses Wort hat innerhalb des hippokratischen Corpus und insbesondere innerhalb der Epidemien keine Geschichte, es wird hier als ein bekannter Begriff der Krankheitsbeschreibung verwandt, ohne daß man seine historische Quelle fassen könnte. Überall ist hier Krisis soviel wie Entscheidung, sei es nach der guten, sei es nach der schlechten Seite, meistenteils nach der guten[1]; kritische Zeichen sind dementsprechend Symptome, die die Entscheidung nach der einen Seite, meistenteils nach der guten Seite anzeigen. Ihr Erscheinen ist die Vorbedingung für eine restlose Befreiung von der Krankheit; erscheinen die kritischen Zeichen nicht, verschwindet die Krankheit ἀσήμως, so muß man mit ihrer Rückkehr rechnen. Ὁπόσα ἄσημα ἀφανίζεται δύσκριτα (108, 4). Fragt man dann weiter, worin das Wesen solcher Zeichen besteht, so antwortet der Arzt mit einem sehr allgemeinen und deshalb nicht ganz leicht faßbaren Begriff: in der Apostasis, sagt er, im Wegziehen der Krankheit von ihrem ursprünglichen Sitz nach einer anderen Stelle des Körpers oder auch in der Ausscheidung der Krankheitsstoffe aus dem Körper; denn auch dieses kann Apostasis bezeichnen. Tritt eine solche Apostasis ein, so wird der Kranke im allgemeinen gerettet, besonders aber wenn die letzte Form eintritt, ist die Sicherheit der Gesundung gegeben. Sehr verschieden sind die einzelnen Arten der Apostasis. Auf verschiedenstem Wege ist sie möglich: II 1,7 'Ἀποστάσιες ἢ διὰ φλεβῶν ἢ διὰ κοιλίης ἢ διὰ νεύρων ἢ διὰ δέρματος ἢ κατὰ ὀστέα ἢ κατὰ νωτιαῖον ἢ κατὰ τὰς ἄλλας ἐκροάς· στόμα, αἰδοῖον, ὦτα, ῥῖνας[2]. Weiter ist in diesem Zusammenhang von einer Apostasis ἐξ ὑστέρης die Rede sowie von der Apostasis in Form einer Krankheitsverlagerung in die Lenden oder in den Schenkel. Bei der Epidemie von Perinth gab es Apostaseis in die Hoden z. B. bei dem Mann, der von Alkibiades kam, II 2, 7. Die Hauptbedingung für den günstigen Verlauf der Apostasis, ein κρίσιμον σημεῖον von guter Vorbedeutung, ist, daß der Kranke während dieses Prozesses fieberfrei ist (auch wenn der Kranke im allgemeinen fiebert) und daß der Patient das, was seinem Charakter nach schwer zu ertragen ist, beschwerdelos erträgt. IV 41 αἱ ἐπὶ τῇσι νούνοισιν ἀποστάσιες εἰ κρίνουσι, σημεῖον· ἢν πυρώδεα ἐόντα μὴ πυρεταίνωσι καὶ δύσφορα ἐόντα εὐφόρως φέρωσιν. Die zweite ist, daß sie vollständig erfolgt, da sonst ein Rückfall eintritt, II 3, 8 = IV 28 = VI 2, 7 Τὰ ἐγκαταλιμπανόμενα μετὰ κρίσιν ὑποστροφώδεα

[1] Gal. IX 863 ὅτι γε τὸ σημαινόμενον τῆς κρίσεως οὐκ ἀπηκριβωμένον φυλάττεται διὰ παντός, ἀλλὰ τὴν λύσιν αὐτὴν μόνην, ὅπως ἂν γένηται κρίσιν ὀνομάζουσιν οἱ πλεῖστοι τῶν ἰατρῶν, ἐξ αὐτῶν τε τῶν Ἱπποκράτους ἔξεστι μαθεῖν γραμμάτων, οὐχ ἥκιστα δὲ κἀξ ὧν οἱ ἄλλοι παλαιοὶ γράφουσιν.

[2] Vgl. auch die Parallelfassung dieses Satzes 76, 17 und Π. διαίτης ὀξέων (Νόθα) 39 (166, 21) Τὰ δὲ νοσήματα πάντα λύεται ἢ κατὰ στόμα ἢ κατὰ κοιλίην ἢ κατὰ κύστιν· ἡ δὲ τοῦ ἱδρῶτος ἰδέη κοινὸν ἁπάντων.

(vgl. II 1, 11 und VI 3,21). Und dafür ist wieder nötig, daß der Körperteil, durch den die Apostasis erfolgen soll, sie in vollem Umfange aufnehmen kann, daß sie nicht 78, 8 ἀναξίως τῆς περιβολῆς τῆς νούσου (der Ausdruck wie Epid. I 188, 18) ist: οἷον τῇ Τημένεω ἀδελφιδῇ ἐκ νούσου ἰσχυρῆς ἐς δάκτυλον ἀπεστήριξεν οὐχ ἱκανὸν δέξασθαι τὴν νοῦσον, ἐπαλινδρόμησεν, ἀπέθανεν. Eine eigentümliche, von uns schon in anderem Zusammenhang erwähnte Beobachtung des Verfassers ist es, daß die Apostasis κατ' ἴξιν des Krankheitsherdes erfolgt; zur Erkrankung der in der linken Körperhälfte gelagerten Milz z. B. gehört Bluterguß aus dem linken Nasenloch oder eine Parotis auf der linken Seite und so fort. Diese Lehre erscheint mit einer Selbstverständlichkeit, die einem Dogma gleichkommt. Sie wird in den anatomischen Anschauungen des Verfassers, der Annahme einer Milz- und einer Leberader begründet sein. Beide verbinden nach alter Anschauung die obere mit der unteren Körperhälfte, die Splenitis die linke, die Hepatitis die rechte Seite. Für dies Verhältnis vom Krankheitssitz und günstiger Apostasis gilt die weitere Regel, daß die letzte möglichst weit von der kranken Stelle entfernt sein muß, wenn es sich z. B. um Krankheiten der oberen Körperhälfte handelt, so ist Apostasis in der Form von ὀσφύος βάρεα recht günstig (II 1, 7). Als eine wichtige Ergänzung muß dann der mit dem Apostasisbegriff aufs engste verbundene Begriff des πεπασμός genannt werden, dessen Bedeutung wieder schon der Verfasser von Epid. I betont[1]. Er bezeichnet einen bestimmten Reifezustand der ausgeschiedenen Stoffe und stellt die ideale Form der Apostasis dar. Zu den πέπονα gehört etwa der Eiter, wenn er flüssig geworden ist: VI 3, 4 Πᾶν τὸ ἐκπυέον ἀνυπόστροφον· οὗτος γὰρ πεπασμὸς καὶ κρίσις ἅμα καὶ ἀπόστασίς ἐστιν. Sonst hat z. B. reifer Hustenauswurf diese Bedeutung. Im Fall IV 53 vermutet der Verfasser, daß die Apostasis in ihrer gewöhnlichen Form, der »Parotis« nicht eintrat, weil der Patient πέπονα ἔπτυσεν. Wieder ist es schlimm, wenn das »Gekochte« nicht austritt. Dann ergeben sich periodisch wiederkehrende Anschwellungen, es besteht aber die Hoffnung, daß die Krankheit ἐς ἄρθρα ἀφίσταται (VI 4, 1).

Ist schon in vielen Fällen die Apostasis eine Art zweiter Krankheit, die nur leichter und deshalb schneller heilbar ist, so ist es selbstverständlich, daß der Verfasser dem Verhältnis der Krankheiten zueinander seine Aufmerksamkeit schenkt. Schon oben lernten wir den Satz kennen, daß an Hämorrhoiden Leidende von der Lungenentzündung und ähnlichen Krankheiten verschont bleiben. Dieses Leiden führt den Krankheitsstoff ab, noch bevor es zur akuten Erkrankung kommt. Eine solche Lehre ist von den Anschauungen des Arztes her ohne weiteres verständlich. Schwer erklärbar ist dagegen eine andere Feststellung, die auch in Epidd. I und III bekannt ist: Epid. I 200, 9: 'Ἀσφαλέστατος δὲ πάντων (sc. πυρυτῶν) καὶ ῥήϊστος καὶ μακρότατος πάντων ὁ τεταρταῖος, οὐ γὰρ μοῦνον αὐτὸς ἐφ' ἑωυτοῦ τοιοῦτός ἐστιν, ἀλλὰ καὶ νοσημάτων ἑτέρων μεγάλων ῥύεται. Etwas genauer wird die Regel in Epid. VI 6, 5 formuliert: Οἱ ὑπὸ τεταρταίων ἁλισκόμενοι ὑπὸ τῆς μεγάλης νούσου οὐχ ἁλίσκονται· ἢν δ' ἁλίσκωνται πρότερον, ἐπιγένηται δὲ τεταρταῖος, παύονται. 'Ἀνθ' οἵων αἱ νοῦσοι (sc. σκεπτέον). Welche Krankheiten speziell unter den μεγάλαι νοῦσοι zu verstehen sind, zeigt der Aphorismus V 70, der für μεγάλη νοῦσος Krämpfe einsetzt oder die Erklärung Galens, der die Epilepsie darunter versteht (XVII B 341): dieses wird auch für den Verfasser von Epidd. II, IV und VI gelten; vgl. II 6, 2 und 5, 11. Daß er auch die

---

[1] Galen und Erotian erläutern den πεπασμός mit der Krasislehre Gal. XVII B 254 δηλοῦντος τοῦ πεπασμοῦ πᾶσαν ἀγωγὴν εἰς τὴν σύμμετρον κρᾶσιν ὡς ἐπὶ τῶν πεπαινομένων ἐδείχθη καρπῶν. Erotian 69, 8ff. Πεπασμὸς κυρίως μὲν ἐπὶ τῶν ἀκροδρύων εἴρηται, ὅταν ἐξ ὠμότητος πέπειροι οἱ καρποὶ γίνωνται, καταχρηστικῶς δὲ καὶ ἐπὶ τῶν ἡμετέρων σωμάτων ὅταν οἱ χυμοὶ πεπανθῶσι. VI 2, 16 hat πεπαίνεσθαι als Gegensatz das ξηραίνειν.

τυφωμανία, die Galen als Lethargie verbunden mit Phrenitis erklärt, zu den μεγάλα νοσήματα rechnet, scheint mir auch der kurzen Notiz IV 13 nahezuliegen: Ὁ θεράπων ὁ τοῦ Ἀττικοῦ ὑπὸ τεταρταίου ἁλισκόμενος τυφώδης ἱδρύθη. Hier haben wir also einen Einzelfall, für den die Regel gilt, daß eine zweite leichtere Erkrankung die vorhergehende aufhebt, sozusagen die Funktion der Apostasis übernimmt.

Damit ist das Wesen der vier für jede Krankheit bedeutungsvollen Vorgänge Krisis, Rückfall, Apostasis und Pepasmos in den Hauptzügen dargestellt. Es bleibt nur noch übrig, auch hier auf die bisher nur hier und da berührte Übereinstimmung mit Epidd. I und III aufmerksam zu machen. Welche Bedeutung in diesen Büchern die Krisenlehre hat, wurde schon erwähnt. Zu Apostasis und Pepasmos möge man die grundlegende Formulierung I 11 am Schluß der zweiten Katastasis vergleichen: Ὅσα διὰ κινδύνων πεπασμοὺς τῶν ἀπιόντων πάντας πάντοθεν ἐπικαίρους ἢ καλὰς καὶ κρισίμους ἀποστάσιας σκοπεῖσθαι, πεπασμοὶ ταχυτῆτα κρίσιος καὶ ἀσφάλειαν ὑγιείης σημαίνουσιν, ὠμὰ δὲ καὶ ἄπεπτα καὶ ἐς κακὰς ἀποστάσιας τρεπόμενα ἀκρισίας ἢ πόνους ἢ χρόνους ἢ θανάτους ἢ τῶν αὐτῶν ὑποστροφάς. Das sind Sätze, die an die vorher geschilderten Beobachtungen anknüpfen, in denen kritische Apostasen geschildert werden. In dieser Katastasis wird auch hervorgehoben, daß die περιβολή der Apostasis in dem richtigen Verhältnis zur Krankheit stehen muß, und daß eine Krankeit nicht plötzlich, ohne ein kritisches Zeichen zu hinterlassen, verschwinden darf (188,6ff.). Auch Einzelfälle, in denen das Quartanfieber eine Apostasis herbeiführt, werden 186,5ff. erwähnt, und in der vierten Katastasis 226,10ff. findet man weitere Ausführungen, die die Apostasis illustrieren (vgl. 227,16ff.). Zuletzt ist festzustellen, daß auch die noch nicht berücksichtigte Lehre von den kritischen Tagen in Epidd. II, IV und VI ganz die gleiche ist wie in Epidd. I und III[1]. In all diesen Punkten herrscht völlige Übereinstimmung zwischen den beiden ersten Gruppen der Epidd.

[1] Man vergleiche folgende Tabelle mit der von S. 21.

Kritische Tage	3	4	5	6	7	8	9	10	11	14	17	20	21	24
					120, 8				114, 7	98, 2		88, 1		
Epid. II										100, 17		88, 6		
										108, 1				
	144, 12				144, 11		144, 15	144, 12		146, 2				150, 13
				148, 13		148, 14				146, 10				
				148, 22		150, 3				146, 16		148, 18		
				156, 3					154, 3	152, 3				
			156, 19	156, 19	156, 19									
					158, 1									
			158, 9											
		158, 17			158, 16									
Epid. IV					158, 18					158, 19		170, 3		
		160, 8			160, 9					186, 10		176, 14		
					162, 16									
					168, 2					192, 26				
					168, 5									
					168, 17									
	168, 17		168, 17		170, 2									
						178, 2								
							186, 15							
Epid. VI								294, 1		294, 2				

Über die Anschauungen vom Verlauf der Krankheit sind wir genauer unterrichtet, da es sich um Vorgänge handelt, die für die Prognose von größter Bedeutung sind. Die Physiologie und Krankheitsätiologie muß wieder auf Grund weniger zerstreuter Aphorismen rekonstruiert werden. Im Vergleich mit Epidd. I und III stehen wir uns dennoch etwas günstiger, da im II 1, 10 ein kurzer Abschnitt vorliegt, der über das prognostisch Wichtige hinausgeht und direkte Angaben über einzelne physiologische Prozesse macht.

Die Säftelehre stimmt, um dies vorauszunehmen, mit der von Epidd. I und III völlig überein. Neu ist nur, daß jetzt die bekannten vier Säfte zusammen in systematischer Ordnung aufgeführt werden. Wieder gibt es also eine Physis, die nach dem hellen Phlegma als λευκοφλεγματώδης (148, 24) oder λευκοφλέγματος (172, 19) bezeichnet wird, es gibt wieder schäumenden Auswurf (ἀφρώδεα 192, 14; 308, 3; ἔπαφρα 178, 4) und rostfarbene (ἰώδεα 268, 4) ἐμέσματα. Dann aber erscheinen etwa VI 5, 8, wo jedem Saft ein bestimmtes Aussehen der Zunge zugeordnet wird, die gelbe und die schwarze Galle sowie das Blut und das Phlegma zusammen. Als besonders bemerkenswert hebe ich in diesem Zusammenhang nur zwei Aphorismen hervor: S. 330, 7 ist gesagt, daß bei Brennfiebern der mit Blut und Galle gefüllte Körper schwarzgallig wird, d. h. daß Blut und gelbe Galle in schwarze Galle übergehen, falls sie nicht aus dem Körper entfernt werden, und II 3, 15 steht: *zuviel Blut und zuviel Galle bewirken Aufstoßen; vielleicht gehen diese Stoffe in schwarze Galle über:* τὸ ἔναιμον καὶ τὸ ὑπόχολον ὀξυρεγμιῶδες· ἴσως δὲ ἐς μέλαιναν τούτοισι τελευτᾷ.

Diese Feststellungen machen keine Schwierigkeiten. Die Lehren bedürfen keiner ergänzenden Erläuterung. Kompliziert gestaltet sich dagegen die Beantwortung einer anderen Frage, die durch verschiedene, leider nur schwer verständliche Aufzeichnungen gestellt wird. Schon bei zahlreichen Krankheitsgeschichten fällt auf, daß regelmäßig nacheinander über den Zustand des Hypochondrion und des Pneuma berichtet wird, und in zwei bedeutsamen Aphorismen ist wieder von beiden die Rede. Ich lege das Material, da es sich um eine äußerst schwierige Frage handelt, vollständig vor: II 94, 5 ὁ σπλήν, τὰ δεξιὰ ἐνετείνετο, πνεῦμα ἐνεδιπλασιάζετο, οὐ μὴν μέγα. Dann aus dem zusammenhängenden Abschnitt IV 25 über die χλοώδεες: 164, 15 ὑποχόνδριον δεξιὸν ἐντεταμένον, σπλὴν μέγας, κοιλίη ἐντεταμένη, ὑπόσκληρος, πνευματώδης. 6 ὑποχόνδρια μεγάλα καὶ σκληρὰ καὶ πνεῦμα πυκνόν (vgl. a. 166, 3). 10 wo es sich offenbar um eine gleichartige Krankheit handelt: πνεῦμα οὐκ ἐλύθη, ἀλλ' ἐγκατελήφθη. 170, 8 πνευματώδης, ὑποχόνδρια καὶ (?) ἐντεταμένα ἐφάνη διὰ χρόνου. 172, 2 ὑποχόνδρια μεγάλα καὶ σπλήν· πνεῦμα. 174, 3 ὑποχόνδρια ὑπολάπαρα, πνευματώδης δὲ οὐ κάρτα. 180, 6 γαστὴρ μεγάλη καὶ περιτεταμένη οὐκ εἰκέλη ὑδατώδει καὶ τἆλλα λαπαρή (λιπαρή codd.: correxi) καὶ οὐ πάνυ δύσπνοος. VI 288, 1 ὅτι οὔτε φύσης πολλῆς οὔτε κόπρου πολλῆς γλίσχρης διελθούσης ἐλαπάσσετο. οὐ γὰρ δὴ μέγα ἦν τὸ ὑποχονδριον· κράμβην ἑβδομαῖος ἔφαγεν ἔτι δύσπνοος ἐών, ἐπεὶ τὸ ἦτρον ἐλαπάσσετο, εὔπνους ἐγένετο. Der Abschnitt II 3, 6 spricht von Pneumaansammlungen im Hypochondrion und von den verschiedenartigen Anschwellungen, die dadurch möglich sind — sie werden sämtlich aufgezählt —; VI 2, 6 sind Symptome genannt, die durch Pneuma, das im Körper geblieben ist, hervorgerufen werden. Aus diesen Notizen geht hervor, daß sich das Pneuma unter bestimmten Bedingungen im Hypochondrion sammeln kann und dann einen Faktor des Krankheitsprozesses darstellt. Daß dieses Pneuma mit dem Atem identisch ist, geht aus den Krankheitsgeschichten II, 3, 11 und VI 2, 9 unmißverständlich hervor. Es ist damit aber auch erwiesen, daß der Autor die Existenz der sogenannten Arterie annimmt, die in der oberen Körperhälfte mit der Luftröhre identisch ist und sich nach unten mindestens bis in die Hypochondriongegend fortsetzt. Weiter muß die Lehre vorausgesetzt werden, daß das Pneuma durch bestimmte Momente in seiner Bewegung behindert, z. B. eingeschlossen werden kann. Wie dieser Prozeß im einzelnen vor sich geht, läßt sich nur nach den Analogien vermuten, jedenfalls müssen die hindernden Stoffe Säfte sein, die irgendwie in die Adern und die Arterien eindringen. Die Bestätigung für diese Schlüsse liefert die ausführliche Krankheitsgeschichte II 3, 11 des Skopas aus Perinth, aus der folgendes hervorgeht: Skopas litt an κορυζώδεα χολώδεα, an (vom Kopf ausgehenden) Flüssen schleimartiger und gallehaltiger Stoffe. Daraus ergab sich zunächst eine Halsentzündung (vgl. 294, 3 und 178, 11), dann gab es zugleich infolge vernachlässigter Lebensweise — dies ist das συναίτιον — eine Magenverstopfung, verbunden mit Fiebern und anderen Symptomen, darunter auch einer gleichmäßig starken Anschwellung des Leibes und beschleunigter Atemtätigkeit. Außerdem stellten sich Schmerzen am Hypochondrion ein, z. B. wenn der Kranke tief Atem holte oder wenn er sich auf die andere Seite legte (ὑποχόνδρια ἤλγει ἀναπνέων καὶ στρεφόμενος). Aus dieser Darstellung erkennt man deutlich, daß die vom Kopf herabkommenden schleimartigen und gallehaltigen Stoffe 1. die Atmungsorgane in Mitleidenschaft ziehen, 2. durch Verstopfung des Magens Anschwellungen und Atemstörungen verursachen. Die κόρυζα ist dabei nichts weiter als das Phlegma (vgl. Fredrich 26). Von Bedeutung ist noch die ergänzende Bemerkung 346, 3, aus der ersichtlich ist, daß das Pneuma die Temperatur des Körpers und weiter seinen Feuchtigkeitsgehalt sowie seinen übrigen Zustand beeinflußt. Diese Lehre erinnert an die Anschauung der sizilischen Schule, daß der Atem die Funktion hat, die innere Wärme des Körpers abzukühlen. Daß auch in Epidd. I und III diese Lehre vorauszusetzen ist, läßt sich immerhin durch einige Parallelen wahrscheinlich machen: 203, 7 τούτῳ πνεῦμα διὰ τέλεος ὥσπερ ἀνακαλεομένῳ ἀραιὸν μέγα. σπλὴν ἐπήρθη περιφερεῖ κυρτώματι (vgl. dazu Epid. II 3, 6). 204, 17 ἐξ ἀρχῆς τούτῳ καὶ διὰ τέλεος πνεῦμα ἀραιὸν μέγα. ὑποχονδρίου παλμὸς συνεχής. 244, 23 πνεῦμα ἀραιὸν μέγα διὰ χρόνου· ὑποχονδρίου ἔντασις ὑπολάπαρος, παραμήκης ἐξ ἀμφοτέρων. (Vgl. auch Progn. 98, 10.) Über die Funktion der Flüsse in Epidd. I und III ist oben das Nötige gesagt.

Aber wir können noch etwas weiter kommen, wenn wir jetzt den Aphorismus Epid. II 1, 10 analysieren, der vielleicht den wichtigsten Beitrag zum Problem dieser Physiologie und Krankheitsätiologie darstellt: τὸ τῶν χροιῶν, οἷον τὸ πολύχλωρον τό τε ἐκλευκόχροον, ὅτι ἀπὸ τοῦ ἥπατος πᾶν τὸ τοιοῦτον καὶ ἀπὸ τουτέου ἡπατικὰ νουσήματα, ἐν τουτέοισι καὶ ἴκτεροι οἱ ἀπὸ τοῦ ἥπατος ἐς τὸ ὑπόλευκον καὶ οἱ ὑδαταινόμενοι καὶ οἱ λευκοφλέγματοι· οἱ δὲ ἀπὸ σπληνὸς μελάντεροι καὶ οἱ ὕδρωπες καὶ οἱ ἴκτεροι. Aus diesen Notizen darf man soviel mit Sicherheit entnehmen, daß es zwei Klassen von Erkrankungen gibt, bei denen die Hautfarbe eine Rolle spielt, die Krankheiten, die ihren Sitz in der Leber, und die, die ihren Sitz in der Milz haben. Zur ersten Klasse gehört eine Art der Gelbsucht, eine Art der Wassersucht und die Leukophlegmasie, zu der zweiten Klasse eine andere Art der Wassersucht und eine andere Art der Gelbsucht. Auf Grund dieser dürftigen Notizen läßt sich so viel sagen, daß der Krankheitssitz in dieser Lehre einen festen Begriff darstellt, und daß z. B. Milz und Leber als Sitz einiger Hauptkrankheiten angesehen werden. Dieser Passus bringt zugleich eine schon früher berührte Unterscheidung zweier Formen ein und derselben Krankheit, zunächst der Wassersucht und weiter der Gelbsucht. Im Prognostikon nimmt die Wassersucht ebenfalls von zwei verschiedenen

Stellen des Körpers ihren Ausgang, entweder von den Lenden oder von der Leber (Kap. 8), aber in erster Linie ist doch an die Unterscheidung verschiedener Krankheitsarten in den knidischen oder doch von knidischer Lehre beeinflußten Schriften des Corpus zu erinnern, wo wir ebenfalls von zwei Arten der Wassersucht, von denen die eine von der Milz, die andere von der Leber ausgeht (Π. τῶν ἐντὸς παθῶν 24, 26, vgl. Π. διαίτης ὀξέων. νόθα 52), und zwei Arten der Gelbsucht hören, die entweder in der Milz ihren Sitz hat und durch die dunkle Farbe gekennzeichnet ist oder von der Leber ausgeht und das Merkmal der χλωρότης trägt. Man kann hier an eine Epid. III 17 ιγ′ erhaltene Geschichte erinnern. Hier liegt nämlich, ein wichtiges Symptom für die Beziehungen zwischen den beiden ersten Gruppen der Epidd., die Krankheitsgeschichte eines Gelbsüchtigen vor, die zu dem Bild der Lebergelbsucht in II 1, 10 ausgezeichnet paßt: Ἀπολλώνιος ἐν Ἀβδήροισιν ὀρθοστάδην ὑπεφέρετο χρόνον πολύν. ἦν δὲ μεγαλόσπλαγχνος καὶ περὶ ἧπαρ συνήθης ὀδύνη χρόνον πολὺν παρείπετο. καὶ δὴ τότε καὶ ἰκτερώδης ἐγένετο, φυσώδης, χροιῆς τῆς ὑπολεύκου. Alle Symptome, erkennt man, stimmen zu dem Bild, das II 1, 10 von der Gelbsucht gegeben wird (vgl. noch IV 166, 5ff.). Hier können wir einmal festen Fuß fassen. Noch sicherer läßt sich der folgende Passus von II 1, 10 interpretieren. Auf ein paar Bemerkungen über Krankheiten, die man bei Menschen mit weißer Hautfarbe findet, folgt die zunächst vielleicht etwas rätselhafte Notiz: τὸ ἀπὸ τῶν χυμῶν τῶν ἐκ τοῦ σώματος· τοῦ ἁλμώδεος, ὅτι ὑπὸ τὸ δέρμα μάλιστα καὶ ἀπὸ κεφαλῆς ὅταν ἀπὸ τοῦ πλεύμονος διαθερμαίνηται. Damit kommt ein dritter Körperteil zur Milz und zur Leber hinzu, der Kopf, von dem der salzige Saft herabfließt, wenn er durchwärmt wird. Wieder läßt sich aus diesem Satz einiges Wichtige erschließen: 1. daß der salzige Saft seinen Sitz außer unter der Haut auch im Kopf hat, was wir schon aus der Geschichte des Skopas und dem dazugehörigen Parallelmaterial entnehmen konnten, 2. daß er durch Wärme zum Fließen gebracht wird, 3. daß auf irgendeinem nicht genannten Wege — es müssen nach alter Anschauung die φλέβες sein — von der Lunge aus Wärme in den Kopf steigen kann. Diesmal ist es die in so vielem interessante Schrift Π. νούσων I, die uns instruktive Parallelen bietet. Wir begegnen hier den gleichen Lehren und Termini, wie in Epid. II, nur daß statt vom salzigen Saft vom Phlegma die Rede ist (nach Aristoteles-Menon hat der Arzt Timotheos von Metapont den vom Kopf herabfließenden Saft als ἁλμυρός gekennzeichnet), so etwa Kap. 13, wonach bei der Vereiterung der Lunge der Saft in die Lunge strömt und diese sich und den Körper erwärmt: καὶ ὁ πλεύμων heißt es weiter, ὑπὸ τῆς θερμασίας ἄγει ἐς ἑωυτὸν ἐκ τοῦ σώματος φλέγμα καὶ μάλιστα ἐκ τῆς κεφαλῆς, ἡ δὲ κεφαλὴ θερμαινομένη[1] ἐκ τοῦ σώματος. Ein analoger Prozeß geht bei der Vereiterung des Leibes vor sich, wo nun das Phlegma in diesen Körperteil fließt. Ich mache hier auch darauf aufmerksam, daß die Säfte durch die Adern, von denen die Splenitis und Hepatitis als Hauptäste genannt werden, und die Arterien, d. h. die Luftröhre und die zu ihr gehörigen mit Pneuma gefüllten Kanäle, ihren Weg nehmen. Das Nebeneinander solcher Arterien und Adern ist auch für Epidd. II, IV und VI gesichert. Ich ordne hier noch einen anderen Aphorismus VI 5, 5 ein, der in diesen Zusammenhang zu passen scheint: ὁκόσα δ' ἐκ θυμοῦ ταῦτα· ὀξυθυμίη ἀνασπᾷ καὶ καρδίην καὶ πνεύμονα ἐς ἑωυτὰ καὶ ἐς κεφαλὴν τὰ θερμὰ καὶ τὸ ὑγρόν. ἡ δ' εὐθυμίη ἀφίει καρδίην καὶ ταῦτα[2].

---

[1] Auch der Verfasser von Π. νούσων I gebraucht sonst διαθερμαίνειν.

[2] So Hss u. Pall., der nur die Überschrift nicht hat und ⟨καὶ⟩ καρδίην schreibt. Gal. hat nach H. im Lemma: »*bei Geistesverwirrung und heftigem Zorn* (vgl. ἐν ταῖς ὀξυθυμίαις Gal. 258, 18) *zieht das Herz und die Lunge*

Zu Deutsch etwa: Zu den physiologischen Wirkungen des θυμός läßt sich folgendes sagen: Die Erregung spannt das Herz und die Lunge zu schnellerer Arbeit an. Beide Organe ziehen in sich und in den Kopf das Warme und das Feuchte. Frohsinn entspannt das Herz und läßt die Stoffe frei. Diese Physiologie kennt damit noch ein viertes Organ, das Herz. Im übrigen ergibt sich wieder dieselbe Lehre: Das Feuchte — auch Π. νούσων I spricht so von dem Feuchten, das aus den Adern und dem Fleisch herbeigezogen wird (178 oben) — nimmt zusammen mit dem Warmen oder auch wohl durch die Wärme seinen Weg zum Kopf. Noch zweimal ist sonst von seelischen Faktoren die Rede und bezeichnenderweise immer von εὐθυμίη und ὀξυθυμίη und dann im Zusammenhang damit von der Lunge und dem Feuchten bzw. den Säften: Bei einer Krankheit der Atmungsorgane der Tochter des Agasis VI 4, 4 (πυκνοπνεύματος ἦν, ἆσθμα εἶχε) wird der Rat gegeben, sich verschiedener Fleischarten zu enthalten, ἐν δὲ πυευμένοισι βοῆς, ὀξυθυμίης bei Vereiterung der Atmungsorgane jeder Anstrengung der Stimme und jeder Erregung. Dazu kommt der Aphorismus II 4, 4 Ἐπιτηδεύειν ὀξυθυμίην (ὀξυθύμου Gal. De plac. 576, 12 M; scrib. ὀξύθυμον?) ἐμποιέειν καὶ χρώματος ἀναλήψιος ἕνεκα καὶ ἐγχυμώσιος καὶ εὐθυμίας καὶ φόβους καὶ τὰ τοιαῦτα. Man muß in diesem Fall ὀξυθυμίη bewirken, um wie Ḥunain ἐγχύμωσις richtig übersetzt, die Säfte in Fluß zu bringen[1]. Alle diese z. T. sehr abrupten Angaben harmonieren ausgezeichnet.

Zusammenfassend kann man folgendes feststellen. Die Epidd. II, IV und VI stehen mit ihrer Physiologie und Ätiologie im wesentlichen auf dem Boden der Lehren von Epidd. I und III. Sie kennen dieselben Säfte, nur daß sie die vier Säfte in den Vordergrund stellen. Sie haben genau so wie Epidd. I und III eine Pneuma- und Rheumalehre[2]. Adern, außer mit Blut, mit Pneuma gefüllt, gehen durch den Körper vom Kopf herab zu den Organen des Leibes. Durch diese fließen bei bestimmten Krankheiten infolge Erwärmung durch die Lunge das salzhaltige Phlegma oder gallehaltige Stoffe. Mit ausschlaggebend für die Krankheit sind die Organe, in denen sich diese Stoffe festsetzen, insbesondere die Hauptorgane: Milz, Leber und Kopf.

3. ὥρη und χώρη. Das Klima des einzelnen Landes spielt in der zweiten Gruppe der Epidd. ähnlich wie in Epidd. I und III nur eine geringe Rolle. 324, 2 steht die allgemeine Forderung, daß man die von ihm ausgehenden Wirkungen beachten soll; 188, 8 steht eine fast belanglose Einzelbemerkung: das sind sämtliche Stellen, an denen etwas zu diesem Problem gesagt wird. Um so größere Aufmerksamkeit wird theoretisch und praktisch den Witterungsverhältnissen der einzelnen Jahreszeit geschenkt, die auch an den genannten Stellen berührt werden. Eine allgemeine Forderung besagt zunächst, daß man in Rechnung zu stellen habe, ob die für eine bestimmte Jahreszeit charakteristische Witterung zu früh

---

zu sich hin, das Warme und das Feuchte erheben sich zum Kopf. Und bei der Freude (κατὰ δὲ τὴν εὐθυμίαν Gal. 259, 7) *befreit sie beide das Herz«.* Damit weiß ich erst recht nichts anzufangen; vielleicht liegt eine Umformung der unverständlichen Überlieferung vor.

[1] Nebenbei erwähne ich, daß die Begriffe εὐθυμίην und ὀξυθυμίην auch in den ersten Aphorismen des mit φυσιογνωμικόν überschriebenen 6. Teiles von Epid. II vorkommen: 132, 16 οἱ τραυλοί, ταχύγλωσσοι, μελαγχολικοί, κατακορέες, ἀσκαρδάμυκται ὀξύθυμοι. ... χαροποὶ μεγάλοι, κεφαλή μεγάλη, αὐχὴν λεπτός, στήθεα στενὰ εὔθυμοι. (Das letzte Wort ist zusammen mit dem Anfang des folgenden Aphorismus, wie Ḥunain zeigt, in den Hss. ausgefallen. Dieser lautet nach H.: »kleiner Kopf, dünner Hals und dünnes Brustbein wohlgeordnet«, also κεφαλὴ σμικρή, αὐχὴν λεπτός, στήθεα λεπτὰ εὐάρμοστοι).

[2] Ich will hier doch auch auf die Notiz VI 3, 5 (vgl. VI 3, 14) aufmerksam machen: (ἔστιν) οἷσιν, ὅταν ἀφροδισιάζωσι, φυσᾶται ἡ γαστὴρ ὡς Δαμναγόρᾳ. Vielleicht vertritt der Verfasser die Anschauung, daß der Same πνευματώδης ist wie Diogenes von Apollonia B 6 (Diels).

oder zu spät einsetzt. Dieser Gedanke ist VI 8,13 ausgesprochen, wo es heißt, daß man wissen muß, τοῦ ἔτεος ἡ ὥρη ἐν ᾗ τὸ πρωιαίτερον ἢ ὀψιαίτερον, und VI 6,14, wo ähnlich gesagt wird, man müsse die φύσις τῶν κατ᾽ ἐνιαυτὸν γινομένων beachten und z. B. ὥρῃ τίνι τὸ ἐπὶ πρωιαίτερον τοῦ ἔτεος (man muß verstehen: τίνι ὥρῃ τοῦ ἔτεος τὸ ἐπὶ πρωιαίτερον vgl. 188, 9). Die besondere Bedeutung dieser speziellen Forderung liegt in der Voraussetzung, die in ihr enthalten ist, daß es nämlich, wie bei den Witterungen auch bei den Krankheiten etwas wie ein Normaljahr gibt, für das bestimmte Krankheiten oder doch Gesundheitsverhältnisse charakteristisch sind. So sagt der Verfasser II 1,5 τὸ ἔαρ τὸ ἐπίπαν ὑγιεινότατον καὶ ἥκιστα θανατῶδες, entsprechend II 1,4 ἐν φθινοπώρῳ ὀξύταται αἱ νοῦσοι καὶ θανατωδέσταται oder mit Rücksicht auf die einzelnen Krankheiten II 1,2 καῦσοι ἐν τῇσι θερινῇσι μᾶλλον γίνονται ἢ (καὶ codd.: correxi) ἐν τῇσι ἄλλῃσι ὥρῃσιν oder II 1,3 φθινοπώρου μάλιστα τὸ θηριῶδες καὶ ἡ καρδιαλγία. Das Normaljahr hat — so drückt sich der Verfasser aus — eine περίοδος τῶν νούσων (II 1,4), eine naturnotwendige regelmäßige Folge von Krankheiten und, was wichtig ist, von Heftigkeitsgraden der einzelnen Krankheiten. Wesentlich ist in diesem Zusammenhang ein auch in den Aphorismen enthaltener Satz II 1,5, dem hier ein Beispiel aus der Epidemie von Perinth folgt: ἐν τοῖσι καθεστεῶσι καιροῖσι καὶ ὡραίως τὰ ὡραῖα ἀποδιδοῦσιν ἔτεσιν εὐσταθέες καὶ εὐκρινέσταται αἱ νοῦσοι, ἐν δὲ τοῖσιν ἀκαταστάτοισιν ἀκατάστατοί τε καὶ δύσκριτοι· ἐν γοῦν Περίνθῳ ὅταν τι ἐκλίπῃ ἢ πλεονάσῃ ἢ πνευμάτων ἢ μὴ πνευμάτων[1] ἢ ὑδάτων ἢ αὐχμῶν ἢ καυμάτων ἢ ψύξεων. Im Normaljahr verlaufen die Krankheiten normal, im Gegensatz zu den unregelmäßigen Jahren, zu denen hier die Katastasis von Perinth als Beispiel erwähnt wird. Das Normaljahr ὡραίως τὰ ὡραῖα ἀποδίδωσιν. Damit weiß man, weshalb auf die Beachtung des früheren oder späteren Auftretens der Krankheit so großer Wert gelegt wird. Dieses Moment ist von größter Bedeutung für den Ausgang der Krisis, hat also prognostische Bedeutung. Des öfteren vergleicht der Verfasser das Normaljahr mit einem einzelnen Tage (VI 6,14 und II 1,3 und 4); so entspricht nach seiner Anschauung die Zunahme der Krankheit am Abend dem gefährlichen Charakter der Krankheiten im Herbst oder das Quälen der ἀσκαρίδες am Abend dem Auftreten des θηριῶδες in dieser Jahreszeit (II 1,3 und 4, VI 1,11). Zu beachten hat man bei den aufgestellten Sätzen über das Normaljahr, daß hier auch eine Normalphysis vorausgesetzt wird. Nur für diese Physis gelten diese Sätze, nur ihre Säfte verändern sich in einer Periodos, die dem Verlauf des Normaljahres entspricht. Wieweit hier Gedanken von Π. φύσιος ἀνθρώπου zugrunde liegen, läßt sich schwer sagen; aber schon jetzt ist erkannt, daß die Zunahme der schwarzen Galle im Herbst stattfindet (VI 1,11), so daß man für die anderen Säfte ähnliche Zeiten als ihre Höhepunkte annehmen möchte. Für die von der Norm abweichende Physis und ihr Verhalten in den Jahreszeiten haben wir nur das Beispiel der φθινώδης φύσις: Τοῖσι φθίνουσι τὸ φθινόπωρον κακόν (VI 7,9). In der Konsequenz dieser Gedankengänge liegt es, daß der Verlauf des Jahres auch mit dem Menschenleben verglichen wird. Die Parallelisierung ist VI 8,11 bis in Einzelheiten hinein durchgeführt: Ἡλικίην μὲν ἡλίκος καὶ ἡλικίην εἰ πρότερον ἢ ὕστερον τοῦ δέοντος οἷον εἰ παρελύθη ἐν χειμῶνι καὶ γέροντι τὴν ἡλικίην ἢ νηπίῳ καὶ θερίης. Ein letztes wichtiges Moment betonen noch die schon teilweise ausgeschöpften Aphorismen II 1,2ff. II 1,2 »*Bei Hitze ohne Regen verlaufen die Fieber durchweg ohne Schweiß, falls*

[1] μὴ πνευμάτων R: ἀπνοιῶν V, aber vgl. Epid. I 199,7 ὕπνοισιν, οὐχ ὕπνοισιν und Π. ὑγρῶν χρήσιος CMG I 1 S. 85,18 βλάβαις ἢ οὐκ ὠφελίαις.

es aber leichten Regen gibt, tritt zu Anfang mehr Schweiß auf. Solche Fälle haben eine schwerere Krisis als andere, wenn sie auch nicht so schwer ist, als wenn sie statt durch die Jahreszeit durch die Art der Krankheit bedingt ist«: ἀτὰρ ἧσσον (ἐστιν δύσκριτα) ⟨ἢ⟩ εἰ μὴ εἴη διὰ ταῦτα, ἀλλὰ διὰ τῆς νούσου τὸν τρόπον[1]. Diese Regel, daß die Erscheinungen, die durch die Witterung bedingt sind, nicht den gleichen Heftigkeitsgrad erreichen wie die, die im Charakter der Krankheit selbst begründet sind, wiederholt der Verfasser auch in dem folgenden Abschnitt: *»Im Herbst besonders die Würmerkrankheit und Schmerz in der Gegend des Mageneingangs. Doch dürfte die Krankheit nicht so schlimm sein, wie wenn es sich um eine unabhängig von der Witterung erfolgende Erkrankung handelte«*: φθινοπώρου μάλιστα τὸ θηριῶδες καὶ ἡ καρδιαλγία, καίτοι καὶ αὐτὴ ἧσσον κακουργοίη ἂν ἢ αὐτέου τοῦ νοσήματος τοιούτου ἐόντος. Daß diese Auffassung von der Bedeutung der Jahreszeiten, soweit sie übereinstimmen kann, mit der von Epidd. I und III übereinstimmt und, soweit sie Neues, insbesondere neue Einzelheiten bringt, auf der Lehre von Epidd. I und III aufbaut, führe ich nicht mehr aus. Ich weise nur auf die noch nicht berücksichtigte Lehre von der Bedeutung des Witterungsumschwungs und des plötzlichen Übergangs von einer Jahreszeit zur anderen hin, der hier ebenfalls besonders hervortritt. Die Epidemie von Perinth wird durch solche plötzlichen Witterungswechsel verursacht.

Praxis. Wie in jedem medizinischen System ist auch hier die therapeutische Praxis nur die Konsequenz der Auffassung vom Wesen der Krankheit und der ihren Verlauf bestimmenden Faktoren. Überblickt man die Reihe der in den einzelnen Krankheitsgeschichten und in den wenigen Rezepten geschilderten Mittel, so ist man erstaunt über die geringe Anzahl, die hier genannt wird. Auch in den Büchern II, IV und VI dominiert das prognostische Interesse gegenüber dem rein therapeutischen (II 3,2). Den größten Teil der Mittel machen die Abführmittel aus, hier schlechthin φαρμακεῖαι genannt (146,17 entsprechend φαρμακεύειν 190,9; 336,9), die wohl wesentlich in der Anwendung von ἐλλέβορος bestehen (94,1; ἐλλεβορίζειν 268,8). Dann kommt schon die Phlebotomie, z.B. IV 1 am Kopf, VI 1,5 am Knie, 336,9 unter der Zunge. Nennt man weiter noch einige Spezialmittel, wie in Öl gekochte Hirse bei rohem und feuchtem Durchfall (VI 1,12) oder Auflegen von Ptisana (134,1) und einiges andere, so ist die Aufzählung der φάρμακα schon am Ende. Auch mit Epidd. I und III ist es nicht anders. Hier ist nur ein einziges Mal von therapeutischen Maßnahmen die Rede, wenn auch in einer Form, die uns in mehr als einer Hinsicht interessieren muß. Denn hier finden wir wieder eine Übereinstimmung mit dem Prognostikon, wie sie uns erwünschter nicht begegnen kann. Die im Prognostikon angegebenen günstigen Zeichen und die therapeutischen Maßnahmen bei der Pleuritis sind folgende: πτυέλων κάθαρσις, τῆς κοιλίης ἐκκόπρωσις, φλεβοτομίη, φαρμακεία, δίαιτα (Progn. 15; daraus Koi. Progn. 388). Mit diesen Angaben stimmen die noch konkreteren von Π. διαίτης ὀξέων 116,18—21 überein: θερμάσματα, die eine Lösung des πτύελον bewirken sollen, 120,5 κοιλίης μάλθαξις, 120,11 Aderlaß am Ellbogen, 121,4ff. Diät. Nun vergleiche man die Geschichte des an Pleuritis erkrankten Anaxion aus Abdera III 17η': Da werden zunächst θερμάσματα angewandt, ohne Erfolg, dann am achten Tage Aderlaß am Ellbogen, ὀγδόῃ ἀγκῶνα ἔταμον· ἐρρύη οἷον δεῖ, worauf die Schmerzen nachlassen. Dann kommt der Husten, der die πτύελα löst. Darauf folgt noch ein Rückfall, der nach Eintritt weiterer günstigerer Zeichen: Husten, reifer Auswurf,

---

[1] ἢ addidi (vgl. 72, 13): *»wenn (die Krankheit) aus diesem Grunde, nicht infolge der Krankheit eintritt«* Gal. H.

heller Bodensatz im Harn, kein Durst, normaler Atem, Schweiß, Nachlassen des Fiebers, günstig ausläuft[1]. Man erkennt die weitgehende Übereinstimmung in der Behandlungsweise.

Damit ist schon das Wesentlichste aus den einzelnen Behandlungsarten mitgeteilt, und ich will nur noch ein paar allgemeine Anweisungen hinzufügen, die insofern wichtig sind, weil sie uns verstehen lassen, weshalb hier die Anzahl der Mittel so gering ist. Denn nun erkennen wir das Hauptprinzip dieser Therapie. Der Körper befreit sich von der Krankheit durch die Abgabe der Apostasis, die Abgabe der Krankheitsstoffe, eben dieses aber soll auch mit den aufgezählten Mitteln erreicht werden. Die allgemeinen Anweisungen lauten z. B. VI 2,7 'Αποστάσιας οὖν ποιέεσθαι αὐτὸν μὴ γινομένας, τὰς δὲ ἐκκλίνειν γινομένας, τὰς δὲ ἀποδέχεσθαι ἢν ἴωσιν οἷαι δεῖ καὶ ᾗ δεῖ, ὁκόσαι δὲ μή, σφόδρα ξυνδρᾶν, τὰς δὲ ἀποτρέπειν, ἢν πάντη ἀξύμφοροι ἔωσιν, μάλιστα δὲ ταύτας μελλούσας, εἰ δὲ μὴ ἀρχομένας ἄρτι. Die Praxis besteht darin, ἀποστάσεις hervorzubringen oder, wenn sie von selbst eintreten, sie zu unterstützen, etwa wenn sie einen ungünstigen Weg einschlagen, sie so zu beeinflussen, daß eine vollkommen rückfallfreie Apostasis entsteht. In etwas anderer Formulierung kehrt der Gedanke zusammen mit einer Sonderbestimmung wieder VI 2, 1; die einzelnen Möglichkeiten sind unter anderem folgende: Ἄλλον χυμὸν μὴ τὸν ἰόντα ἄγειν, τὸν δὲ ἰόντα συνεκχυμοῦν, ὀργίσασθαι[2] τὸ ὅμοιον, οἷον ὀδύνη ὀδύνην παύει(!), τὰ ἀνόμοια ἢν ῥέπῃ ἄνωθεν ἀρθέντα, κάτωθεν λύειν καὶ τὰ ἐναντία ταῦτα οἷον κεφαλῆς κάθαρσις, ὅτε οὐκ εἰκῇ ἀφαιρέεται. Die Sonderbestimmung formuliert ein Gesetz, durch das die Natur die besten Erfolge erreichte. Die Apostaseis galten dann als besonders günstig, wenn sie möglichst weit vom Sitz der Krankheit entfernt auftraten. Von dem Prinzip, daß die ärztliche Kunst eine Nachahmung der Natur sei, ist auch der Versuch beherrscht, den πεπασμός der Säfte zu fördern, der VI 2,16 beschrieben wird. An zwei Beispielen mag dieser Charakter der Praxis noch illustriert werden, zunächst an II 2,22: οὐκ ἐτμήθη, heißt es im Journal einer Patientin, ἀλλ' ἅμα ἱδρῶτι διῆλθεν αὐτόματον, wo also die Phlebotomie dem automatischen Blutverlust gleichgestellt wird, und II 2,21: Τῇσι χρονίῃσι λειεντερίῃσιν ὀξυρεγμίη γενομένη πρόσθεν μηδέποτε γενομένη σημεῖον χρηστόν, οἷον Δημαινέτῃ ἐγένετο. ἴσως δ' ἔστι καὶ τεχνήσασθαι. καὶ γὰρ αἱ ταραχαὶ αἱ τοιαῦται ἀλλοιοῦσιν. ἴσως δὲ καὶ ὀξυρεγμίαι λειετερίην λύουσιν. Dies ist wohl das instruktivste Beispiel für die Nachahmung der Natur als Grundprinzip der Kunst. Daß in diesem Zusammenhang auch der ὅμοιον-Gesichtspunkt auftritt, zeigt VI 2, 1.

Damit sind wir am Ende des Systems angelangt, wie es sich unser Arzt aufgebaut hat. Es ergibt sich eine einheitliche Gedankenwelt, eine ihrer Methoden bewußte wissenschaftliche Gesamtanschauung. Probleme und Aufgaben reihen sich aneinander und zeigen einen Menschen, beseelt von wissenschaftlichem Streben. Die Struktur des Ganzen ist klar. Die Beobachtung am Krankenbett ist der Ausgangspunkt. Die wiederkehrenden Erscheinungen ordnen sich zu Regeln und finden ihre literarische Formulierung in Aphorismen. Jede Erscheinung aber ist durch mannigfache Faktoren bedingt: die Natur des Kranken, der Krankheit, des Klimas und der Jahreszeit, das Pneuma und die Säfte im Körper. Der Körper heilt sich durch die Abgabe der Krankheitsstoffe, dasselbe Prinzip verfolgt die Therapie.

---

[1] Mit der knidischen Therapie stimmt nur die Anweisung, χλιάσματα anzuwenden (Π. διαίτης ὀξέων 164, 10; Π. τῶν ἐντὸς παθῶν VII 236 u. a.). [2] Zu ὀργίσασθαι vgl. Nachmanson, Erotianstudien 306.

Die Lehre der diätetischen Aphorismen, ihr Wesen und ihre Herkunft

In eine ganz anders anmutende Welt treten wir ein, wenn wir nun zur Behandlung einer großen Aphorismenmasse übergehen, die noch nicht herangezogen wurde, da sie inhaltlich und stilistisch in einen eigenen Zusammenhang gehört. Es ist nicht so, daß die bisher untersuchten Aphorismen und dieses neue Material völlig auseinanderfallen — wir werden des öfteren auf die bisherigen Ergebnisse unserer Untersuchung zurückkommen müssen —, aber die Haltung des Arztes wird eine andere, darüber darf man sich nicht täuschen.

Durch das Allgemeine des Inhalts, ihre Grundsätzlichkeit und die Prägnanz der Formulierung prägen sich die Anfangsaphorismen des fünften Tmemas des sechsten Buches dem Gedächtnis ein. Schon hier werden wir an eine eben behandelte Anschauung erinnert, und vielleicht ist es auch gerade deshalb angebracht, mit ihrer Analyse zu beginnen. So spricht schon der erste kurze Satz eine Überzeugung aus, die man einem Arzt, wie wir ihn kennen gelernt haben, wohl zutrauen möchte: Νούσων φύσιες ἰητροί[1] heißt es hier in Zuspitzung eines ungewöhnlichen Gedankenganges, der aber verständlich wird, wenn man sich erinnert, wie sehr sich die eben entwickelten praktischen Grundsätze einer Naturheilkunde näherten: »*Die (verschiedenen individuellen) Konstitutionen des Körpers sind der Krankheiten Ärzte.*« Dieser Gedanke ist das Ergebnis von Beobachtungen und einer Theorie, die in der Individualität einen beachtenswerten Faktor des Krankheitsprozesses sieht und die an die Selbsthilfe der Natur glaubt, wie sie umgekehrt in der Praxis nur eine Hilfe für die Natur sieht. Dieselbe Überzeugung spricht aus dem zweiten Aphorismus: Ἀνευρίσκει ἡ φύσις ἑωυτῇ τὰς ἐφόδους οὐκ ἐκ διανοίης οἷον τὸ σκαρδαμύσσειν καὶ ἡ γλῶσσα δὲ ὑπουργέει καὶ ὅσα ἄλλα τοιαῦτα. Legen wir hier Galens Erklärung von ἔφοδος zugrunde, so kann das nur heißen: »*Es findet die Natur aus eigener Kraft die Wege zum Kampf gegen die Krankheiten, nicht bedarf es dazu der Überlegung.*« Als Beispiele solcher ἔφοδοι nennt der Verfasser die Reflexbewegung des Augenschließens bei drohender Gefahr[2] und die Dienste, die die Zunge (besser wohl der Geschmack) bei der Auswahl der dem Körper zuträglichen Speisen leistet. Auch der folgende Aphorismus setzt dieses Enkomion auf die Natur fort: Εὐπαίδευτος ἡ φύσις· ἑκοῦσα οὐ μαθοῦσα τὰ δέοντα ποιέει[3], wird noch einmal in einer Verallgemeinerung der vorhergehenden Gedanken betont: »*Gebildet ist die Natur; von sich aus, ohne in die Lehre gegangen zu sein, erfüllt sie ihre Pflichten.*« Auch dies wird durch Beispiele erläutert, und zwar

---

[1] In Galens Kommentar muß das Lemma gelautet haben (nach H: *die Natur heilt die Krankheiten*): Νούσους φύσις ἰῆται. Der Kommentar teilt als weitere Lesarten mit Νούσων φύσις ἰητρός (*Die Natur ist ein Arzt, der die Krankheiten heilt* H) und die in dem Text aufgenommene Fassung unserer Codd. und des Palladius. Galen verzichtet auf eine Entscheidung für die eine oder die andere Lesart, zitiert aber die in den Text gesetzte Fassung Scr. min. III 67, 7 und mit anderer Wortstellung De plac. 810, 12 M. Diese muß schon deshalb die ursprüngliche sein, weil nur aus dieser Fassung die beiden anderen entstanden sein können, nicht umgekehrt. φύσιες γὰρ νούσων ἰητροί lautet ein freies Zitat bei Johannes Philoponos in s. Kommentar zu Arist. De anima S. 112, 24ff. Hayduck; vgl. E. Nachmanson Hippocratea S. 196 (Symbola O. A. Danielsson octogenario dicata. Upsaliae 1932).

[2] Zu σκαρδαμύσσειν vgl. Erotian 47, 7 καρδαμύσσειν· καὶ σκαρδαμύσσειν γράφεται· ἔστι δὲ τὸ συνεχῶς τὰ βλέφαρα κινεῖν καὶ εἰς ἐπίμυσιν ἄγειν. ἰδίως οἱ Ἀττικοὶ λέγουσι. Vgl. M. Wellmann, Hermes 64, 1929, 19, 1.

[3] Εὐπαίδευτος VM, ebenso Gal. im Lemma und Komm. (»*Schön in bezug auf die Bildung*« H) sowie das Zitat De plac. 810, 10 M (Kritischer App.!). U hat mit bekannter Verschreibung nach jüngeren Hipp.-Hss. ἀπαίδευτος; ihnen folgt Littré. »Bildungsfähig« scheint das Wort zu bedeuten im Apophthegma des Thales (Vors. I 5, 8) Τίς εὐδαίμων· ὁ τὸ μὲν σῶμα ὑγιής, τὴν δὲ ψυχὴν εὔπορος (die keine ἀπορίαι kennt?), τὴν δὲ φύσιν εὐπαίδευτος; »eine gute Ausbildung beweisend« bedeutet es in Π. ἄρθρων 113, 2; 169, 14; 225, 16 und 234, 8. — ἑκοῦσα V, Gal. Εἰ ζῷον usw. ed. H. Wagner Diss. Marburg 1914 S. 11, 4: ἐκ τοῦ σάου M: ἐοῦσα Gal. L; vgl. auch sein Zitat in De plac. — ποιέειν VM Gal. H und in Zitaten.

solche, die wieder in die eben analysierte Gedankenwelt zurückführen. Nur wenn man sie vor Augen hat, versteht man, weshalb jetzt eine Aufzählung der Apostasismöglichkeiten folgt, als die sich die folgende Zusammenstellung durch den Vergleich mit Epid. II 3, 1 S. 102 unten darstellt: Δάκρυα· ῥινῶν ὑγρότης, πταρμοί· ὠτὸς ῥύπος· στόματος σίαλον, ἀναγωγή, πνεύματος εἴσοδος ἔξοδος, χάσμη, βήξ, λύγξ· οὐ τοῦ αὐτέου παντάπασιν τρόπου· † οὔρου ἄφοδος † καὶ φύσης ταύτης, τῆς ἑτέρης, τροφῆς καὶ πνοιῆς. καὶ τοῖσι θήλεσιν ἃ τούτοισι· καὶ κατὰ τὸ ἄλλο σῶμα· ἱδρῶτες, κνησμοί, σκορδινισμοὶ ὅσα τοιαῦτα[1]. Alles dieses, so wird man interpretieren dürfen, stellt eine Art selbsttätiger Reinigung des Körpers dar, der sich auf diesem Wege von seinen Schlacken befreit. Ebenso hat der übernächste Aphorismus noch die alte Färbung: *νοῦσοι ξύντροφοι ἐν γήρᾳ λείπουσι καὶ διὰ πεπασμὸν καὶ διὰ λύσιν καὶ δι' ἀραίωσιν*[2]. Im Alter wird der Körper gebrechlich, die Haut wird schlaff, die Spannung der Sehnen läßt nach, das bewirkt aber zugleich etwas Positives: Krankheiten, die mit dem Körper großgeworden sind, hören im Alter auf durch die Reife, Lösung und Lockerung des Körpers. Als zum System unseres Arztes gehörig erweist sich dieser Gedanke durch den Zusammenhang mit den eben besprochenen Lehren[3].

Gleichwohl wird man bei diesen Aphorismen immer ein anderes Ethos spüren als in den bisher behandelten Sätzen, in denen die Ergebnisse von Beobachtungen sachlich nüchtern zu allgemeinen Lehren zusammengefaßt wurden. Das Ethos ist ein anderes, die Sprache geht in einen anderen Ton über; man spürt etwas Dichterisches, das über die wissenschaftliche Haltung, wie sie sich in den bisher behandelten Lehren manifestierte, hinausführt. Dieser Eindruck verstärkt sich noch, wenn wir noch zwei ebenfalls im fünften Tmema mitgeteilte Aphorismen heranziehen, in denen auch der Kreis des rein Medizinischen gegenüber einem mehr philosophischen Inhalt etwas zurücktritt. Der überschlagene Aphorismus (VI 5, 2) lautet: Ἀνθρώπου ψυχὴ ἀεὶ φύεται μέχρι θανάτου· ἢν δ' ἐκπυρωθῇ, ἅμα τῇ νούσῳ καὶ ἡ ψυχὴ τὸ σῶμα φέρβεται[4]. Die Seele ist ununterbrochen in organischer Entwicklung. »*Sie wächst bis zum Tode. Gerät sie aber in den Zustand des Feuers, so verzehrt die Seele zugleich mit der Krankheit den Körper* (während sonst nur die Krankheit verzehrt)«. Die Seele kann brennen, zu Feuer werden, und ihr feuriger Zustand ist eine Stufe im Prozeß ihres φύεσθαι. Ebenso merkwürdig ist der Inhalt des bald darauf folgenden Aphorismus

---

[1] οὐάτων ῥύπος Pall. — στόματος σίαλον (-λου codd.), ἀναγωγὴ ⟨πτυέλου⟩ coni. Gal. — οὖρον Gal.: οὖρα Pall.: οὔρου codd. ⟨κόπρου καὶ⟩ οὔρου schlagen τινες bei Gal. vor, andere verstehen unter ἄφοδος den κόπρος. Dies ist vielleicht richtig. Das Folgende völlig korrupt: »*zwei Arten von Winden, Nahrung, Atem*« Gal. H, dessen griechisches Aequivalent Gal. gelesen haben muß; vgl. S. 242, 8 s. Komm. φύσης διττῆς ἐμνημόνευσε. 244, 2 περὶ τὴν τῆς φύσης ἀπόκρισιν ἑκατέρας τῆς τε κατὰ τὸ ἀπευθυσμένον ἔντερον καὶ τῆς διὰ τοῦ στομάχου γινομένης ἣν ἐρυγὴν ὀνομάζουσιν. Pall. las τούτων καὶ τῆς ἐντέρης. ἐντέρης richtig?

[2] ξύντροφοι, »*verschiedenartig*« H, doch setzt Gal. Komm. ξύντροφοι voraus. Das Wort in derselben Bedeutung wie in Π. ἱρ. *νούσου* VI 380, 16 *νοῦσος* ἐκ παιδίου σύντροφος und in Π. ἀέρων CMG I 1 S. 65, 30. Thuk. II 50 sind es die für eine Gegend charakteristischen Krankheiten. — λύσις wohl das Gegenteil von δέσις und σύντασις (vgl. Epid. VI 1, 15 συντάσιες τοῦ σώματος); es klingt an an das Homerische γούνατα λύειν. — ἀραίωσις in erster Linie von der Haut gebraucht Epid. VI 3, 1 Ἡ δέρματος ἀραιότης, vgl. VI 3, 6, dann aber auch, was hier in Betracht kommt, vom ganzen Körper Π. τροφῆς CMG I 1 S. 82, 4 ἀραιότης τοῦ σώματος. Von einer ἀραιότης der Adern als Eigenschaft des bejahrten Körpers ist die Rede Π. ἀέρων CMG I 1 S. 65, 30.

[3] Als Parallele ist der Aphorismus II 39 bemerkenswert: οἱ πρεσβῦται τῶν *νέων* τὰ πολλὰ *νοσέουσιν* ἧσσον· ὅσα δ' ἂν αὐτέοισι χρόνια *νοσήματα* γένηται, τὰ πολλὰ ξυναποθνήσκει.

[4] φύεται fassen die alten Kommentatoren als γεννᾶται, αὐξάνεται, διασῴζεται oder βελτίων γίνεται, vgl. Gal. 246, 9 »*verzehrt die Seele und der Körper bei der Krankheit*« Gal. nach H; also ἡ ψυχὴ καὶ τὸ σῶμα oder καὶ ἡ ψυχὴ καὶ τὸ σῶμα wie Pall., der φέρβεται jedoch mit ἀπόλλυται interpretiert. Galens Kom. und Glossar XIX 150 (φέρβεται· βιβρώσκει, καταναλίσκει) setzen einen Text ohne καὶ vor τὸ σῶμα voraus. Eine Seite 61 zu zitierende Stelle aus Π. διαίτης scheint mir diese Interpretation zu sichern.

VI 5,5 Ψυχῆς περίπατος φροντὶς ἀνθρώποισιν[1]. *»Das Umherwandern der Seele (im Körper) erscheint dem Menschen als Denken«*, nur so kann ich den Aphorismus verstehen. Galen jedoch interpretiert ihn anders, indem er περίπατος als Gymnastik versteht und ihn dahin deutet, daß das Denken eine Gymnastik der Seele darstelle.

Verglichen mit diesen nur unsicher deutbaren Aphorismen ist alles Weitere viel durchsichtiger, sobald man nur einmal die Grundbegriffe dieser Anschauungen herausgearbeitet hat. In den Aphorismen diätetischen Inhalts begegnet besonders häufig das Qualitätenpaar Warm und Feucht. Ein großer Teil der Aphorismen des vierten Themas arbeitet mit diesem Begriffsgegensatz, der eigentümlicherweise mit den Elementen des Warmen und Kalten gleichgesetzt zu werden scheint. Wenn Trinkwasser den Körper abkühlen soll, wie es der Aphorismus VI 4,13 besagt, so muß man annehmen, daß das Feuchte als von Natur kalt und umgekehrt das Kalte als seiner Natur nach feucht gedacht wird. Jedenfalls ist diese Gleichsetzung wahrscheinlich. Das Begriffspaar Warm und Kalt kehrt überall in den Aphorismen wieder. Der Wärme der äußeren Körperteile wird die Kälte der inneren gegenübergestellt (IV 4,12). So wird auch zwischen πῦρ und ῥῖγος oder der kalten und warmen Nahrung unterschieden (VI 5,15). Bemerkenswert ist, daß dem Warmen eine Stelle vor, nicht neben dem Kalten gegeben wird. So heißt es VI 4,16 Αἱ ἀσθενέες δίαιται ψυχραί· αἱ δὲ ἰσχυραὶ θερμαί. Entsprechend wird VI 4,17 dasjenige von den ἄτεχνα ὕδατα als das Zuträgliche bezeichnet, das unter dem Einfluß des Feuers, hier des Blitzes, gestanden hat, also Wasser aus Gewitterregen: Ὑδάτων ἀτεχνέων τὸ μὲν ἀπὸ τοῦ αἰθέρος ἀποκριθὲν βρονταῖον ὡραῖον, τὸ δὲ λαιλαπῶδες κακόν. Unter den ἄτεχνα ὕδατα ist das Wasser zu verstehen, das keine künstlich beigebrachten Eigenschaften besitzt. Das Wort βρονταῖον weist darauf hin, daß αἰθήρ als Blitz bzw. als Feuer gefaßt werden muß, wie es Anaxagoras und andere getan haben[2]. Das vom Feuer beeinflußte Wasser ist das bekömmlichere. Auch Aphorismus VI 2, 2 gehört hierher und mancher andere, der im folgenden genannt werden wird.

In engster Verbindung mit diesen Begriffen scheint ein zweites Begriffspaar zu stehen, das gleichfalls auffallend oft wiederkehrt. Sehr schön wird VI 4,18 gesagt Ἄσκησις ὑγιείης, ἀκορίη τροφῆς ἀοκνίη πόνων *»Übung der Gesundheit: nicht zu viel essen, gerne arbeiten«*. Hier stehen Nahrung und Arbeit einander gegenüber. Ebenso VI 4, 23 Πόνοι σιτίων ἡγείσθωσαν[3], dann in der weiter unten zu erklärenden Sentenz: VI 5, 5 Πόνος τοῖσιν ἄρθροισι καὶ σαρξὶ σῖτος, ὕπνος σπλάγχνοισιν, sonst βρωθέν und πόνος VI 5,15 (S. 322, 3) und wieder πόνος und σῖτος VI 6, 2. Dabei ist das erste, also die Arbeit, den Gliedern und den Fleischteilen des Körpers (den ἄρθρα und σάρκες) oder, wie es sonst statt dessen heißt, den äußeren Teilen des Körpers (τὰ ἔξωθεν VI 5,15 bzw. τὰ ἔξω VI 4,12)

---

[1] ψυχῆς περὶ παντὸς φροντὶς ἀνθρώποισιν Gal. mit Dioskurides Kapiton (*Die Sorge bei jedem Ding der Seele* H) im Lemma.

[2] Zu dieser Interpretation vgl. Aristot. de cael. 270b. 24 Ἀναξαγόρας κατακέχρηται τῷ ὀνόματι τούτῳ (näml. αἰθήρ) οὐ καλῶς. ὀνομάζει γὰρ αἰθέρα ἀντὶ πυρός. Vgl. Simplicius zu der Stelle 119, 2 = Diels Vors. Anaxag. A 73. Aristot. Metereol. B. 9 369b 14. Ἀ. τοῦ ἄνωθεν αἰθέρος ὃ δὴ ἐκεῖνος καλεῖ πῦρ, κατενεχθὲν ἄνωθεν κάτω τὴν μὲν οὖν διάλαμψιν ἀστραπὴν εἶναι τούτου τοῦ πυρός, τὸν δὲ ψόφον ἐναποσβεννυμένου καὶ τὴν σίξιν βροντήν, ὡς καθάπερ φαίνεται καὶ γιγνόμενον οὕτω καὶ πρότερον τὴν ἀστραπὴν οὖσαν τῆς βροντῆς. Vgl. auch Π. σαρκῶν 2. VIII 584, 13: ὀνομῆναί μοι αὐτὸ (sc. τὸ θερμόν, das sich in die ἄνω περιφορή zurückgezogen hat) δοκέουσιν οἱ παλαιοὶ αἰθέρα. — Zum Begriff des ἄτεχνον ὕδωρ vgl. Fredrich 168.

[3] So Gal. L., auch in Zitaten CMG V 4, 2 S. 16, 3 u. a.: πρὸς τὴν ὑγιείαν πόνοι κτλ. Pall. Dieser versteht (außer im Komm. auch Scr. min. II 27, 18ff.) und Erotian 70, 15 unter πόνοι gymnastische Übungen, wie πόνος bestimmt Epid. VI 3, 1 zu interpretieren ist.

zugeordnet, die Nahrung, der σῖτος, dem (τὰ) ἔσωθεν bzw. τὰ ἔσω oder der κοιλία (VI 4, 19). Das ist im Grunde die Übersetzung des diätetischen Begriffspaares Arbeit und Nahrung ins Anatomische. Bei diesen Begriffen verweilt der Verfasser mit besonderer Vorliebe. Wertvoll für die Erkenntnis der Struktur des Systems ist es, daß sich auch von den Begriffen πόνος und σῖτος aus zu den von dem Verfasser angenommenen Grundqualitäten Linien ziehen lassen. Interessant ist es schon, wenn VI 4, 19 gesagt wird: Οἱ θερμοκοίλιοι ψυχρόσαρκοι καὶ λεπτοί, οὗτοι ἐπίφλεβοι καὶ ὀξυθυμότεροι. Aber noch lehrreicher ist folgendes: An einer ganzen Reihe von Stellen gibt der Verfasser diätetische Vorschriften für bestimmte Körperkonstitutionen, speziell etwa die ἔνθερμος φύσις, diejenige also, in der zuviel Wärme enthalten ist. Aus ihnen können wir mit einiger Sicherheit erschließen, welche Beziehungen zwischen den Begriffen πόνος und σῖτος auf der einen und Warm und Kalt auf der anderen Seite bestehen. 4, 13 heißt es Ἐνθέρμῳ φύσει ψύξις· ποτὸν ὕδωρ, ἐλινύειν. Wir benutzten diesen Aphorismus oben, um zu zeigen, daß in diesen Lehren das Kalte und das Feuchte gleichgesetzt werde. Er kann nur besagen, daß der überwarmen Natur Kälte in Form von Wasser und — Ruhe zuzuführen ist. (Dem ἐλινύειν werden sonst die gymnastischen Übungen gegenübergestellt 268, 2.) Die γυμνάσια, sehen wir, erhöhen die Wärme und, wie wir entsprechend ihrer Beziehung zu den äußeren Körperteilen annehmen müssen, als Funktion der »äußeren« Körperteile, die Temperatur der Glieder- und Fleischteile. Dementsprechend scheint das Wasser in unserer Sentenz zur Kühlung der Innenteile des Körpers dienen zu sollen. Hat man das festgestellt, so werden auch ein paar Aphorismen verständlich, die zunächst rätselhaft scheinen. Denn von diesem Gedanken her begreift man den metaphorischen Gebrauch der Wörter πόνος und σῖτος, der sich hier findet. σῖτος und πόνος sind Träger der lebenspendenden Wärme, so wird der Begriff der Nahrung zum Begriff der das Innere des Körpers erhaltenden Kraft, der Begriff der körperlichen Anstrengung dagegen zum Begriff der die äußeren Teile stärkenden Dynamis. VI 5, 15 (322, 3) Ἐνθέρμῳ βρωθὲν ἔσωθεν ψύξις, ἔξωθεν πόνος ἡλίῳ, πυρί, ἐσθῆτι, ὥρῃ θερινῇ, τῷ δὲ ἐναντίῳ ὡς ἐναντίως. Für die warme Natur ist Kältezufuhr so viel wie Nahrungsaufnahme, für die äußeren Teile Sonne, Feuer, Kleidung, warme Jahreszeit dasselbe wie Arbeit. Oder: für die warme Natur sind ausgleichende Kräfte die Abkühlung des Inneren und die Erwärmung des Äußeren durch Sonne, Feuer, Kleidung oder warme Luft, ‘nicht durch gymnastische Übungen’ dürfte man hinzufügen: VI 5, 5 Πόνος τοῖσιν ἄρθροισι καὶ σαρξὶ σῖτος, ὕπνος σπλάγχνοισι, d. h. mit Hilfe der in diesem System gebrauchten Begriffe erläutert: körperliche Bewegung ist die erhaltende Kraft für Glieder und Muskeln, Ruhe ist Nahrung dem Körperinnern. Auch hier hat σῖτος eine nur aus diesen Gesamtanschauungen verständliche metaphorische Bedeutung. Übrigens scheint als der Träger der wärmenden Kraft das Blut betrachtet zu werden, dafür dürfte der Aphorismus VI 5, 15 (320, 6) sprechen: Τὸ αἷμα ἐν ὕπνῳ εἴσω μᾶλλον φεύγει. Diesem Gedanken scheint die Erfahrung zugrunde zu liegen, daß die Verdauung am besten im Schlafe vor sich geht. All diese Aphorismen lehren zugleich, daß als gesunder Zustand das Mittel zwischen dem Allzuviel und dem Allzuwenig angesehen wird, das Mittel zwischen dem Warmen und Kalten, zwischen πόνος und σῖτος: VI 6, 2 Πόνοι σιτία ποτὰ ὕπνοι ἀφροδίσια πάντα μέτρια.

Es darf als eine Probe aufs Exempel gelten, daß sich auch weitere Aphorismen physiologisch-diätetischen Inhalts harmonisch in diese Gedankenreihen und ihre Begriffe einordnen. Sie sollen hier zu bestimmten Gruppen zusammengestellt und soweit wie möglich erläutert werden:

1. Die Regeln über den Schlaf. VI 4, 12 Ἐμφανέως ἐγρηγορὼς θερμότερος τὰ ἔξω, τὰ ἔσω δὲ ψυχρότερος, καθεύδων τἀναντία[1]. Alle Begriffspaare, die wir als für die Lehre unseres Arztes charakteristisch erkannten, sind in diesem Aphorismus enthalten, τὰ ἔξω, τὰ ἔσω, πόνος und σῖτος in der allgemeinen Form von Wachen und Schlafen, die Hauptbegriffe: das Warme und das Kalte. Beim Wachen ist die Wärme mehr in den äußeren Körperteilen, die Kälte mehr in seinem Inneren, beim Schlafenden ist es umgekehrt: Das Innere ist warm, das Äußere kalt. Daraus ist VI 4, 14 verständlich: Ὕπνος ἐν ψύχει ἐπιβεβλημένῳ. Zum Ausgleich für die Kälte des Äußeren ist der Schlafende zuzudecken, für die Abkühlung des warmen Inneren sorgt die eingeatmete kalte Luft (Vgl. II 3, 1. 102, 13). Für die warme Körperkonstitution und das Verhalten bei warmer Temperatur gilt ein anderer Satz: VI 4, 18 Ἐνθέρμῳ φύσει καὶ θερμῇ ὥρῃ κοίτη ἐν ψύχει παχύνει, ἐν θερμῷ λεπτύνει. Auch hier ist das μέτριον der Maßstab der diätetischen Anweisung.

2. Als zweite Gruppe mögen die Aphorismen[2] über die Atmung folgen, sie ergänzen sich gegenseitig aufs beste: a) VI 6, 1 Σάρκες ὁλκοὶ καὶ ἐκ κοιλίης καὶ ἔξωθεν, δηλοῖ ἡ αἴσθησις ὡς ἔκπνοον καὶ εἴσπνοον ὅλον τὸ σῶμα, b) VI 4, 22 Σημεῖα θανατώδεα· ἀνὰ ῥινὸν θερμὸς ἀτμός· πρότερον δὲ ῥὶς ψυχρὸν πνεῦμα ἀφίησιν· τὰ ζωτικὰ ἐναντία, c) VI 4, 19 Ἐν οἷσι πλεῖστον τὸ θερμόν, μεγαλοφωνότατοι· καὶ γὰρ ψυχρὸς ἀὴρ πλεῖστος· δύο δὲ μεγάλων μεγάλα καὶ τὰ ἔκγονα γίνεται. Die Atmung erfolgt auf doppeltem Wege, durch die Luftröhre und die Haut (bzw. die σάρκες), die außer aus dem Innern des Körpers auch von außen her Stoffe aufnimmt. Das geschieht beim gesunden Körper in der Weise, daß aus der Luftröhre warme Luft ausströmt, während die Haut kalte Luft abgibt. Es liegen Anzeichen für den baldigen Eintritt des Todes vor, wenn das Gegenteil der Fall ist[3]. Einen speziellen Gedanken gibt der dritte Aphorismus, der eine starke Stimme als ein Produkt der inneren Wärme und der von außen aufgenommenen kalten Luft erklärt.

3. Zu einem dritten Kreis stelle ich diejenigen Aphorismen zusammen, die sich mit dem Zustand der Haut beschäftigen: VI 3, 1 Ἡ δέρματος ἀραιότης, ἡ κοιλίης πυκνότης. ἡ δέρματος ξύνδεσις, ἡ σαρκῶν αὔξησις. ἡ κοιλίης νάρκωσις, ἡ τῶν ἄλλων ξύγχυσις, ἡ τῶν ἀγγείων ἀκαθαρσίη, ἡ ἐγκεφάλου ἀνάλωσις (διὸ καὶ φαλακρότης), ἡ τῶν ὀργάνων κατάτριψις. Das dürfte etwa besagen: ist die Haut des Körpers locker, so ist die Magenwand undurchlässig; ist die Haut straff gespannt, so liegt eine Zunahme der Fleischmassen vor; arbeitet der Magen nicht, so erfolgt der völlige Zusammenbruch des Körpers, werden die Gefäße nicht entleert, das Gehirn schwindet (das hat Haarausfall zur Folge), die Sinnesorgane verlieren allmählich ihre Kraft. In diesen Aphorismen ist die zentrale Stellung, die der Verdauungsapparat im Körper einnimmt, klar und deutlich zum Ausdruck gekommen. Wieder ist auch das Äußere des Körpers seinem Inneren gegenübergestellt, das δέρμα der κοιλία, dessen Zustand Schlüsse auf den Zustand des Körperinnern ermöglicht. Hier reiht sich mancher andere Aphorismus an, z. B. VI 3, 17, ein kurzer Satz: Κλεῖς περιφανέες,

---

[1] Vgl. auch den soeben zitierten Aphorismus Epid. VI 5, 15 und dazu Wellmann S. 23, der zeigt, daß Alkmaion mit dieser Lehre vorangegangen ist.

[2] Zu den Aphorismen über den Schlaf kommt noch hinzu: VI 4, 14 Ὕπνος ἑδραῖος (ἔστω), ὀρθῷ (γὰρ) νυσταγμός.

[3] Vgl. Progn. 83, 2 ψυχρὸν δὲ ἐκπνεόμενον (sc. πνεῦμα) ἐκ τῶν ῥινῶν καὶ τοῦ στόματος ὀλέθριον κάρτα ἤδη γίνεται.

φλέβες διαφανέες, *wenn die Umrisse des Schlüsselbeins sichtbar sind, scheinen die Adern durch die Haut*, oder VI 3, 16 ein umfangreicherer Aphorismus, den man nur mühsam versteht: Πᾶς λεπτυσμὸς χαλᾷ τὸ δέρμα, ἔπειτα περιτείνεται, ἀνάθρεψις τἀναντία. χρωτὸς ῥίκνωσις ξυμπίπτοντος, ἔκτασις ἀνατρεφομένου. | τὸ ῥικνῶδες, τὸ λεῖον, ἑκατέρου σημεῖον τὸ ὑπόχολον, τὸ ὑπέρυθρον· | οὕτω τὸ κατεσπάσθαι μαζούς, ἰσχνοὺς δὲ ἀνεσπάσθαι καὶ περιτετάσθαι, καίτοι οὐκ ἄν τις οἴοιτο διὰ τοῦτο, ἀλλὰ σαρκωθέντος τοῦτο γενέσθαι. Ich versuche, das Unübersetzbare zu paraphrasieren: leichte Diät bewirkt zuerst Lockerung, dann Spannung der Haut, stärkere das Umgekehrte, zuerst die Spannung, dann die Erschlaffung (dem Einfallen der Haut entspricht das Auftreten von Falten, der stärkeren Nahrungsaufnahme die Spannung). Es ergibt sich im ersten Fall »das Faltige«, im anderen »das Glatte«. Dunkle und helle Farbe sind mit dem einen und dem anderen Zustand verbunden. So erklärt es sich, daß starke Brüste herabhängen, zarte dagegen nach oben gezogen und straff werden, mag man es auch nicht für möglich halten[1].

Aber nun wird man nach der Methode fragen, mit der diese Sätze gefunden worden sind. Da wird man sofort gewahr, daß diese Frage hier im Grunde nur in einer bestimmten Modifizierung Platz hat. Methode gehört zur Forschung. Hier haben wir keine Forschung, sondern höchstens eine Art Lebensweisheit, nicht ἱστορίη, sondern eine σοφίη, die nicht durch die Methode, sondern eher durch eine bestimmte Denkform gekennzeichnet ist, Es fällt jedem Leser dieser Aphorismen sofort auf, wie hier alles in Antithesen formuliert ist, aber man wird auch bald erkennen, daß dies nicht nur eine bestimmte Form sprachlicher Stilisierung ist, sondern zum Denken dieser σοφίη gehört. Es ist doch kein Zufall, daß die diätetischen Hauptbegriffe alle antithetisch sind, daß dem Feuchten das Warme, dem Äußeren des Körpers dessen Inneres, der Arbeit die Nahrungsaufnahme, der Lockerheit die Dichte, der Magerkeit die Stärke entspricht, um nur weniges zu nennen. Dies Denken arbeitet unentwegt mit der antithetischen Komparation, es ist ein Denken in Proportionen. Es ist nicht so, daß nun die Richtigkeit seiner Sätze dadurch beeinträchtigt würde, im Gegenteil, fast alle Sentenzen, die in diesen Zusammenhang gehören, entsprechen dem wirklichen Befund. Aber wie primitiv ist diese Anatomie, wie wenig ist das Ganze physiologisch unterbaut!

Mit der Herausarbeitung des besonderen Charakters dieser Aphorismen ist nun auch der Weg zur Beantwortung der Frage nach ihrer Herkunft, ihrer geistigen Heimat, gegeben. Dies ist das nächste Problem, das es zu behandeln gilt; es wird uns zugleich Gelegenheit geben, das Bild dieser Anschauungen mit einigen Strichen zu ergänzen.

Wo sind diese Gedanken zu Hause? Mir scheint der Physisbegriff mit den Eigenschaften, die ihm hier beigelegt werden, den besten Ausgangspunkt zur Beantwortung dieser Frage darzustellen. Er weist ohne weiteres auf die Sophistik als den geistigen Boden, auf dem diese Anschauungen gewachsen sind. Hier ist die Natur als ein vollkommenes Ganzes betrachtet und als das Reich der Wahrheit der menschlichen Satzung und Kunst gegen-

---

[1] Mehrere Aphorismen, die man diesem Kreis zuordnen möchte, beschäftigen sich zugleich mit der Atmung und dem Trinken. Sie sind verständlich, wenn man sich der alten Lehre erinnert, nach der ein Teil der aufgenommenen Flüssigkeiten in die Lunge gelangt. Leider bereitet die schlechte Überlieferung dem Verständnis große Schwierigkeiten: VI 2, 4 Ἰητήριον ξυνεχέων χασμέων μακρόπνους, ἐν τοῖσι ἀπότοισι καὶ μόγις βραχύπνους. VI 3, 19 ὅτε ἐχρῆν ἄδιψον, ξυνέχειν στόμα, σιγᾶν, ἄνεμον σὺν ποτῷ ψυχρὸν εἰσάγειν. Dann ein Aphorismus, in dem zwei Arten von Wasser unterschieden werden: VI 4, 8 ὕδωρ ἀφεψηθὲν τὸ μὲν ὡς δέχηται τὸν ἠέρα, τὸ δὲ μὴ ἔμπλεον (sc. ἠέρος, vgl. Π. φυσῶν 93, 7) καὶ ἐπίθημα ἔχειν. Auch folgender Aphorismus gehört hierher: VI 4, 18 Ἐν τῷ ἐγρηγορέναι δίψης ἐπιπολαίου ὕπνος ἄκος, τῆς δὲ ἐξ ὕπνου (= ἐνυπνίου sc. δίψης?) διέγερσις.

übergestellt worden, wie schon Demokrit (176 Diels) von der Autarkie der Natur spricht und Heraklit von der Physis als dem wahren Kriterium der Gesinnung und des Handelns gesprochen hatte (112). Den Gegensatz der Begriffe φύσις und τέχνη hört man deutlich aus der Sentenz Νούσων φύσιες ἰητροί heraus. Auch die in der Sophistik vielerörterte Frage, wieweit ἀρετή lehrbar sei, die Menon bei Platon (70a) so formuliert: ἆρα διδακτὸν ἡ ἀρετή; ἢ οὐ διδακτὸν ἀλλ' ἀσκητόν; ἢ οὔτε ἀσκητὸν οὔτε μαθητόν, ἀλλὰ φύσει παραγίγνεται τοῖς ἀνθρώποις ἢ ἄλλῳ τινὶ τρόπῳ, auch diese Frage steht als Problem hinter dem Begriff der εὐπαίδευτος φύσις, die von den μαθήματα nicht berührt, den richtigen Weg geht. Die Kommentatoren weisen auf die bekannte Charakteristik des Themistokles bei Thukydides hin, der die Leistungen des großen Politikers als Werk einer εὐπαίδευτος φύσις kennzeichnet. I 138 ἦν γὰρ ὁ Θεμιστοκλῆς βεβαιότατα δὴ φύσεως ἰσχὺν δηλώσας καὶ διαφερόντως τι ἐς αὐτὸ μᾶλλον ἑτέρου ἄξιος θαυμάσαι· οἰκείᾳ γὰρ ξυνέσει καὶ οὔτε προμαθὼν ἐς αὐτὴν οὐδὲν οὔτ' ἐπιμαθὼν τῶν τε παραχρῆμα δι' ἐλαχίστης βουλῆς κράτιστος γνώμων καὶ τῶν μελλόντων ἐπὶ πλεῖστον τοῦ γενησομένου ἄριστος εἰκαστής . . . καὶ τὸ ξύμπαν εἰπεῖν φύσεως μὲν δυνάμει, μελέτης δὲ βραχύτητι κράτιστος δὴ οὗτος αὐτοσχεδιάζειν τὰ δέοντα ἐγένετο. In dieser Charakteristik spricht Thukydides als Sohn seiner Zeit, der Sophistik. Und ganz das gleiche gilt, wenn schon Littré ein schönes Wort des Epicharm als Parallele bringen kann: Τὸ δὲ σοφὸν ἁ φύσις τόδ' οἶδεν ὡς ἔχει Μόνα· πεπαίδευται γὰρ αὐταυτᾶς ὕπο (172 Kaibel, vgl. 284. 279). Hier zitiert er einen Dichter, den man in so vielem als Vorläufer der Sophistik bezeichnen kann[1]. Die Sophistik ist es gewesen, die den Wert der Begabung, des Lernens und der Übung abzugrenzen suchte (vgl. Protagoras Frg. 3 Diels). Diese Zeit ist es auch, deren philosophische Gestalten Anschauungen verschiedener Naturphilosophen in einem eigentümlichen Synkretismus vereinigten und sie in einer bestimmten Form modifizierten, genau so, wie hier Begriffe aus Herakliteischen oder heraklitisierenden Lehren neben denen des Demokrit und anderer stehen.

Zu diesen allgemeinen Argumenten dafür, daß die ἀρχή dieser σοφίη in der Sophistik liegt, kommen wichtige Einzelgründe hinzu. Wir können vor 400 einen »Iatrosophisten« nachweisen, der die rein diätetischen Gedanken der Aphorismen mindestens in ihren Grundzügen vertreten hat. Es ist Herodikos von Selymbria, dessen medizingeschichtliche Bedeutung Fredrichs Hippokratische Untersuchungen zuerst in das rechte Licht gestellt haben. Er wird von Platon, Aristoteles und dem von Diels edierten Doxographen Anonymus Londinensis, der hier wieder mit dem Material des Aristotelesschülers Menon arbeitet, erwähnt und als Persönlichkeit und in seinen Eigenschaften als Arzt und Philosoph charakterisiert. Eine weitere Nachricht steht im dritten Abschnitt des sechsten Epidemienbuches. Alle Berichte über den merkwürdigen Menschen und sein medizinisches System stimmen aufs beste überein. Herodikos von Selymbria ist eine Zeitlang als bedeutender Arzt anerkannt worden. Er hat in Selymbria, Megara[2] und Athen[3] gelebt und praktiziert. Von Beruf war er Gymnast, Paidotribe und erst, als er selbst schwer er-

[1] Vergleichbar ist sonst das Pindarwort: Ol. II 94 σοφὸς ὁ πολλὰ εἰδὼς φυᾷ· μαθόντες δὲ λάβροι παγγλωσσίᾳ κόρακες ὣς ἄκραντα γαρυέτων Διὸς πρὸς ὄρνιχα θεῖον, das jedoch in der Adelsethik begründet ist. Dann auch eine Stelle aus den sophistischen Δισσοὶ λόγοι (II 343, 11 Diels): ἔστι δέ τι καὶ φύσις ᾇ δή τις μὴ μαθὼν παρὰ σοφιστᾶν ἱκανὸς ἐγένετο, εὐφυὴς γα γενόμενος ῥαιδίως συναρπάξαι τὰ πολλά·, sonst Demokrit B 242: πλέονες ἐξ ἀσκήσιος ἀγαθοὶ γίνονται ἢ ἀπὸ φύσιος (vgl. Natorp, Demokrit 118 Anm. 2).

[2] Plat. Protag. 316d Ἡρόδικος . . ὁ Σηλυμβριανός, τὸ δ' ἀρχαῖον Μεγαρεύς.

[3] Daß er in Athen war, geht aus Plat. Phaidr. 224d hervor.

krankte, wandte sich sein Interesse der eigentlichen Medizin zu. Auch in seinem System glaubt man Nachwirkungen dieser Entwicklung zu spüren. Herodikos identifizierte die Medizin mit der Diätetik und suchte das Ganze durch eine sophistische Theorie von der Kraft der Natur zu stützen. Platon konnte in seinen Lehren eine verkappte Sophistik sehen [1]. Der Anonymus Londinensis bestätigt die Richtigkeit dieses Urteils. Herodikos bezeichnete die Aufgabe der Medizin als ein εἰς τὸ κατὰ φύσιν ἄγειν, d. h. Gesundheit als den naturgemäßen Zustand des Körpers. Die Physis also war der Maßstab seiner Diagnose und seiner Therapie. Doch hören wir den Bericht des Anonymus selbst (IX 20ff.):

Ἡρόδικος δὲ [ὁ Cηλυμβριανὸς οἴεται]
τὰς νόσους [γίνεσθαι ἀπὸ τῆς διαίτης· ταύ-]
την δὲ εἶναι κατ[ὰ φύσιν, ὅταν πόνοι προσῶσιν]
καὶ ἄλγη δ' ὅσα [δεῖ, καὶ οὕτως πέψιν μὲν]
ἔχῃ ἡ τροφή, ἐπί[δοσιν δὲ ἀεὶ λαμβάνῃ]
τὰ σώματα ἀν[αδιδομένης τῆς τροφῆς κατὰ]
φύσιν. οἴεται γ[ὰρ] τὴ[ν μὲν ὑγίειαν γίνεσθαι κατὰ]
φύσιν ἐχόν[των] τῶν σω[μάτων περὶ τὴν δίαιταν, τὴν δὲ
νόσον π[α]ρὰ φύσι[ν ἐχόντων αὐτῶν. τοῖς μέντοι]
παρὰ φύσ[ι]ν διατεθεῖ[σιν πονεῖν προστάσσει]
ἡ ἰατρικὴ παραγενομέ[νη καὶ οὕτως εἰς τὸ κατὰ]
φύσιν ἄγει ταῦτα, ὡ[ς αὐτός φησιν. λέγουσιν]
δὲ τὸν ἄνδρα τὴν ἰα[τρικὴν ἔντεχνον]
ἀγωγὴν εἰς τὸ κατὰ φύσιν [καλέσαι. * καὶ ταῦτα μὲν]
οὕτως, [ἐ]κεῖνο δὲ ὅτι ἀπ' ἐναντίων τῆς τε]
θερμότητος καὶ ὑ[γρότητος τῶν σωμάτων]
συνίστανται νόσοι, [διατεθρύληται].

In den Ergänzungen dieses Berichtes ist manche Einzelheit unsicher, doch sind die zu ergänzenden Gedanken im allgemeinen klar erkennbar [2], so daß man sich auf sie stützen kann. Auch die Parallelüberlieferung vermag manches zu sichern. Das seinem Grundcharakter nach diätetische System ist in seinem Aufbau vollkommen einheitlich. Alle Krankheiten haben ihre Ursache in einer der Natur widersprechenden Diät. Zur naturgemäßen Lebensweise gehört körperliche Bewegung und daß die Speisen richtig verdaut werden; fehlt es an beidem, so muß der Kranke gymnastische Übungen treiben und so seine Verdauung in Ordnung bringen. Dieses beides, πόνος und τροφή, geben dem Körper die richtige Temperatur, zu viel Wärme oder zu viel Feuchtigkeit ist Krankheit [3]. Auch

---

[1] Platon Prot. 316d Ἐγὼ δὲ τὴν σοφιστικὴν τέχνην φημὶ μὲν εἶναι παλαιάν, τοὺς δὲ μεταχειριζομένους αὐτὴν τῶν παλαιῶν ἀνδρῶν φοβουμένους τὸ ἐπαχθὲς αὐτῆς πρόσχημα ποιεῖσθαι καὶ προκαλύπτεσθαι τοὺς μὲν ποίησιν οἷον Ὅμηρον ... ἐνίους δέ τινας ᾔσθημαι καὶ γυμναστικὴν οἷον Ἴκκος τε ὁ Ταραντῖνος καὶ ὁ νῦν ἔτι ὢν οὐδενὸς ἥττων σοφιστὴς Ἡρόδικος ὁ C. ... Eine ironisch gefärbte Charakteristik des herodikeischen Systems gibt Platon Resp. III 406a τῇ παιδαγωγικῇ τῶν νοσημάτων ταύτῃ τῇ νῦν ἰατρικῇ πρὸ τοῦ Ἀσκληπιάδαι οὐκ ἐχρῶντο ὥς φασι πρὶν Ἡρόδικον γενέσθαι· Ἡρόδικος δὲ παιδοτρίβης ὢν καὶ νοσώδης γενόμενος μείξας γυμναστικὴν ἰατρικῇ, ἀπέκναισε πρῶτον μὲν καὶ μάλιστα ἑαυτόν, ἔπειτ' ἄλλους ὕστερον πολλούς. Πῇ δή; ἔφη. Μακρόν, ἦν δ' ἐγώ, τὸν θάνατον αὑτῷ ποιήσας. παρακολουθῶν γὰρ τῷ νοσήματι θανασίμῳ ὄντι οὔτε ἰάσασθαι οἶμαι οἷός τ' ἦν ἑαυτὸν ἐν ἀσχολίᾳ τε πάντων ἰατρευόμενος διὰ βίου ἔζη, ἀποκναιόμενος εἴ τι τῆς εἰωθυίας διαίτης ἐκβαίη, δυσθανατῶν δὲ ὑπὸ σοφίας εἰς γῆρας ἀφίκετο. Καλὸν ἄρα τὸ γέρας, ἔφη, τῆς τέχνης ἠνέγκατο.

[2] Herodikos ist mit diesen Gedanken nicht selbständig, schon sein Namensvetter, der bedeutende knidische Arzt, hatte die Bedeutung der Nahrung und Arbeitsleistung erkannt (Anon. Lond. IV 40).

[3] Doch bedarf der Nachprüfung, ob nicht auch ψυχρότητος gelesen werden kann.

sein eigenes Leiden scheint Herodikos diesen Anschauungen entsprechend behandelt zu haben.

Die Übereinstimmung mit den Lehren der Aphorismen ist groß. Es ist nicht nötig, sie noch im einzelnen aufzuweisen. Wir erkennen, woher der Gedankengehalt der sophistischen Aphorismen unserer Bücher stammt. Die zahlreichen teils philosophischen, teils rein diätetischen Aphorismen sind Variationen der Themen, wie sie sich aus den Prinzipien der Herodikeischen Lehre ergeben. Wir finden den Physisbegriff als Mittelpunkt, die Begriffe des Warmen und Feuchten als ihre konstituierenden Kräfte, beides wie in den Aphorismen. Der δίαιτα ist das Hauptinteresse des Herodikos zugewandt. Dasselbe gilt von dem Verfasser dieser Sentenzen: πόνος und τροφή sind die beiden Angelpunkte der Diätetik hier und dort.

Aber wir können noch einen Schritt weitergehen in der Bestimmung des Verhältnisses unseres Arztes zu Herodikos von Selymbria.

Im dritten Tmema des sechsten Epidemienbuches wird Herodikos genannt, genauer ein Herodikos. Galen stellt die Frage, ob dieser oder der Bruder des Gorgias gemeint sei, der ebenfalls Arzt war; er scheint sie sogar in einem Spezialschriftchen behandelt zu haben oder wenigstens diese Absicht gehegt zu haben[1]. Trotzdem scheint mir kein Zweifel daran möglich, daß hier Herodikos von Selymbria, nicht der Bruder des Gorgias gemeint ist. Die in diesem Aphorismus kritisierte Fieberbehandlung stimmt mit der von Menon und Platon berichteten Therapie des Herodikos von Selymbria zu genau überein, als daß ein Zweifel berechtigt wäre: VI 3, 18 Ἡρόδικος τοὺς πυρεταίνοντας ἔκτεινε δρόμοισι, πάλῃσι πολλῇσι, πυρίῃσι. κακόν· τὸ πυρετῶδες πολέμιον πάλῃσι περιόδοισι δρόμοισι ἀνατρίψει, πόνος πόνῳ. Herodikos wird hier kritisiert, aber das setzt voraus, daß der Kritiker mit seinen Anschauungen vertraut war.

Ein zweites Argument für die These, daß in den sophistischen Aphorismen dieser Epidemienbücher Gedanken des Herodikos von Selymbria vorliegen, läßt sich auf einem Umwege liefern. Fredrich hat in seinen Hippokratischen Untersuchungen nachgewiesen, daß der kompilierende Verfasser von Π. διαίτης in seinen diätetischen Anweisungen mit Theorien des Herodikos von Selymbria arbeitet. Er hat weiter nachzuweisen gesucht, daß in der Einleitung, dem philosophischen Teile der Schrift, Gedanken des Philosophen Archelaos von Athen vorliegen, wieder mit folgerichtiger und ausreichender Begründung. Nur eine Möglichkeit scheint mir unbeachtet geblieben zu sein: der Anonymus Londinensis berichtet, daß Herodikos ἀπὸ ἐναντίων τῆς τε θερμότητος καὶ ὑγρότητος τῶν σωμάτων die Krankheiten habe entstehen lassen. »Durch diese Theorie«, sagt Fredrich S. 228, »kann der Kompilator auf die Elemente Kalt und Warm geführt und veranlaßt worden sein, für den ersten Teil Archelaos' Werk zu benutzen, in dem dieselben Elemente die Hauptrolle spielen.« Ich könnte es mir auch so vorstellen, daß Herodikos selbst seine diätetischen Anschauungen naturphilosophisch begründet und den Grundbestand der Naturphilosophie von Π. διαίτης geliefert hat, daß schon er Gedanken des Archelaos für seine Zwecke fruchtbar gemacht hätte, nicht erst der Kompilator von Π. διαίτης. Dafür scheint mir als positives Moment zu sprechen, daß wir auch in Epid. VI diese Verbindung von herakliteisch ge-

[1] XVII B 99, 9 seines Kommentars: καὶ Πλάτων μὲν μέμνηται τοῦ Προδίκου (l. Ἡροδίκου) ὡς πολλοῖς περιπάτοις χρωμένου (vgl. S. 59 Anm.). τίνος δὲ νῦν Προδίκου (l. Ἡρ.) μνημονεύει (sc. Hippocrates), πότερον τοῦ Λεοντίνου ἢ τοῦ Σηλυμβριανοῦ, περιττὸν ζητεῖν, ἐν ἄλλῳ γὰρ λόγῳ τὰ τοιαῦτα πάντα διέρχομαι.

färbter Philosophie und herodikeischer Diätetik finden. Da liegt es doch nahe, zu fragen, ob nicht beides, Diätetik und heraklitisierende Naturphilosophie, eine untrennbare Einheit darstellen, die wir bei jedem »Herodikeer« vorfinden und deshalb auch für ihn selbst voraussetzen müssen. Wir wollen diese Frage bei unserem Vergleich der herodikeischen Aphorismen aus Epid. VI mit den Lehren von Π. διαίτης im Auge behalten. Natürlich darf man hier keine völlige Übereinstimmung verlangen. Die Untersuchung wird nur zu erweisen haben, daß in den Aphorismen und in Π. διαίτης Brechungen, vielleicht auch Fortbildungen ein und derselben Gedankenmasse vorliegen.

Das Warme und das Kalte sind in Π. διαίτης die Hauptkräfte des Kosmos und des menschlichen wie jedes anderen Organismus (Kapitel 3 und 4), ebenso wie in unseren Aphorismen. Das Warme ist wieder das bewegende und belebende Prinzip. Wir behandelten oben den Satz: 'ἀνθρώπου ψυχὴ ἀεὶ φύεται μέχρι θανάτου· ἢν δ' ἐκπυρωθῇ, ἅμα τῇ νούσῳ καὶ ἡ ψυχὴ τὸ σῶμα φέρβεται. Die einzige mir bekannte Parallele dazu ist eine Stelle aus Π. διαίτης VI 496, wo es heißt: αὔξεται δὲ (ἡ ψυχὴ) οὐκ ἐν πᾶσιν ὁμοίως ἀλλ' ἐν μὲν τοῖσι νέοισι τῶν σωμάτων ἅ τε ταχείης ἐούσης τῆς περιφορῆς (sc. τῆς ψυχῆς) τοῦ σώματος ὄντος αὐξίμου ἐκπυρουμένη καὶ λεπτυνομένη καταναλίσκεται εἰς τὴν αὔξησιν τοῦ σώματος, ἐν δὲ τοῖσι πρεσβυτέροισι ἅτε βραδέης ἐούσης τῆς κινήσεως καὶ δὴ ψυχροῦ τοῦ σώματος καταναλίσκεται ἐς τὴν μείωσιν τοῦ ἀνθρώπου. Übereinstimmend mit der Psychologie von Π. διαίτης wird hier die Seele als eine vis vitalis betrachtet, die im letzten Lebensabschnitt die Kräfte des Körpers verringert, wobei sie sich selbst in einem Verbrennungsprozeß befindet[1]. Dazu kommt, daß die Lehre des Aphorismus Epid. VI 5, 5 Ψυχῆς περίπατος φροντὶς ἀνθρώποισιν in Π. διαίτης Kap. 7 anklingt und bei Heraklit selbst nachweisbar ist. Wir finden sie Heraklit Frg. 67a, wo die Seele mit einer Spinne verglichen wird, die, sobald ein Faden ihres Netzes zerstört ist, herbeieilt, um es wiederherzustellen. Außer in diesem heraklitisierenden Gedanken finden wir die Übereinstimmung in einer Naturauffassung, die an die herakliteische Lehre von der Vollkommenheit der Physis erinnert. Es heißt ähnlich wie in dem Aphorismus, den wir zuerst besprachen, im 15. Kapitel von Π. διαίτης: τόδε ἰητρικῆς· τὸ λυπέον ἀπαλλάσσειν καὶ ὑφ' οὗ πονεῖ ἀφαιρέοντα ὑγιέα ποιεῖν. ἡ φύσις αὐτομάτη ταῦτὰ ἐπίσταται. καθήμενος πονεῖ· ἀναστῆναι[2], κινεύμενος πονεῖ· ἀναπαύεσθαι. καὶ ἄλλα τοιαῦτα ἔχει ἡ φύσις ἰητρικῆς. Auch ist die τέχνη in Π. διαίτης wie vielleicht schon bei Heraklit selbst Nachahmerin der φύσις.

Von den weiteren übereinstimmenden Lehren ist zu erwähnen, daß auch der Verfasser von Π. διαίτης das Aufhören von Krankheiten kennt, die den Körper in seiner Entwicklung begleitet haben und mit ihm groß geworden sind. Die Krankheiten des Kindes und Jugendalters haben nach Π. διαίτης ihre Ursache in dem unnormalen Überwiegen feuchter Stoffe, die der Zwanzig- bis Vierzigjährigen im Überwiegen der Wärme gegenüber dem Feuchten (Kap. 32/33). Diese Krankheiten hören im Herbst bzw. im Winter des Lebens auf. Die zuerst genannten im Alter von 40 bis 60 Jahren, die übrigen später. Das Überwiegen des Feuchten wird ausgeglichen durch die überwiegende Menge des Trockenen in dem dritten Viertel des Lebens. Die Wärme wird durch die dem Körper im späten Alter eigene Kälte zurückgedrängt, so daß der Körper kalt und feucht wird. Auch in dem Aphorismus Epid. VI 5, 3 scheint eine ähnliche, wohl nur nicht so systematisch ausgebaute Lehre vorzuliegen. Πεπασ-

---

[1] Vgl. H. Diels, Herakleitos von Ephesos. Griechisch und deutsch 2. Aufl., Berlin 1909 S. 44 Anm.
[2] Der Satz hat die Form des Rezepts: ἐάν τις καθήμενος πονέῃ, αὐτόματος ἀνίσταται.

μός, ἀραίωσις und λύσις, die drei Faktoren des Körpers, die nach VI 5, 3 das Aufhören von νοῦσοι ξύντροφοι zur Folge haben, sind eine Wirkung der Wärmeabnahme; auch der Verfasser der Epidd. hält die παιδία für wärmer (VI 3, 7). Vgl. auch S. 15.

Dann das diätetische Grundprinzip von Π. διαίτης, das mit dem der Aphorismen und dem des Herodikos genau übereinstimmt: Kap. 2 Οὐ δύναται ἐσθίων ὤνθρωπος ὑγιαίνειν ἢν μὴ καὶ πονέῃ. ὑπεναντίας μὲν γὰρ ἀλλήλοισιν ἔχει τὰς δυνάμιας σῖτα καὶ πόνοι, ξυμφέρονται δὲ ἀλλήλοισι πρὸς ὑγιείην. πόνοι μὲν γὰρ πεφύκασιν ἀναλῶσαι τὰ ὑπάρχοντα, σιτία δὲ καὶ ποτὰ ἐκπληρῶσαι τὰ κενωθέντα. Nach Π. διαίτης ist die Aufgabe des Magens, die Speise aufzunehmen, zu verarbeiten und an die κοιλία weiterzugeben, Kap. 74: ἡ μὲν κοιλία καταπέσσει τὸ σιτίον, αἱ δὲ σάρκες δέχονται. Wieder ist der Schlaf, während dessen sich die Wärme im Magen befindet, die beste Zeit der Verdauung, S. 616: ἡ κοιλίη ψυχρὴ ἐοῦσα οὐ δύναται καταπέσσειν τὰ σιτία ἐν τῇ νυκτί und S. 572 unten βεβρωκότα δὲ θερμαίνοντες ὑγραίνουσι (sc. οἱ ὕπνοι) τὴν τροφὴν ἐς τὸ σῶμα διαχέοντες. Die Schlaflosigkeit wird diesen Anschauungen entsprechend ebenso wie in den Epidemien beurteilt. Ebenfalls besteht, was die Auffassung von der Seelentätigkeit betrifft, Übereinstimmung darüber, daß das Denken genau so wie jede körperliche Bewegung als πόνος gewertet wird. Diese Auffassung liegt dem Aphorismus VI 6, 2 zugrunde; S. 576 im Π. διαίτης heißt es: Ὁκόσα μεριμνᾷ ἄνθρωπος, κινέεται ἡ ψυχὴ ὑπὸ τουτέων καὶ θερμαίνεται καὶ ξηραίνεται καὶ τὸ ὑγρὸν καταναλίσκουσα πονέει καὶ κενοῖ τὰς σάρκας καὶ λεπτύνει τὸν ἄνθρωπον[1].

Wir könnten mehr aufzählen, interessanter aber ist der Hinweis auf die einzelnen Gedankenkomplexe, die in der Analyse der Epidemien noch nicht berücksichtigt wurden. Von besonderer Bedeutung scheint mir die Übereinstimmung in den Fragen der Embryologie zu sein. Der Verfasser von Epidd. II, IV und VI und ebenso der Autor Π. διαίτης setzen hier, im Gegensatz zu Empedokles stehend, sieben und neun Monate für die Schwangerschaft an: Π. διαίτης Kap. 26 und Epid. VI 8, 6 (= II 3, 17): Ὅτι ἐν ἑπτὰ κινέεται, ἐν τριπλασίῃ τελειοῦται καὶ ὅτι ἐν ἐννέα κινέεται, ἐν τριπλασίῃ τελειοῦται, wozu Galen in seinem Kommentar richtig bemerkt, daß diese Zahlen von Dekaden zu verstehen sind (vgl. auch Fredrich 128). In der Theorie der Entstehung von Knaben und Mädchen dagegen folgen beide dem Empedokles; das männliche Kind entsteht im rechten, wärmeren Teil des Uterus, in VI 2, 25 Ὅτι ἐν θερμοτέρῳ, στερεωτέρῳ τὸ ἐν τοῖσι δεξίοισι καὶ μέλανες διὰ τοῦτο καὶ ἔξω αἱ φλέβες μᾶλλον schimmert sogar die empedokleische Fassung dieses Gedankens noch durch[2].

Ein anderer Aphorismenkomplex, in dem die Übereinstimmung besonders deutlich wird, betrifft diätetische Einzelanweisungen: Epid. VI 5, 15 (S. 320, 9): Ὑπέρινον ἰσχναίνει καὶ ὕπνος πολύς ~ Π. διαίτης 60: Ὕπνοι νῆστιν μὲν ἰσχναίνουσι καὶ ψύχουσιν ἢν μὴ μακροὶ ἔωσι, κενοῦντες τοῦ ὑπάρχοντος ὑγροῦ· ἢν δὲ μᾶλλον, ἐκθερμαίνοντες συντήκουσι τὴν σάρκα καὶ διαλύουσι τὸ σῶμα καὶ ἀσθενὲς ποιέουσι. — VI 5, 5 (S. 320, 9) Ψυχρότατος, βρῶμα· φακοὶ κέγχροι κολοκύνται. Diesen Satz erläutern folgende Sätze aus Π. διαίτης: 45 Κέγχρων χόνδροι καὶ κυρήβια ξηρὸν καὶ στάσιμον ... αὐτοὶ δὲ κέγχροι ἑφθοὶ τρόφιμοι, οὐ μέντοι διαχωρέουσιν. Φακοὶ καυσώδεες καὶ ταρακτικοὶ οὔτε διαχωρέουσιν οὔτε ἱστᾶσιν. 54 (560, 7) Κολοκύντη θερμαίνει καὶ ὑγραίνει καὶ διαχωρέει, οὐκ οὐρέεται δέ

[1] Noch deutlicher hat Anaxagoras die αἴσθησις als πόνος bezeichnet: A 94 Diels.

[2] Vgl. Empedokles B 67 Diels ἐν γὰρ θερμοτέρῳ τοκὰς ἄρρενος ἔπλετο γαστήρ· καὶ μέλανες διὰ τοῦτο καὶ ἁδρομελέστεροι (ἀνδρωδέστεροι: corr. Karsten; vgl. Gnomon 1930, 357) ἄνδρες καὶ λαχνήεντες μᾶλλον.

(vgl. Kap. 75). Diese Nahrungsmittel haben alle wärmende Kraft, darum sind sie der hochgradig kalten Natur zu empfehlen. — Mehr anmerkungsweise mögen hier ein paar andere Aphorismen mit Lehren aus Π. διαίτης verglichen werden, die auch auf diese Weise verständlich sind. VI 4, 20 überrascht den Leser mitten zwischen den diätetischen Gedanken der Satz: αὐχμοῦ ἐπὶ γῆς οἰωνῶν γένος εὐθηνεῖ. Galen erklärt diesen Satz damit, daß sich die Vögel in der warmen Luft sozusagen in ihrem Element befinden: ihre Natur ist warm. Diese Physiologie hat auch Π. διαίτης 47: Σχεδόν τι πάντα τὰ ὀρνίθια ξηρότερα ἢ τὰ τετράποδα· ὁκόσα γὰρ κύστιν οὐκ ἔχει, οὔτε οὐρέει οὔτε σιαλοχέει, πάντως ξηρά· διὰ γὰρ θερμότητα τῆς κοιλίης ἀναλίσκεται τὸ ὑγρὸν ἐκ τοῦ σώματος ἐν τὴν τροφὴν τῷ θερμῷ, ὥστε οὔτε οὐρέεται οὔτε σιαλοχοέει. ὁτέῳ δὲ μὴ ἔνεισιν τοιαῦται ὑγρασίαι, ξηρὰ εἶναι ἀνάγκη. Die weitgehende Übereinstimmung von Π. διαίτης mit Epid. VI gibt das Recht, die Galenische Erklärung des Aphorismus als richtig anzunehmen. Sonst scheinen die beiden Aphorismen VI 5,15 Λαγνείη τῶν ἀπὸ φλέγματος νούσων ὠφέλιμον und Τὰς ἐπαυξέας νούσους μίξις (sc. ὠφελέει) (320, 1 u. 4) durch Parallelen aus Π. διαίτης ihre Erklärung zu finden. Hier wird der Coitus als wärmend bezeichnet; darin besteht seine Hauptwirkung, vom diätetischen Gesichtspunkt aus gesehen (Kap. 58). So muß aber auch das Mittel beschaffen sein, mit dem allein die von dem Übermaß kalten Phlegmas herrührenden Krankheiten erfolgreich behandelt werden können. Ähnlich ist der zweite Aphorismus zu erläutern: die Kinder sind ihrer Natur nach warm, so können Kinderkrankheiten ihre Ursache nur im Überwiegen feuchter und kalter Stoffe haben. Der wärmende Coitus gleicht dieses Mißverhältnis aus. (Zu ἐπαυξής vgl. Gal. XVII B 288.)

Wir brechen hier den Vergleich ab. Es ergibt sich aus unserer Zusammenstellung, daß wir in den diätetischen Anschauungen von Epidd. II, IV und VI und in Π. διαίτης Brechungen ein- und desselben diätetischen Systems vor uns haben, derselben Lehre des Herodikos, die in ihren Grundgedanken unverändert, in einigen Einzelheiten ausgebaut und besonders in Π. διαίτης verfeinert ist. Daneben scheint sich mir für die Rekonstruktion des herodikeischen Systems als wahrscheinlich zu ergeben, daß schon von Herodikos eine sophistisch-heraklitisierende Naturphilosophie vertreten wurde. Wenn beide Brechungen der diätetischen Anschauungen des Herodikos nach dieser Seite hin unterbaut worden sind, so ist der Schluß, daß auch Herodikos in dieser Weise philosophierte, unabweisbar. Ein weiteres Argument für diese Hypothese ergibt sich aus der Schrift Π. τροφῆς CMG I, 1 S. 79. Auch dieses bis zur Manier von Heraklitеischen Gedanken beherrschte Schriftchen ist zum größten Teile der Diätetik gewidmet. Es stimmt in dieser Doppelseitigkeit mit unseren Aphorismen überein. Der Sentenz Ἐυπαίδευτος ἡ φύσις und den diesem Aphorismus verwandten Sätzen von Epid. VI 5 entsprechen hier die Sätze φύσις ἐξαρκέει πάντα πᾶσιν und φύσιες πάντων ἀδίδακτοι. Wir finden ähnliche Aufzählungen wie dort, z. B. eine Zusammenstellung der ἀποκρίσιες (80, 17), dann die Unterscheidung des Inneren und des Äußeren des Körpers (80, 9); der Wert der ἀποστάσιες ist erkannt (80, 25)[1]. Auch dies spricht für die Annahme der ursprünglichen Einheit der mehr philosophischen und der diätetischen Lehren.

---

[1] In M ist zu Π. τροφῆς das folgende Scholion erhalten: τοῦτο (sc. τὸ βιβλίον) ἀνδρὸς οὐ τοῦ τυχόντος καὶ τάχα ἴσως τοῦ θεσσαλοῦ, δοκεῖ δὲ τισιν ὑπὸ ἡροφίλου συγκεῖσθαι, φησὶν ὁ Γαληνός. In dieser aus dem verlorenen Kommentar des Galen stammenden Notiz ist ἡροφίλου wahrscheinlich korrupt: vielleicht ist Ἡροδίκου zu schreiben. Vgl. aber auch H. Diller, Hermes 68, 1933, 172 Anm.

Wir fassen die Ergebnisse unserer Untersuchung zusammen. Die neben den auf die Beobachtung epidemischer Krankheiten zurückgehenden Aphorismen stehenden diätetischen Aphorismen zeigen einen starken Einschlag von der Sophistik her. Der Ahnherr dieser Gedanken ist Herodikos von Selymbria, der in einem dichotomischen System Naturphilosophie und Diätetik verbindet. Dies kennzeichnet auch die diätetischen Aphorismen von Epidd. II, IV und VI. Dieses Resultat können wir als sicher werten. Unbeantwortbar dagegen scheint mir die Frage, ob diese Aphorismen die Lehre des Herodikos unverändert weitergeben oder nicht. Der primitive Charakter dieser Sprüche, der in einem deutlichen Gegensatz zu den komplizierteren Lehren von Π. διαίτης steht, kann dafür nicht ins Feld geführt werden. Wir müssen ja auch deshalb ihrem Verfasser eine gewisse Selbständigkeit zutrauen, weil er doch die therapeutische Methode des Herodikos kritisiert.

Am Schluß dieser inhaltlichen Analyse der drei Epidemienbücher fragt man sich zunächst, wie diese Vereinigung wissenschaftlicher Forschung und sophistischen Denkens in einem Geiste möglich war, wie man dieses In- und Nebeneinander zweier so verschiedener Welten zu verstehen hat. Denn daß es sich in den zuletzt untersuchten Aphorismen nicht etwa um Notizen aus einem fremden Werk handelt, glaube ich durch die Aufweisung einer Übergangslinie von den hippokratischen zu den herodikeischen Anschauungen gezeigt zu haben. Dies Argument könnte durch weitere Hinweise, etwa auf Aphorismen, in denen beide Elemente enthalten sind (VI 1,5), oder auch Krankheitsgeschichten dieser Art (z. B. VI 4,11) oder auch durch den Hinweis auf das allgemeine diätetische Interesse des Verfassers erheblich verstärkt werden. An dem Tatbestand dieser Vereinigung läßt sich nicht zweifeln. Hier geht ἱστορίη und σοφίη zusammen. Nur eine falsche Psychologie könnte beide Seiten auseinanderreißen und jede verselbständigen wollen; man braucht nur an Demokrit zu denken, um dieses Nebeneinander als eine historische Möglichkeit zu begreifen. Die Unterschiede liegen im Wesen der Sache, nicht im Denken als solchem. Die Diätetik ist ihrem Wesen nach σοφίη, medizinische Prognose dagegen, wie sie hier gesehen wird, ihrem Wesen nach eher ἱστορίη. Wer beides in sich vereinigte, sowohl Diätetik trieb, wie sich der medizinischen Prognose und Praxis widmete, mußte »Sophist« und Forscher in einer Person sein.

Sprache und Stil

Haben wir bisher den Inhalt der Notizen und Aphorismen einer Analyse unterzogen, so gilt es nun, ihre sprachliche Form zu untersuchen. Es kommt jetzt darauf an, zu zeigen, wie die beiden Haltungen, die Beobachtung und die sophistische Denkform, ihren Ausdruck gewinnen, wie sie sich von dem allgemeinen Hintergrund der alten medizinischen Sprache abheben. Ob es hier möglich sein wird, zur Individualität des Autors vorzudringen, wird eine zweite, wie wir von vornherein erwarten müssen, äußerst schwer beantwortbare Frage sein, die wir uns zu stellen haben.

So gilt es zunächst, auf einige Eigentümlichkeiten aufmerksam zu machen, die ein mit dem hippokratischen Corpus nicht vertrauter Leser vielleicht als auffallend empfindet, die sich jedoch nicht nur in diesen Büchern oder allgemein in den Epidemienbüchern finden. Zunächst ist hier natürlich die medizinische Terminologie zu nennen, aber diese mag als etwas selbstverständlich hier Auszuschaltendes zurücktreten. Ich denke vor allem an ein paar Erscheinungen, die schon das Interesse der Sprachforscher geweckt haben, zunächst zwei so verschiedene wie den Dativus sympatheticus und die Prolepsis.

Der Dativus sympatheticus ist in den Epidd. II, IV und VI sehr häufig. In den meisten Fällen beginnen die Krankheitsgeschichten mit der Nennung des Patienten im Dativ, wo von rein inhaltlichen Gesichtspunkten aus ebensogut der Genetiv stehen könnte: Ἀριστοδήμῳ στῆθος ἐκαύθη (statt Ἀριστοδήμου) ist eins von den vielen Beispielen für diese Ausdrucksweise. Daneben steht, jedoch viel seltener, in Fällen, wo der Dativ möglich wäre, der Nominativ. Ermerins geht sogar so weit, all diese Stellen in den häufigeren Dativ zu ändern, man erkennt, wie sehr sich der Eindruck des Dativs einprägt. Aber was uns hier vor allem angeht: von einer Eigentümlichkeit der Epidemienbücher darf man nur in einem bestimmten Sinne sprechen. Havers hat in seiner Kasussyntax[1] den Dativus sympatheticus in der gesamten älteren Literatur, insbesondere aber bei den ionisch schreibenden Ärzten nachgewiesen. Es handelt sich hier um eine in der medizinischen Literatur sehr verbreitete Ausdrucksweise. Man kann deshalb von einer Eigentümlichkeit der Epidemienbücher II, IV und VI nur insofern sprechen, als die Bücher I und III sowie V und VII den Dativ nicht so häufig aufweisen. Ähnlich steht es mit der Prolepsis. Auch diese Erscheinung begegnet in der Überzahl der Problemformulierungen unserer Bücher. Das Subjekt drängt sich als das für den ganzen folgenden Satz Wesentliche in den Vordergrund und steht deshalb vor dem Fragepronomen, so schon im III. Buch der Epidemien (232,10), so vor allem auch in den Epidd. II, IV und VI. Ich greife ein beliebiges Beispiel heraus: IV 41 αἱ ἐπὶ τῇσι νούσοισι ἀποστάσιες εἰ κρίνουσι, σημεῖον und IV 46 αἱ καταστάσιες οἷαι καὶ ἐν ᾗσι μᾶλλον καὶ ἧσσον γίνεται ὤρησι, χώρῃσιν. Obwohl man, etwa von dem eigenen Sprachempfinden geleitet, der Ansicht sein könnte, daß diese Eigentümlichkeit insbesondere der Notiz, also dem Tagebuch[2], dem Stil der Epidemien angehöre, so ist dies wieder nicht in dem Maße der Fall, wie es zunächst den Anschein hat. Wieder gibt eine ebenfalls sprachwissenschaftlich orientierte, durch die übersichtliche Anordnung des vorhandenen Materials verdienstvolle Arbeit die richtige Erkenntnis. Margit Gutmann notiert in ihrer Arbeit, Die Nebensätze in ausgewählten Schriften des hippokratischen Corpus, Diss. München 1929, in der Rubrik der Fragesätze S. 22ff. verhältnismäßig viele Fälle von Prolepsis, so daß man auch darin eher eine Eigentümlichkeit griechischer Problemformulierung sehen möchte. Dazu kommt vieles andere, was sich bei näherem Zusehen als allgemeines Kennzeichen der medizinisch-technischen Sprache dieser Zeit erweist. Ich erinnere an all die Stileigentümlichkeiten, die sich in anderen Schriften des hippokratischen Corpus wiederfinden, vom Wortmaterial angefangen über die Formung des Einzelausdrucks bis zur Gestaltung des ganzen Satzes. Ich erinnere an das μὴ πνευμάτων, für das wir in Π. ὑγρῶν χρήσιος eine Parallele fanden, und die konditionale Periodenform einzelner Aphorismen, die Senn und Regenbogen[3] auch in ganz anderen Schriften des hippokratischen Corpus nachgewiesen haben. Erst wenn man dieses allgemein Charakteristische der ionischen medizinischen Literatur abgezogen hat,

---

[1] Untersuchungen zur Kasussyntax der idg. Sprachen, Straßburg 1911.

[2] Hebbel in seinem Tagebuch unter 26. März 1835: »Die Linie des Schönen, wie weit sie geht. Bei Gelegenheit eines Gedichts von mir ‚Der Wahnsinnstraum'. Ob sie in diesem überschritten ist.«

[3] Senn, Archiv für Gesch. der Medizin 22, 1929, 217ff. Regenbogen, Quellen. Stud. Gesch. der Mathem. 1930, 131ff.

nähert man sich den Eigentümlichkeiten dieser Sprache und ihres Stils, die als für sie charakteristisch gelten können.

Jedoch ist auch hier wieder eine Einschränkung nötig: Eigentümlichkeiten der Sprache und ihres Stils sind, das muß eingeschärft werden, im Grunde auch noch eher ein Allgemeines als etwas Spezielles. Man kann über den Stil dieser Krankheitsgeschichten nicht schreiben, ohne daß man sich zunächst in jedem Fall die Hauptgesetze dieser Gattung klargemacht hat. Erst wenn man dieses Genoshafte in den einzelnen Formen sehen gelernt hat, kann man den Versuch wagen, die Eigentümlichkeit des einzelnen Werkes und seines Verfassers zu begreifen. In unserem Fall heißt dies, daß die Stiluntersuchung in eine Analyse der Krankheitsgeschichten und der Aphorismen zu zerfallen hat und daß jedesmal das Allgemeine dieser Gattungen Beachtung finden muß. Das reiche zur Verfügung stehende Material ermöglicht eine genaue Einzeluntersuchung. Die Krankheitsgeschichten aus Epidd. II, IV und VI werden wir naturgemäß mit denen von Epidd. I und III sowie von V und VII vergleichen, während sich uns für die beiden hier aufgewiesenen Arten von Aphorismen die große Masse der hippokratischen 'Ἀφορισμοί und die gesamte vorsokratische Literatur als willkommenes Vergleichsmaterial darbieten.

1. Die Krankheitsgeschichten. Beginnen wir mit einer Stilanalyse der Krankheitsgeschichten, so muß sofort bemerkt werden, daß hier das Wort Stil nur dann am Platze ist, wenn man darunter jede Art von einheitlicher Schreibweise versteht und nicht etwa ein bestimmter Grad geistiger Durchdringung des Wortmaterials zur charakteristischen Eigentümlichkeit dieses Begriffs erhoben wird. Der Stil der Epidemien ist der anspruchslose Notizenstil des Tagebuches, das Geschehenes nur festhalten, nicht auch zugleich verstehen will. Der Anteil des schreibenden Subjekts ist deshalb auf ein geringes Maß reduziert, und er kommt mehr in dem Negativen als im Positiven zum Ausdruck. Das Kennzeichen dieser Schreibweise ist in erster Linie die Brachylogie und die Parataxe, die Brachylogie als eine Darstellungsform, die der ökonomischen Tendenz der Notiz entspringt, und die Parataxe als das Kennzeichen der nacheinander vorgenommenen Niederschrift der einzelnen Beobachtungen. Dieses beides gibt den Krankheitsgeschichten in gewissem Sinne den Charakter von etwas Unvollendetem. Natürlich ist aber auch hier festzuhalten, daß diese Eigentümlichkeit der Epidemienbücher nur deshalb als ihr Hauptkennzeichen angesehen werden kann, weil sie sich hier in viel höherem Grade findet als in der gesamten übrigen älteren Literatur, als deren Kennzeichen sie früh erkannt worden ist. Vergleicht man dennoch, was diese beiden Kennzeichen betrifft, unsere Bücher mit Epidd. I und III, so zeigt sich, daß gerade in diesen beiden von der Brachylogie und Parataxe weitgehend Gebrauch gemacht wird. Insbesondere gilt dies von der Brachylogie, während die Parataxe die übrigen Epidemienbücher fast im gleichen Maße kennzeichnet.

Mittel der Brachylogie stehen dem Verfasser in großer Menge zur Verfügung. Man braucht sich nur klarzumachen, daß gerade in einer Epidemienschilderung sehr viele Symptome immer wiederkehren, um zu erkennen, in wie weitem Maße etwa eine bloße Andeutung zur vollständigen Bezeichnung der Sache ausreicht. Auch andere Momente spielen daneben eine Rolle, etwa die Tatsache, daß der Verfasser außer sich selbst höchstens noch gleichgeschulte Ärzte des gleichen Verbandes als seine Leser voraussetzen kann. Es geht dieses aus einer Reihe wichtiger Bemerkungen klar hervor: II 3, 2 φαρμάκων τρόπους ἴσμεν ἐξ ὧν γίνεται, ὁκοῖα καὶ ὅσσα; II 2, 18 ἐξανθήματα πρὸς ἃ τῇ μάννῃ χρώμεθα;

IV 57 Κριτίας ἐν πυρετοῖς ὑπὸ ἐνυπνίων ὠχλεῖτο, ὑφ' οἵων οἴδαμεν. Mancher Satz kann deshalb unvollendet bleiben, weil erwartet werden darf, daß der Leser das Richtige ergänzt. Diese Auslassungen beginnen bei dem Einfachsten. Auch der gewöhnliche Leser ergänzt die Kopula oder die durch den Zusammenhang geforderte Form von γίγνεσθαι, die sehr oft fehlt, oder was etwa sonst der Zusammenhang als Ergänzung nahelegt. Wiederholungen sind somit nicht nötig. In Epid. IV 1 ist der erste Satz ausgeführt, die beiden folgenden Fälle sind jedoch nur angedeutet, ohne unverständlich zu werden. Das gleiche gilt in einem Fall wie 158, 16, wo zu dem für sich stehenden λάβρως aus dem Vorhergehenden αἱμορραγικοί das Verbum ἡμορράγησεν ergänzt werden muß. 176, 13 ergänzt jeder den Satz Τῇ 'Ολυμπιοδώρου παιδίσκῃ αἷμα ἐκ τοῦ δεξιοῦ richtig durch μυκτῆρος ἐρράγη. Besonders oft weggelassen wird das Wort ὀδύνη, ἄλγημα; Littré hat wohl recht, wenn er es in einem Fall wie 166 unten und insbesondere 168 oben, wo es van Linden einsetzte, nicht aufnahm: ταχέως χεῖρες καὶ ὦμοι (sc. ὠδύνησαν), τούτων δὲ ληγόντων κεφαλῆς, ὀφθαλμῶν (sc. ὀδῦναι). Da so oft von der Apostasis die Rede ist, genügt oft eine einfache Richtungsangabe: 166, 2 τούτῳ ἐς γόνυ ἀριστερόν (sc. ἀπέστη); 170, 12 ἐς μέγαν (sc. δάκτυλον) τῆς δεξιῆς (sc. χειρός ἀπεστήριξεν) (vgl. 90, 16ff.). Vieles andere liegt auf der gleichen Ebene und findet ebenfalls als Eigentümlichkeit der brachylogischen Notiz seine Erklärung. Natürlich ließ sich auch auf anderen Wegen ein gleich verständlicher kurzer Ausdruck erreichen. Ich hebe als Beispiel den Schlußsatz von Epid. II 1, 1 hervor: Εἶτα φλυκταινίδες ὥσπερ πυρίκαυστοι ἐπανίσταντο, was man mit den ἕλκεα πυρίκαυστα aus Π. ὑγρῶν χρήσιος, einer ebenfalls äußerst brachylogischen Schrift, vergleichen kann (CMG I, 1 S. 87, 31). Eine breiter stilisierte Schrift wie Π. ἀρχαίης ἰητρικῆς schreibt CMG I, 1 S. 48, 8 ἔστιν οἷσι φλύκταιναι ἀνίστανται ὥσπερ τοῖς ἀπὸ πυρὸς κατακεκαυμένοισι. Auch für diese Art kurzer Ausdrücke lassen sich weitere Beispiele finden. Wieder ein ganz anderes Mittel der Einsparung liegt m. E. an einer Stelle wie IV 3 vor: Im allgemeinen bezeichnet der Verfasser den Ausgangspunkt der Krankheit durch einen Ausdruck mit ἐκ, hier steht jedoch der einfache Genitiv, den ich nur als Genitivus ablativus zu deuten vermag: ὁ Χαλκηδόνιος .. ῥήγματος περὶ μαζὸν δεξιὸν ὀδυνώμενος ... Das ἐκ ist durch die Auffrischung einer alten Kasusfunktion gespart worden. Sonst bemerke ich das Asyndetische des Stils, das sich jedem sofort einprägt, z. B. 125, 7 στόμα, ὄμμα, ῥίς in einer Reihe von Substantiven oder das Fehlen von Verbindungen zwischen einzelnen Sätzen und Wortgruppen. Überall ist Ökonomie des Ausdrucks der ausschlaggebende Gesichtspunkt.

Das zweite Charakteristikum der Krankheitsgeschichten und der Katastasisschilderungen, die Parataxe, gehorcht ganz dem Gesetz des Inhalts. Tag für Tag macht der Arzt seine Notizen, so kommt die eine zu der anderen hinzu als ein Nach- und Nebeneinander von Daten. Das häufigste Verbindungswort, das man findet, ist das aneinanderreihende καί. Sonst besteht das gliedernde Element in der Zeitangabe, die jedoch im Gegensatz zu den exakten Angaben von Epidd. I und III hier sehr lässig ist. Die Geschichten von Epidd. V und VII dagegen stellen ähnliche Aneinanderreihungen einzelner Daten dar. Als Beispiel für beides, die Verbindung durch καί und durch Zeitbestimmung, setze ich die verhältnismäßig ausführliche Krankheitsgeschichte II 2, 6 hierher: 'Ο τῆς 'Αρισταίου γυναικὸς ἀδελφὸς χλιαινόμενος ἐταλαιπώρει ὁδῷ· κἄπειτα ἐν κνήμῃ τέρμινθοι ἐγένοντο. ἔπειτα συνεχὴς πυρετὸς ἐγένετο. καὶ τῇ ὑστεραίῃ ἱδρὼς ἐγένετο καὶ τὰς ἄλλας τὰς ἀρτίους ἐγένετο αἰεί. ἔτι δὲ ὁ πυρετὸς εἶχεν· ἦν δὲ ὑπόσπληνος, ἡμορράγει ἐξ ἀριστεροῦ πυκνὰ κατ' ὀλίγον, ἐκρίθη. τῇ ὑστεραίῃ ἀριστερὸν παρ' οὖς οἴδημα. τῇ δὲ ὑστεραίῃ καὶ παρὰ δεξιόν, ἧσσον δὲ τοῦτο· καὶ συνελειαίνετο ταῦτα καὶ ἐμωλύνθη καὶ οὐκ ἀπεπύησεν. In einzelnen Fällen prägt sich dieses Nacheinander ganz besonders ein, so 334,11. Hier steht ein Satz, der sich ganz anders stilisieren ließe, eine Periode liegt so nahe: Γυναῖκες δὲ οὐχ ὁμοίως ἐπόνησαν ὑπὸ τῆς βηχός, ἀλλ' ὀλίγαι τε ἐπυρέτηναν καὶ τουτέων πάνυ ὀλίγαι ἐς τὸ περιπλευμονικὸν ἦλθον καὶ αὗται πρεσβύτεραι καὶ πᾶσαι περιεγένοντο. Falls eine solche Aufzählung einmal durch eine Begründung unterbrochen wird, was in wenigen Fällen geschieht, so erfolgt sie durch einen Satz mit γάρ, nicht durch einen Nebensatz mit διότι. Schon die Knidischen Gnomen wiesen diesen Stil auf. Neben dieser syndetischen Parataxe gibt es, wie schon erwähnt, auch die asyndetische Aneinanderreihung.

Schon in dieser Parataxe ist dann etwas enthalten, was für die Haltung des Verfassers charakteristisch ist. Schon hier spürt man seine nüchterne Objektivität. Noch viel mehr kommt diese Haltung in einigen anderen Eigentümlichkeiten dieser Sprache zum Ausdruck. Ich denke z. B. an die vielen nüchtern konstatierenden Substantive; ein hingeworfenes κρίσις wirkt anders als das lebendigere ἐκρίθη, das den Vorgang mehr vom Subjekt her sieht. Alle die vielen Verbalsubstantiva, die wir hier finden, heben die Darstellung in die Sphäre des Begrifflichen, objektiv Wissenschaftlichen. Das rein Konstatierende kommt in ihnen ganz anders heraus als in den Verben, die an ihrer Stelle möglich wären. Den gleichen Eindruck hinterlassen die vielen Partizipien an Stelle der finiten Formen. Es ist wieder etwas anderes, ob ich wie 96,11 in einem Abschnitt, der für diese Ausdrucksweise auch sonst aufschlußreich ist, sage: Ἔστι δ' οἷσι φλέβες αἱ ἐν κροτάφοισι ... ἐπηρμέναι (sc. ἦσαν) oder ob ich (vgl. 100,14) das Imperfektum setze. Auch diese Ausdrucksweise ist in ihrer ganzen Art wissenschaftlicher, konstatierender, begrifflicher. Gerade auch für sie sind Beispiele in großer Menge vorhanden: ich hebe allein aus II 2, 24, einer umfangreicheren Katastasisschilderung, außer dem mitgeteilten folgende, teilweise noch instruktivere Beispiele aus: 96, 4 ἔστι δ' οἷσι ... φάρυγξ οὐ φλεγμαίνουσα (sc. ἦν), κειμένη δέ; 7 γλῶσσαν οὐ ῥηιδίως στρέφοντες (sc. ἦσαν); 14 οὐ μὴν πνιγόμενοι (sc. ἦσαν) οἱ πλεῖστοι.. 15 οὐδ' οἱ ὀφθαλμοὶ ἐγκαθήμενοι; 98,1 ἦν τὰ μὲν τάχιστα ῥηίζοντα, τὰ δὲ... περιῄει; 3 πολλοὶ ... ἔχοντές (sc. ἦσαν) τι μέρος τοῦ ἐξογκώματος; 5 καὶ φωνὴ ἐνσημαίνουσα; 13 οὗτοι καὶ πέπονα ἀναπτύοντες καὶ βραχὺ μόγις ἦσαν. Auch die übrigen Epidemienbücher weisen diese Erscheinung auf, wie in Epidd. II, IV und VI besonders häufig in den allgemeinen Krankheitsschilderungen. Die Krankheitsgeschichte zeigt sie auch, aber seltener; sie steht als Beschreibung des Einzelfalls der lebendig konkreten Situation zu nahe, als daß sie dieselbe Verbegrifflichung zuließe wie die allgemeineren Schilderungen.

Nicht minder charakteristisch, für den Nichtmediziner das Hervorstechendste, aber auch das am meisten Ermüdende, ist eine weitere Wirkung dieser rein sachlichen Haltung, die Einförmigkeit der Notiz. Öfter denkt man, man habe es mit einem ausgefüllten Fragebogen zu tun, dessen Beantwortung von vornherein bestimmten Normen unterworfen sei. Die Aufzeichnungen haben etwas Schematisches; der Ausdruck wechselt nicht oder doch nur selten. In vielen Fällen ist dies wissenschaftliche Notwendigkeit, ein Mittel zur Identifikation, zum exakten Verständnis durch den andern und für den Schreibenden selbst. Etwas anderes ist es jedoch, wenn sogar dieselbe Satzgestaltung immer wiederkehrt; sowohl die Anfangssätze der Krankheitsgeschichte von Epidd. I und III wie die von Epidd. II, IV und VI zeigen sehr häufig ein bestimmtes Schema: II 2, 3 Ἡ Σέραπις ἐξ ὑγρῆς κοιλίης ᾤδησεν. II 2, 4 Ἡ Στομάργεω ἐκ ταραχῆς ὀλιγημέρου πολλὰ στήσασα ... ᾤδησεν. II 2, 7 Ὁ παρ' Ἀλκιβιάδεω ἐλθών· ἐκ πυρετῶν ὀλίγον πρὸ κρίσιος ὄρχις ἀριστερὸς ᾤδησεν. Immer folgt auf die Nennung des Patienten die Angabe des Ausgangspunktes (ἀφορμή) der Krankheit mit ἐκ und dann die Reihe der Symptome. Der Satz ist durchaus formelhaft geworden, obwohl verschiedene Ausdrucksmöglichkeiten vorhanden waren.

All diese Erscheinungen, insbesondere aber das Parataktische, die Substantivierung und die Neigung zum Formelhaften, sind Charakteristika, die für alle Epidemienbücher mehr oder weniger gleichmäßig zutreffen. Das Besondere der Schreibweise von Epidd. II, IV und VI liegt mehr in anderer Richtung, — wenn man den Maßstab eines durchgereiften Stils anlegt, in den Mängeln. In Epidd. I und III liegen genau so wie hier Notizen vor aber das eine haben sie vor denen von Epidd. II, IV und VI voraus, daß sie geordnet sind. Sie sind nach der ersten Niederschrift überarbeitet worden, während sich sehr große Teile unserer Bücher noch ganz im Rohzustand der ersten Niederschrift befinden. Man erkennt dies vor allem an den vielen Zwischenbemerkungen innerhalb der Sätze, die man bei einer Neuausgabe am besten durch Klammern bezeichnen wird. Wenige Beispiele genügen: II 2, 8 ᾟ ἡ χεὶρ ἡ δεξιή, σκέλος δὲ ἀριστερὸν ἐκ τῶν βηχωδέων (βραχὺ οὐκ ἄξιον λόγου βηξάσῃ) παρελύθη παραπληγικῶς (ἄλλο δὲ οὐδὲν ἠλλοιώθη, οὔτε πρόσωπον οὔτε γνώμην), οὐ μὴν ἰσχυρῶς, ταύτῃ ἐπὶ τὸ βέλτιον ἤρξατο χωρέειν περὶ εἰκοστὴν ἡμέρην, oder einfacher IV 30 (S. 174, 1 f.) ἦν δὲ καὶ ἐν τοῖσι κάτω τῶν μηρῶν (sc. οἰδήματα) (τοῖσι δὲ πολλοῖσι δυσέξοδον τοῦτο), ἀτὰρ καὶ ὀσφύι. Noch auffallender ist 168, 4 ἐκρίθη (οὐκ ἐρρίγωσεν) ἑβδόμῃ, wofür die parallelen Formulierungen das erwartete ἐκρίθη .. ἄνευ ῥίγεος (108, 2) oder ἄνευ ῥίγεος ἡ κρίσις (106, 2) geben. Solche Stellen zeigen, daß die Überlieferung IV 2, wo Littré mit V das περιεγένετο ausläßt, zu halten ist: κρίσις (περιεγένετο) περὶ ἐνάτην ἄνευ ἱδρῶτος.

Was hier im Kleinen hervortritt, zeigt sich deutlicher, wenn der Verfasser versucht, eine gewisse Komposition durchzuführen, etwa wenn es gilt, etwas Nebensächliches, aber Bemerkenswertes neben der Hauptsache festzuhalten. Die Beispiele sind gering an Zahl, aber sie zeigen genau so wie die Behandlung der Nebenbemerkung innerhalb des Einzelsatzes, daß es ihm manchmal nicht gelingen will, ein organisches Ganzes aufzubauen. Besonders gut beobachten läßt sich dies IV 55, wo zwei Fälle geschildert werden, von denen jedoch nur der eine in den Zusammenhang gehört, während der andere eine Nebenbemerkung darstellt. Es handelt sich um ein Beispiel zu einer nicht mehr erhaltenen allgemeinen Theorie: Οἷον εἶχεν ὁ πρεσβύτης ὁ ἀπογενόμενος· ἅμα ἠσθένει τῇ ἑωυτοῦ γυναικὶ τῇ κεκριμένῃ. μανικόν τι ἐνῆν, ἐλθούσης δὲ ἕλμινθος ὑποπαχέης καὶ σίτου ὀλίγου αὐτίκα ἐπαύσατο καὶ ἐκοιμήθη καὶ ὑγιὴς ἦν. ὁ πρεσβύτης οὗτος καὶ τοῦ σώματος περίτασις τοῦ δέρματος· ἄκρεα ψυχρά. λαπαρός· ... Ein ähnlicher Fall von Unterbrechung der Komposition liegt in dem großen Abschnitt IV 25 vor, in dem Erkrankungen eines bestimmten Typus zusammengestellt sind, insbesondere Fälle von Gelbsüchtigen. Hier wird unter den Erkrankten 166, 4 Ὁ τῆς λεχοῦς ἀνὴρ ὁ παρὰ τὰ σιτοδόκα eingeführt; sobald der Verfasser die wenigen Notizen über ihn zusammengetragen hat, folgt die Krankheitsgeschichte seiner Frau (Ἡ τούτου γυνὴ ἐξέβαλε θῆλυ), die aus dieser

Reihe vollkommen herausfällt. Die gleiche Unbesorgtheit bemerkten wir schon oben in IV 45, wo die komplizierte Aufgabe einer Schilderung zweier in vielen Punkten übereinstimmender Einzelfälle gestellt war. Auch sonst macht gerade die Schilderung mehrerer gleichartiger Fälle dem Verständnis große Schwierigkeiten, weil die Komposition nicht übersichtlich genug ist. Zu diesen jede Komposition aufhebenden Elementen der Krankheitsgeschichten muß man auch wohl das plötzliche Übergehen in allgemeinere Gedankengänge rechnen, das schon die alten Kommentatoren beobachteten, etwa wenn II 1, 1 zunächst das Entstehen von ἰχῶρες in Krannon geschildert wird und nun ein allgemeiner Satz über den gewöhnlichen Verlauf dieser Krankheit folgt. Im Zusammenhang mit der Geschichte IV 19 (Τῷ παιδίῳ τῷ φαγεδαινωθέντι ὀδόντες αἱ ὑποκάτω καὶ τῶν ἄνω οἱ ἐμπρόσθιοι ἀνέπλεον) werden die Haupterkrankungen der Zähne im einzelnen dargelegt, desgl. 192, 6ff. u. a. Diese Eigentümlichkeiten der Epidd. II, IV und VI sind, wie gesagt, in den übrigen Büchern, insbesondere I und III, nicht anzutreffen, ein Zeichen dafür, daß diese Bücher völlig ausgearbeitet vorliegen.

2. Die prognostischen und therapeutischen Aphorismen. Für die Untersuchung der erwähnten allgemeinen, zunächst vor allem auf Beobachtungen am Krankenbett fußenden Gedankengänge, die in den Epidemiebüchern erhalten sind, wird ein Vergleich mit den Aphorismen der beste Ausgangspunkt sein. Besonders die an beiden Stellen wiederkehrenden Sprüche sind für diese Analyse sehr ergiebig. Die naheliegende Frage, ob wir in den Epidemien oder in den Aphorismen ihre ursprüngliche Fassung besitzen, ist dabei nebensächlich. Das Problem wird auch eine für alle Fälle gleich zutreffende Antwort nicht zulassen. Oft, wenn der Verfasser an den Aphorismus spezielle Bemerkungen oder gar solche anknüpft, die sich inhaltlich und stilistisch als sein Eigentum erweisen lassen, möchte man die Fassung der Aphorismen für die ursprünglichere halten, z. B. wenn nach dem schönen Aphorismus II 1, 5 Bemerkungen über Perinth folgen. Ähnlich liegt der Fall in Epid. VI 7, 9 ~ Aph. III 10 und II 2, 16 ~ V 96. Anders muß man Epid. VI 2, 13 und Aph. IV 68 beurteilen: Τῷ ὄπισθεν κεφαλῆς ὀδυνωμένῳ ἡ ἐν μετώπῳ ὀρθὴ φλὲψ τμηθεῖσα ὠφέλησεν heißt es in den Epidemien; diesen Satz finden wir verallgemeinert an der Aphorismenstelle, wo nun statt ὠφέλησεν die Präsensform ὠφελέει steht. Schon die alten Erklärer haben diesen Tatbestand dahin zu deuten versucht, daß die Fassung in Epid. VI als die ursprüngliche angesehen werden müßte[1]. Vielleicht hat man vorauszusetzen, daß die große Aphorismensammlung, als der Verfasser von Epidd. II, IV und VI seine Aphorismen schrieb, zum Teil schon existierte. So konnte er manches aus diesem Grundstock übernehmen; anderes, wie der Aphorismus Epid. VI 2, 13 oder auch der in den Aphorismen erweiterte Gedanke VI 6, 8 (= Aph. VI 2) scheint später zu dem Grundstock hinzugefügt worden zu sein. Aber für die Stiluntersuchung sind beide Gruppen gleich interessant.

Zunächst muß eine auf anderen Gebieten längst beobachtete Eigentümlichkeit des gnomischen Stils hier berührt werden, die für die Beurteilung der in unseren Epidemienbüchern erhaltenen Aphorismen wertvoll ist. Ich denke an die (von Kühner-Gerth, Satzlehre II 1 S. 58ff. behandelte) vor allem im Gnomenstil bemerkbare Erscheinung, daß das prädikative Adjektiv statt in der durch das Subjekt des Satzes geforderten Genus- und Numerusform im Neutrum des Singulars steht. Die in den Epidemienbüchern oft beleg-

[1] Vgl. Griechische Empirikerschule, frg. 353.

bare Erscheinung[1] findet sich auch in einigen Aphorismen, die in den Ἀφορισμοί wiederkehren; hier haben sie jedoch die regelmäßige Form: Epid. II 3, 5 Οἱ ἐπὶ βουβῶσι πυρετοὶ κακὸν πλὴν τῶν ἐφημέρων, der Aph. IV 55 hat κακοί, Epid. II 3, 18 Τὰ χαῦνα χρηστόν, Aph. V 67 χρηστά. Die Aphorismen stehen hier stilistisch (nicht ohne weiteres auch historisch) auf einer anderen, späteren sprachgeschichtlichen Stufe, da sie das Charakteristische der archaischen Sprache, das Eigenleben der einzelnen Elemente, zugunsten der syntaktischen Struktur aufheben.

Ein weiterer Unterschied liegt schon mehr im Stilistischen, ist jedoch ähnlich zu beurteilen wie diese grammatische Einzelheit; sie wird am besten durch ein paar Beispiele verdeutlicht. Ein, wie der Vergleich mit Aph. IV 52 zeigt, in den Epidd. (VI 1, 13) gekürzter Aphorismus lautet hier: Δάκρυον ἐν τοῖσι ὀξέσι τῶν φλαύρως ἐχόντων ἑκόντων μὲν χρηστόν, ἀκόντων δὲ παραρρέον κακόν, in den Aph. ὁκόσοι ἐν τοῖσι πυρετοῖσιν ἢ ἐν τῇσιν ἄλλῃσιν ἀρρωστίῃσι κατὰ προαίρεσιν δακρύουσιν οὐδέν, ἄτοπον· ὁκόσοι δὲ μὴ κατὰ προαίρεσιν, ἀτοπώτερον. Der Satz ist also in den Epidemien viel einfacher, obwohl der Gedanke der gleiche ist. Hier lauten fast alle Ausdrücke anders, sie sind auf das Notwendigste eingeschränkt. Ebenso instruktiv ist der wenig abweichende Aph. II 12, wenn man ihn mit der Epidemienfassung II 3, 8 vergleicht; hier steht kurz ohne Verbum: Τὰ ἐγκαταλιμπανόμενα μετὰ κρίσιν ὑποστροφώδεα, an der anderen Stelle lautet der Aphorismus genau so, nur ist das Wort ὑποστροφώδεα, eine in den Epidemien häufige Wortbildung, durch ὑποστροφὰς ποιέειν εἴωθεν ersetzt und ἐν τῇσι νούσοισι nach ἐγκαταλιμπανόμενα eingefügt. Vergleichbar ist sonst Epid. II 1, 5 mit Aph. III 8, wo das überflüssige γίνονται hinzugesetzt ist, dann Epid. VI 2, 11 in seinem Verhältnis zu Aph. IV 54 Βῆχες ξηραὶ βραχὺ ἐρεθίζουσαι ἀπὸ πυρετοῦ πυρικαέος οὐ κατὰ λόγον διψώδεες, Aph. IV 54 steht in erweiterter Form: Ὁκόσοισι ἐπὶ πολὺ βῆχες ξηραὶ βραχέα ἐρεθίζουσαι ἐν πυρετοῖσι καυσώδεσιν, οὐ πάνυ τι διψώδεές εἰσιν. Schon der Vergleich innerhalb des Genos zeigt eine Neigung zur Brachylogie, zu einer archaischeren Ausdrucksform, als wie wir sie sonst antreffen. Wieder werden wir jedoch mit einer weiteren Festlegung vorsichtig sein müssen. Daß es sich in dem Verhältnis des ausführlichen Stils der Ἀφορισμοί zu der brachylogischen Schreibart der Epidemien um zwei Stufen der allgemeinen Stilentwicklung handelt, werden wir nicht ohne weiteres behaupten dürfen. Auch die ökonomische Tendenz der Notiz könnte hier eingewirkt haben.

Diese beiden charakteristischen Eigenschaften betreffen den Einzelsatz, seine Grammatik und seinen Stil. Ebenso sind zwei weitere Erscheinungen aufzufassen, die mehr die Komposition der Aphorismen angehen. Unter den aus der ἱστορία erwachsenen Aphorismen gibt es eine ganze Reihe, in denen der Gedankengang sich auch rein formal zu einer Einheit zusammenschließt. Der Begriff, der am Anfang steht und den Ausgangspunkt, gleichsam die Überschrift des Aphorismus bildet, steht auch zum Teil wörtlich wiederholt am Schluß des Aphorismus; so ergibt sich eine περίοδος ganz eigener Art, wie wir sie sonst eben nur als Kennzeichen der archaischen Komposition kennen. Als Beispiel führe ich an den leider korrupt überlieferten Aphorismus VI 1, 9, der mit αἱ τῶν σκελέων ἐκθηλύνσιες beginnt und mit einem διὸ καὶ τῶν σκελέων ἐκθηλύνσιες endet; dann so eigentümliche Sätze wie 74, 1—5 oder VI 2, 5 (vgl. II 3, 8) Κατ' ἴξιν καὶ πλευρέων ὀδύνη καὶ ξυντάσιες ὑποχονδρίων καὶ σπληνὸς ἐπάρσιες

[1] Vgl. VI 1, 15; 3, 6; 4, 18; 5, 4; 5, 15.

καὶ ἐκ ῥινῶν ῥήξιες κατ' ἴξιν, womit ich vergleiche 78,2: ἄρισται δὲ μάλιστα (sc. ἀποστάσιές εἰσιν) ... αἱ κατ' ἔκρουν, οἷον αἷμα ἐκ ῥινῶν, πῦον ἐξ ὠτός, πτύαλον, οὖρον κατ' ἔκρουν. Dieser so künstlichen, nach meinem Empfinden durchaus noch nicht organischen Komposition entspricht nach der anderen Seite ein Versagen in der Formung des Stoffes. Weniger wird dieses Urteil angebracht sein bei zahlreichen anakoluthischen Aufzählungsnominativen, die sich hier finden (z. B. VI 8,17; 74,16 und 76,11); sie sind ja auch bei späteren Schriftstellern häufig. Ich denke vielmehr an bestimmte, in ihrer Logik anakoluthische Gedankengänge, in denen der Hauptgesichtspunkt den nebensächlichen Bestimmungen geopfert wird, etwa wenn sich diese auf assoziativem Wege einschleichen. So etwas haben wir in dem oben S. 41 behandelten Satz Epid. VI 7, 6.

Fassen wir diese kurze Charakteristik zusammen, so ergeben sich als die Haupteigentümlichkeiten der behandelten Aphorismen bestimmte Eigentümlichkeiten der alten Sprache, die Brachylogie, bestimmte Kennzeichen der alten Komposition und der alten Grammatik, wie sie uns auch sonst in den Gnomen begegnen. Dies alles ist nicht sonderlich überraschend, wenn man nicht das Negative hinzufügt und die Charakteristik negativ wendet. Dies wird aber erst möglich sein, wenn wir die herodikeischen Aphorismen zu den therapeutischen und prognostischen hinzunehmen und ihr Plus und Minus gegenüber den rein medizinischen Aphorismen festgestellt haben.

3. Die »herodikeischen« Aphorismen. Sucht man zunächst nach den übereinstimmenden Kennzeichen beider Aphorismenmassen, so bietet sich bald manches Vergleichbare dar. Das erste ist wieder die oben erwähnte grammatische Inkonzinnität, für die das Beispiel in Epid. VI 4,18 Ὕδωρ βορόν, ἀγρυπνίη βορόν genügen möge. Dann ist es weiter die Brachylogie, die wir hier wie dort bemerken, d. h. dem genauer beobachtenden Blick fällt bald auf, daß schon dieses Charakteristikum nicht gleichmäßig für beide Gruppen gilt. Die herodikeischen Aphorismen, bemerken wir, sind noch viel kürzer und prägnanter als die prognostischen und therapeutischen, mit denen sie die Auslassung der Kopula und anderer entbehrlicher Satzteile, z. B. des Artikels, gemein haben. Der Satz Εὐπαίδευτος ἡ φύσις hat in seiner Prägnanz unter den bisher behandelten Aphorismen keine Parallele; nur die ungeheure Brachylogie manches Heraklitwortes, z. B. des Ἦθος ἀνθρώπῳ δαίμων, läßt sich damit zusammenstellen. Sie ist vor allem auch nicht die notizenhafte Brachylogie der ersten Gattung von Aphorismen, deren Inhalt gerade dieses Kennzeichen wenig entspricht — diese Gedanken verlangen im allgemeinen eine ausführlichere Diktion —, also nicht etwas Negatives, sondern eine Form, die an dieser Stelle ihren vollen Sinn hat. Diese Lebensweisheit verlangt einen andern sprachlichen Ausdruck als die Lehre der τέχνη und gerade einer τέχνη ἰατρική, für die doch die ausführliche Lehrschrift als einzige adäquate Darstellungsform in Betracht kommt. In der gesteigerten Ökonomie des Ausdrucks dieser stark sophistischen Aphorismen liegt ein positiver Wert. Sie erfüllen eine stilistisch-literarische Forderung.

In anderer Weise empfinden wir eine gewisse Diskrepanz von der ersten Gattung der Aphorismen, wenn wir das Verhältnis zwischen Inhalt und Form der herodikeischen Aphorismen im einzelnen zu erfassen suchen. Wir erkennen hier, daß die Eigenart des sich in ihnen manifestierenden Denkens in ihrer sprachlichen Form einen höchst adäquaten Ausdruck gefunden hat. Die antithetische Begrifflichkeit dieser σοφίη spiegelt sich in der Antithetik des Satzbaues und der Satzelemente. Es gibt selten einen Aphorismus, in dem der Gegensatz unberücksichtigt geblieben oder nicht mitgemeint wäre. Dieses Denken arbeitet unablässig im Zweitakt. Es ist auffallend, daß auch dort, wo man ein zweites Glied nicht verlangt, ein solches vorhanden ist. Dem alten Μηδὲν ἄγαν entspricht hier VI 2,12 ein Μηδὲν εἰκῇ μηδὲν ὑπερορῆν, wo das erste vielleicht genügt hätte. Der empirische Kommentator Zeuxis wollte in dem Aph. Epid. VI 4,22, der σημεῖα θανατώδεα angibt, den Nachsatz τὰ ζωτικὰ ἐναντία als überflüssig streichen. Wohl ist hier das Prinzip der brevitas verborum verletzt, aber hier haben wir eine zweite Stileigentümlichkeit, die sie z. T. aufhebt, den Ausdruck des antithetischen Denkens.

Dann aber ist es vor allem ein letztes Moment, das den besonderen Charakter dieser Aphorismen deutlich hervortreten läßt. Ganz unabhängig vom Inhalt sind hier manche Mittel angewandt, die man als rein stilistisch bezeichnen muß. Sie lassen das Antithetische des Ausdrucks noch mehr hervortreten, aber der Gedanke selbst bekommt dadurch keine Nüancierung. Schon die älteste Form des Aphorismus, das volkstümliche Sprichwort, weist manche Eigentümlichkeiten dieser Art auf, etwa den Reim oder sonst manchen Klangeffekt[1]. Innerhalb der Geschichte der literarischen Gnome spielen diese Formelemente zuerst bei Heraklit eine Rolle, für den der Logos auch in diesem Sinne ein παῖς παίζων πεττεύων ist. Dann bricht für uns die von hier ausgehende Linie ab, aber bei Demokrit, der manchen Satz (nicht alles) als Gnome gestaltet, und nun besonders bei dem Herakliteer von Π. διαίτης und dem an Heraklit orientierten Verfasser unserer Aphorismen erkennen wir die historisch geforderte Stufe dieser Entwicklung. Die Klangeffekte erreichen hier ihre letzte Ausgestaltung. Während sie bei Heraklit und auch bei Demokrit noch sparsam und der Physis der Rede entsprechend verwandt sind, so in den Aphorismen der Epidemien auch dort, wo sie nur eine gewisse Neigung anbringen konnte, so daß der Gedanke unter dem Wortgeklingel leidet und nicht mehr die Hauptsache zu bilden scheint. Diese Entwicklung geht sogar so weit, daß ich sie mir ohne die Annahme einer Einwirkung der gorgianischen Rhetorik nicht erklären kann. Gerade, wenn man etwa Demokrit vergleicht, der sicher frei ist von Gorgias' technisch fundierter Rhetorik, spürt man die Einwirkung dieser Strömung. Ich stelle einiges Material zusammen, an dem sich die Beobachtung machen läßt, daß für den Ausdruck die reine Stiltendenz maßgebend war: VI 6,2 Γνώμης, μνήμης, ὀδμῆς, τῶν ἄλλων ὀργάνων ἄσκησις. Daß hier ὀδμή als Beispiel der Sinneswahrnehmung genannt wird, kann nur dem Gleichklang der ersten drei Worte zuliebe geschehen sein. Hierher gehören auch die oben mitgeteilten Abschnitte VI 2,1 und VI 3,1, von denen der zweite zugleich einen eigentümlich antithetischen Aufbau zeigt: die Gegenüberstellung zweier mit Atributen versehener, sich reimender Substantive genügt, um den Gedanken zu bezeichnen: Ἡ δέρματος ἀραιότης, ἡ κοιλίης πυκνότης. Ähnlich VI 3,17 Κλεῖς περιφανέες, φλέβες διαφανέες, was im Stil der Aphorismensammlung etwa Οἷσιν αἱ κλεῖς περιφανέες εἰσίν, τούτοισιν αἱ φλέβες διαφανέες gelautet haben würde. Diese Ausdrucksweise macht die Gegenüberstellung mit μὲν — δὲ unnötig[2]. Auch sonst hat die Übereinstimmung in Form und Klang diese Funktion: Ἐνθέρμῳ φύσει καὶ θερμῇ ὥρῃ κοίτη ἐν ψύχει παχύνει, ἐν θερμῷ λεπτύνει (VI 4,18). Zu dem Klanglichen kommt hinzu die sowohl das Sprich-

---

[1] Vgl. Ἅμ' ἔπος ἅμ' ἔργον. Ἰσότης φιλότης. Φρουρεῖν ἢ πλουτεῖν.

[2] Sie erinnert sogar noch direkt an bestimmte Sprichwörter, wie z. B. Ζεῖ χύτρα, ζεῖ φιλία, oder Ἄλλος βίος, ἄλλη δίαιτα, die man ganz analog paraphrasieren müßte, wenn man ihren Gedanken in gewöhnlicher Prosa geben wollte.

wort wie die literarische Form der Gnome kennzeichnende poetische Diktion. Sie tritt etwa im Wortmaterial zutage. Nicht καταναλίσκει sagt der Verfasser VI 5,2 von der Seele, wie es andere ärztliche Schriftsteller tun, sondern φέρβεται. Δύο μεγάλων μεγάλα καὶ τὰ ἔκγονα γίνεται heißt es VI 4, 19.

Blicken wir auf die gesamten Ergebnisse dieser Stilanlyse zurück, so bemerken wir dieselben Gruppen und dieselben Unterschiede, welche die Untersuchung des Inhalts ergab. Die wissenschaftliche Beobachtung hatte ihr stilistisches Komplement in einer Darstellungsform, die ganz auf das Objekt gerichtet war und so ökonomisch wie nur möglich, nur ὑπόμνημα sein wollte. Die die Beobachtung verallgemeinernde Sentenz fand ihren Niederschlag in den prognostisch-therapeutischen Aphorismen, deren Stileigentümlichkeiten im wesentlichen mit denen der Notiz, der Rohform der literarischen Gestaltung, zusammenfiel. Erst in den von herodikeischem Denken und seiner Antithetik getragenen Aphorismen fanden wir Kennzeichen eines über den Inhalt hinausgehenden Interesses, bestimmte rein literarische Mittel. Nicht so ist natürlich diese Charakteristik der drei Stilgattungen zu verstehen, daß die Kennzeichen der einen Stilgattung nur in dieser, nicht auch in einer der beiden anderen zu finden wären. Es ist bezeichnend für die absolute Unteilbarkeit des Ganzen, daß gerade das Kennzeichen der literarischen Gestaltung sich in den ersten beiden Gattungen, wenn auch nur in ganz minimaler Dosis, ebenfalls findet. Ich rechne dazu z. B. in den Krankheitsgeschichten IV 45 S. 186, 8 διάλυσις, πάρεσις, σύμπτωσις, aus den rein medizinischen Aphorismen 76, 15 Ὄρχις οἰδήσας ἀπὸ βηχέων ὑπόμνημα κοινωνίης στηθέων, μαζῶν, γονῆς, φωνῆς und besonders etwa auch in einem Satz, der das Grundprinzip der gesamten Therapie ausspricht: VI 2, 1 εὐρῦναι στενυγρῶσαι τὰ μὲν ναί, τὰ δὲ μή. χυμοὺς τοὺς μὲν ἐξῶσαι, τοὺς δὲ ξηρᾶναι, τοὺς δὲ ἐνθεῖναι, καὶ τῇ μέν, τῇ δὲ μή. λειῆναι τρηχῦναι σκληρῦναι μαλθάξαι τὰ μέν, τὰ δὲ μή. λεπτῦναι παχῦναι τεῦχος δέρμα σάρκας τἆλλα καὶ τὰ μὲν, τὰ δὲ μή. ἐπεγεῖραι· ναρκῶσαι καὶ τἆλλα ὅσα τοιαῦτα. Dennoch bleibt folgendes Stilgesetz bestehen: Die philosophisch-diätetischen Aphorismen arbeiten mit den Stilmitteln der Gnome und der Rhetorik, die rein medizinische Darstellung verzichtet darauf. Wenn man diesen Satz durch die Hinzunahme der chirurgischen Schriften erweitert, die auf der Seite des philosophisch-diätetischen Stils stehen, so gilt er sogar zugleich für sämtliche mit den Epidemien verbundenen Schriften des Corpus.

Die Abfassungszeit von Epidd. II, IV u. VI

Nachdem wir so Inhalt und Stil dieser Bücher in ihrer Eigenart zu erfassen gesucht haben, ist die nächste so außerordentlich wichtige Frage, wann diese Bücher abgefaßt worden sind, insbesondere, in welche Zeit die Epidemie von Perinth zu verlegen ist. Wir können uns hierbei verhältnismäßig kurz fassen; eine glückliche Beobachtung gibt uns das Mittel in die Hand, über die Ergebnisse von Littrés Untersuchung, der sich zuletzt mit diesem Problem beschäftigt hat, hinauszukommen. Xenophon erzählt Anab. VII von einem Unterhändler des Odrysenkönigs Seuthes mit Namen Medosades (VII 2, 24). Mit ihm verhandelt Xenophon (VII 1, 5 und 2, 10), zuletzt in der Gegend von Selymbria (VII 2, 24), bevor er nach Perinth zieht. Auch später spielt Medosades eine Rolle. Nachdem Seuthes mit den Resten der Zehntausend seine Herrschaft befestigt hat, bekommt der Untergebene von ihm einige Dörfer in der Nähe der Propontis zu Lehen, die dann von Xenophons Heer als Quartier bezogen werden (VII 7,1 οἱ δὲ Ἕλληνες ἐσκήνησαν εἰς κώμας, ὅθεν ἔμελλον πλεῖστα ἐπισιτισάμενοι ἐπὶ θάλατταν ἥξειν, αἱ δὲ κῶμαι αὗται ἦσαν δεδομέναι ὑπὸ Σεύθου Μηδοσάδῃ). Die genaue Lage dieser Dörfer läßt sich nicht feststellen. Doch geht aus der Schilderung klar hervor, daß sie an der Propontis liegen. Nun begegnet uns aber ein Einwohner eines der dem Medosades anvertrauten Dörfer als Patient in Epid. IV 45 (186,5; 188,4): ὁ κατὰ Μηδοσάδεω κώμης. Wir wissen damit, daß die Epidd. II, IV u. VI und speziell die Notizen über die Epidemie von Perinth nicht vor 400/399 geschrieben worden sind. Denn an der Identität dieses Medosades und des bei Xenophon erwähnten Trägers dieses Namens kann kein Zweifel sein. Zugleich dürfte damit feststehen, daß der Epid. IV 53 u. VI 7, 10 genannte Kyniskos mit dem bei Xenophon VII 1,13 genannten spartanischen Befehlshaber in der Chersonnes Kyniskos identisch ist.

Nur schwer feststellbar ist dagegen ein Terminus ante quem. A. Höck hat in seinem Aufsatz, Das Odrysenreich in Thrakien, Hermes 26, 1891, 76ff., die Geschichte dieser Gegend geschrieben, vermag aber über die Entwicklung des Odrysenreiches unter Seuthes (bis ± 385) nur wenige Nachrichten zusammenzustellen (88f.), so daß wir nicht recht wissen, wie lange die Dörfer in der Hand des Medosades gewesen sein können. Vielleicht, daß die richtige Deutung einer anderen Notiz weiterführt. Wieder unter den Kranken der Epidemie von Perinth erscheint ein Patient, der mit den Worten: ʻΟ παρ' 'Αλκιβιάδεω ἐλθών eingeführt wird (II 2,7). Man fragt sich, wer dieser Alkibiades gewesen sein kann; er muß, so sagt man sich, ein damals zunächst dem Autor, dann aber vielleicht auch allgemein bekannter Träger dieses Namens gewesen sein. Ich halte es nicht für unmöglich, daß es der große Alkibiades gewesen ist, der ja bis 404 in der Gegend von Perinth militärisch und politisch gewirkt hat. Die Bezeichnung ʻΟ παρ' 'Αλκιβιάδεω ἐλθών hätte aber nur dann wirklichen Sinn, wenn der Patient bald nach seiner Ankunft in Perinth von dem Verfasser behandelt wäre. Kurz nach 399 müßten wir uns somit diese Notiz und damit die Berichte der Epidd. II, IV und VI entstanden denken. Daß dieser Zeitansatz auch durch den Stil, die Lehre und andere Momente, wie die Erwähnung des Zeitgenossen des Sokrates, Herodikos, sowie durch das erwähnte Zitat aus den ca. 410 entstandenen Epidd. I und III allgemein gestützt wird, braucht nur nebenbei bemerkt zu werden. —

Bei der Untersuchung der Epidemienbücher II, IV und VI hatten wir nur selten eine außerhalb der Epidemien liegende Schrift herangezogen. Dieser Weg einer Interpretation der Bücher aus sich heraus war durch die besondere Art des Problems gegeben. Nachdem wir jetzt die Einheit der drei Bücher als die einer einheitlichen Welt von Anschauungen und Lehren kennengelernt haben, können wir nun zu weiteren Problemen übergehen und das Verhältnis dieser drei Bücher zu den übrigen Schriften des hippokratischen Corpus herausarbeiten, um so den Kreis der verwandten, vielleicht auch von demselben Verfasser stammenden Schriften zu erfassen.

Π. χυμῶν »das achte Epidemienbuch«

Bei Littré folgt auf die Epidemien eine Schrift, die er aus einer für unsere Untersuchung sehr wichtigen Erwägung heraus an diesen Platz gestellt hat, das kurze Hypomnema »Über die Säfte«. Littré sagt im ersten Satz seines Vorworts (470): Je donnerais volontiers à l'opuscule Sur les humeurs le nom de huitième livre des Épidémies. Wirklich war er in mehr als einer Hinsicht zu dieser Bemerkung berechtigt; insbesondere mit der zweiten Gruppe der Bücher, mit Epidd. II, IV und VI, hängt die Schrift durch zahlreiche inhaltliche und formale Übereinstimmungen so eng zusammen, daß jeder Leser, der diese Epidemienbücher kennt, Littrés Gedanken verstehen wird. Auch Littrés viele Verweise in der Übersetzung zeigen, daß er in erster Linie an Epidd. II, IV und VI gedacht hat. Eine äußere Erinnerung an diese Bücher ist die Erwähnung der Hustenepidemie von Perinth, an deren Identität mit der oben nachgezeichneten Epidemie kein Zweifel sein kann (488, 2ff.) Verhältnismäßig zahlreich sind auch die wörtlichen Übereinstimmungen. Dazu kommt die Übereinstimmung sämtlicher hier skizzierter Theorien mit denen, die wir in Epidd. II, IV und VI fanden. Zuletzt ist es der Stil, die gesamte Terminologie sowohl wie der Bau des einzelnen Satzes, der mit diesen Büchern kongruiert. Das alles lädt zu einer genaueren Analyse der Schrift ein. Manches, was wir in den Epidemienbüchern nur schwer oder kaum fassen konnten, wird von hier aus klar werden, umgekehrt werden die Ergebnisse unserer Analyse der Epidd. II, IV und VI uns bei der Erläuterung des mannigfachen Gedankenmaterials von Π. χυμῶν von Nutzen sein. Da die »Schrift« die verschiedensten Gedankengänge wieder nur sehr lose aneinanderreiht, werden wir die Analyse auch diesmal querschnittartig an der Hand einer Untersuchung der Hauptbegriffe vorzunehmen haben. Es besteht zwar kein Zweifel, daß manche Abschnitte ein Ganzes bilden und sogar einen gedanklichen Fortschritt zeigen — so gehören z.B. die Kap. 6—9, die auch (bis auf Kap. 9, das aber, wie 488, 7/8 zeigt, hier seinen Platz hat) durch Partikel verbunden sind, sowie 12—17 zusammen —, wie aber die Notizen sonst »geordnet« sind, mag das Beispiel des Kap. 10 illustrieren, das ganz nach dem Gesetz der Assoziation aufgebaut ist. Hier zählt der Verfasser zunächst auf, was an äußeren Mitteln auf den Körper einwirken kann (Z. 12 u. a. τὸ παρὰ βασιλεῖ λεγόμενον κύμινον; vgl. dazu Diosk. IV 59). Dann weist er darauf hin, daß auch das Anhören von Reden eine bestimmte Wirkung auf den Körper, z. B. den Kopf, ausüben könne. Darauf zählt er, beginnend mit φωνή, in kurzen Stichworten Zeichen der Geschlechtsreife auf. Zuletzt erinnert er an die Beobachtungen aus Perinth, daß bei Erstickungsfällen und Husten bestimmte Zeichen an den Hoden auftreten. — Der Zustand des Textes bei Littré ist geradezu trostlos, und nicht leicht läßt sich aus dem Wust des kritischen Apparates, der z. B. mit den ganz wertlosen Varianten aus dem gefälschten Galenkommentar belastet ist, das Richtige herauslesen. Auszugehen ist immer von A und der oft nicht zu entbehrenden Vulgata sowie von den Zitaten.

Seinen Titel hat das Hypomnema wie so manche andere hippokratische Schrift von seinem Anfang (τὸ μὲν χρῶμα τῶν χυμῶν); der Titel besagt also nicht, daß das Ganze als eine Abhandlung über die Säfte aufzufassen wäre. Andererseits kann man kaum bestreiten, daß dieser Begriff für die in ihr enthaltenen Lehren von großer Bedeutung ist. Der Verfasser von Π. χυμῶν ist, das erkennt man bald, durchaus Humoralpathologe, wenn auch nicht ausschließlich. Leider ist dies im einzelnen alles nur schwer faßbar. Welche Säfte der Verfasser kennt, geht zunächst aus 496, 12 hervor, wo die Galle und das Blut als Säfte genannt werden. Aber es ist klar, daß nicht etwa nur diese beiden Säfte bekannt sind, wie in den Epidemienbüchern und den zu ihnen gehörigen Schriften werden es mehrere sein, zu denen nicht zum wenigsten auch der salzige Saft gehört. Dieser Saft hat seinen Sitz ebenso wie in Epidd. II, IV und VI unter der Haut, so daß von einer »salzigen Haut«, χρὼς ἁλμυρός, gesprochen werden kann (480, 16). Die Säfte sind die Hauptsubstanzen des Körpers. Von ihnen muß man vor allem wissen, daß sie nicht gleichbleiben, sondern den einzelnen Jahreszeiten entsprechend zu- und abnehmen, das geht aus 488, 9ff. hervor. Im Sommer herrscht die Galle, im Frühling das Blut. Vielleicht, daß wir die Reihe mit der oben dargestellten Lehre, daß die schwarze Galle im Herbst die Vorherrschaft hat, ergänzen dürfen, dann bliebe für den Winter, wie es die normale Lehre fordert, das Phlegma. So hat jede Jahreszeit einen bestimmten Saft als ihr physiologisches Substrat. Zu dieser Zeit ἀνθεῖ, δυναστεύει der einzelne Saft im Körper (488, 9; 496, 12; vgl. 476, 2). Dies natürlich in einem Jahr mit normaler Witterung. Etwas Entsprechendes gilt von dem Gesamtklima und seinem Einfluß auf das Verhältnis der Säfte (496, 11) und wieder analog von der Entwicklung des einzelnen Körpers. Die Lebenszeiten entsprechen den Jahreszeiten, das heißt aber nach unserer Lehre von den Jahreszeiten, daß in den Körpern nacheinander die vier Säfte herrschen (vgl. 492, 3; 500, 6). Ein weiterer Faktor, der für die Beschaffenheit der Säfte von Bedeutung ist, scheint die Diät zu sein, die ja auch mit den Jahreszeiten wechselt. Es ist wichtig für den Arzt, zu wissen, welche Speisen der Körper aufnimmt und wie er lebt. Beachten muß man, daß die Menschen im Winter wenig Arbeit verrichten, im Herbst dagegen stark beschäftigt sind (ὁ χειμὼν ἀργὸς ἔργων, αἱ ὀπῶραι δὲ ἐργάσιμοι), und weiter, daß die Speisen im Winter im Zustande der Reife sind, während sie im Herbst noch ἀκατάστατα, noch in der Entwicklung begriffen sind. Ein letzter Faktor, der Beachtung verdient, ist die Physis, τὸ ξυγγενὲς εἶδος, wie 476, 8 gesagt wird, die Konstitution, die man ebenfalls mit Hilfe der Säftelehre erklärt sehen möchte. Doch gibt die kurze Schrift für diese Möglichkeit selbst nichts Sicheres aus, wenn man nicht so argumentieren will, daß die Lehre von einer Einwirkung der Physis auf die Gesundheitsverhältnisse des Körpers innerhalb dieser Anschauungen nur dann Sinn hat, wenn sie auf die Säfte zurückgeht. Daneben scheint sich der Begriff der Physis, wie sofort hinzugefügt werden mag, auf einzelne Teile des Körpers zu beziehen, Kap. 8: Man muß wissen, in welchen Jahreszeiten die Säfte blühen und welcher Art die Symptome sind, die bei jedem Einzelnen auftreten; weiter, zu welcher Krankheit der übrige Körper neigt, z. B. wenn die Milz geschwollen ist, dann hat auch die Physis ihre Wirkung ausgeübt (τοὺς χυμοὺς εἰδέναι ἐν ᾗσιν ὥρῃσιν ἀνθέουσι καὶ οἷα ἐν ἑκάστῃ νοσήματα καὶ οἷα ἐν ἑκάστῳ παθήματα· τὸ δὲ σῶμα τὸ ἄλλο, εἰς ὅτι μάλιστα νόσημα ἡ φύσις ῥέπει· οἷόν τι σπλὴν οἰδέων ποιέει, τούτων τι καὶ ἡ φύσις). Hier wird angedeutet, daß die Anschwellung der Milz, die offenbar wie in Epidd. II, IV und VI ein besonders wichtiges Organ darstellt, durch die Physis mitbewirkt ist. Es ist an die sogenannten σπληνώδεις gedacht.

Der zweite für den Arzt wichtige Begriff ist dann der der Krankheitsursache im eigentlichen Sinne. Die allgemeinste physiologische Krankheitsätiologie ist mit der Säftelehre gegeben. Als spezielle Krankheitsursachen werden wieder die Witterungsverhältnisse der einzelnen Jahreszeiten und das Klima sowie die Diät aufgezählt. Besonders der Wechsel der Temperatur, der plötzliche Umschlag von Hitze zur Kälte und umgekehrt spielt als Krankheitsursache eine Rolle. Von der Bedeutung des rechtzeitigen Eintretens der der Jahreszeit eigentümlichen Witterung handelt das Kap. 13, das noch insofern zu beachten ist, als es mehr als einmal an bestimmte Katastaseis aus den Epidemien erinnert. Auch erscheinen die Erfahrungen der Epidemie von Perinth. Sonst kann die Lebensführung Krankheiten verursachen, und, was hier besonders betont und ausführlich erläutert wird, auch die ἤθεα sowie allgemein seelische Vorgänge und Tätigkeiten können bestimmte παθήματα hervorbringen: ἐκ τῶν ἤθεων (kann man Schlüsse ziehen, z. B. aus der) φιλοπονίη ψυχῆς, ἢ (εἰ?) ζητέων ἢ μελετέων ἢ ὁρέων ἢ λέγων ἢ εἴ τι ἄλλο οἷον λῦπαι, δυσοργησίαι, ἐπιθυμίαι, τὰ ἀπὸ συγκυρίης λυπήματα γνώμης ἢ διὰ τῶν ὀμμάτων ἢ διὰ τῆς ἀκοῆς (488, 18). Es gibt Schmerzen oder schmerzartige Erscheinungen, wenn man plötzlich etwas sieht oder hört, obwohl der Körper einer direkten Beeinflussung nicht unterliegt. Der Verfasser gibt für diese Lehre ein Beispiel, das den modernen Psychologen interessieren könnte: Wenn Mühlsteine aneinanderreiben, tritt oft Zahnschmerz ein (μύλης τριφθείσης πρὸς ἑωυτὴν ὀδόντες ἡμώδησαν)[1]. Andere Beispiele sind, wenn bei einem Wanderer, der an einer steil abfallenden Bergwand entlang geht und dabei in die Tiefe herabsieht, die Beine zittern, oder wenn einem, der sieht, wie ein anderer eine schwere Last hebt, die Hände zittern. Als ein letztes Beispiel wird angeführt, daß der Mensch sich entfärbt, wenn er plötzlich eine Schlange sieht. In jedem Fall treten körperliche Erscheinungen auf, die sich nur aus seelischen Faktoren erklären lassen. Οἱ φόβοι, so fährt der Verfasser fort, αἰσχύνη, λύπη, ἡδονή, ὀργὴ τἆλλα τοιαῦτα· οὕτως ὑπακούει ἑκάστῳ τὸ προσῆκον τοῦ σώματος τῇ πρήξει, ἐν τούτοισιν ἱδρῶτες, καρδίης παλμὸς καὶ τὰ τοιαῦτα. Jeder seelischen Regung gehorcht das zugehörige Organ des Körpers, jeder Stimmung, jeder Erregung, jedem Gefühl entsprechen bestimmte Symptome. Eine psychologische Wechselwirkung wird damit angenommen, die dann übrigens auch umgekehrt als Einfluß des Körpers auf die Seele gesehen wird: 490, 2 οἷα τὰ σώματα, οὕτως καὶ τὰ διὰ τῆς γνώμης.

Die Krankheit selbst ist wieder, wie in den Epidemien, durch die Erscheinungen der Periodizität, der Krisis und der Apostasis gekennzeichnet. Ich begnüge mich mit dem Hinweis auf die zusammengehörenden Kap. 6 und 7, aus denen zugleich die Bedeutung dieser Momente für die Therapie hinreichend deutlich wird. Eine Ergänzung der Krisis- und der Apostasislehre der Epidemien stellt die Beobachtung dar, daß heilende Apostaseis an den geraden Tagen nach unten zu gehen pflegen, während sie an den ungeraden Tagen ihre Richtung nach oben nehmen. Sonst etwa mag der Satz, daß es nicht so sehr auf die Menge der abgeführten Stoffe als darauf ankommt, daß die Apostasis richtig erfolgt, Beachtung finden. Dies hat der Arzt zu beachten, wenn er auf künstlichem Wege eine Apostasis herbeiführen möchte[2]. Anderes in diesen Ausführungen erinnert, wie schon Littré gesehen hat, an die Epidemie von Perinth, auf die in Kap. 7 auch ausdrücklich hingewiesen wird. Daß auch der Pepasmos eine Rolle spielt, versteht sich nach dem Gesagten von selbst (476, 4; 484, 15). Aus dem Gebiet der Prognose ist besonders bemerkenswert die Auffassung, daß man nicht nur von den Witterungsverhältnissen aus auf die Krankheiten, sondern auch von den Krankheiten auf die kommende Witterung schließen könnte.

Ein wichtiger Gedankenkreis ist auch der, aus dem sich die Prinzipien der Praxis ablesen lassen. Vorbildlich ist wieder die Natur selbst mit ihren Apostasen. Die τέχνη findet ihre Hauptaufgabe in der Regelung der Ausscheidungen; der Arzt muß die Abflüsse in

---

[1] Das Beispiel ist merkwürdig, muß aber ernst genommen werden; ob es bei dem psychologischen Vorgang eine Rolle spielte, daß μύλη zugleich Backenzahn bedeutet?

[2] 486, 10ff. ist im wesentlichen mit A gegen die Vulgata zu schreiben und zu interpungieren: ἀτὰρ καὶ τὰ πρόσω χρόνου προήκοντα ἀνάγκη οὕτως οἷον τρισκαιδεκαταῖα, τεσσαρεσκαιδεκαταῖα, τρισκαιδεκάτῃ μὲν ἄνω (A: κάτω vulg.), τεσσαρεσκαιδεκάτῃ δὲ κάτω (A: ἄνω vulg.). πρὸς γὰρ τὸ κρίσιμον οὕτω ξυμφέρει. καὶ ὁκόσα εἰκοσταῖα καὶ τεσσαρακοσταῖα (κ. τ. A: om. vulg.) πάλιν (πλὴν codd. correxi) ὅσα κάτω. (Diese Tatsache ist von günstigem Einfluß auf die Krisis. Auch wenn am 20. oder am 40. Tage die Apostasis erfolgt, ist sie günstig, wenn sie nach unten geht.)

die richtige Bahn leiten, ablenken, abwenden, einen Gegenzug bald nach unten und bald nach oben ausüben und vieles dem Entsprechende vornehmen (476, 2, 12, vgl. Epid. VI 2, 1; 484, 17). Den Fundamentalsatz εὐπαίδευτος ἡ φύσις in Epid. VI 5, 1, dem, wie wir uns erinnern, eine Aufzählung von Apostasismöglichkeiten folgt, ruft das wichtige zweite Kapitel (478, 9) ins Gedächtnis: Παίδευσις ἐμέτου, κάτω διεξόδου, πτυάλου, μύξης, βηχός und so weiter, während die παίδευσις κνησμῶν, τιλμῶν, φαυσίων, δίψης, λιμοῦ, πλησμονῆς, ὕπνων, πόνων, ἀπονίης, σώματος, γνώμης, μαθήσιος, μνήμης, φωνῆς, σιγῆς an Epid. VI 6, 2 erinnert. Was die Natur von selbst (486, 6) an nützlichen Vorgängen im Körper hervorbringt, ist für den Arzt das Vorbild seiner Tätigkeit (482, 5). So kann die τέχνη mit dem zusammengebracht werden, was von selbst geschieht (ὁκόσα αὐτόματα, ὁκόσα τέχνῃσιν 482, 15; 494, 8). Von besonderer Bedeutung dürfte es sein, wenn der Verfasser ausdrücklich betont, daß sich die Qualität der Ausscheidungen sowie ihre Bedeutung für den Ausgang der Krankheit nur schwer beurteilen lasse, da das Nützliche und Schädliche einander stark ähnelt (482, 15ff.): Ὅτι ὅμοια ἀλλήλοισι πάντα τὰ κρίνοντα καὶ τὰ ὠφελέοντα καὶ τὰ βλάπτοντα καὶ τὰ ἀπολλύντα, ὡς τὰ μὲν περιφεύγων ἀποτρέπῃ, τὰ δὲ προκαλέων καὶ ἄγῃ καὶ δέχηται.

Kommen wir dann zuletzt zu der Frage des Stils, so sind wir vor ein schwieriges Problem gestellt. Im echten, uns nicht erhaltenen Kommentar des Galen stand allem Anschein nach die in H erhaltene Notiz, die die Stileigentümlichkeiten der Schrift im allgemeinen richtig andeutet: ἔστιν εὑρεῖν τινα μὲν ἐς βραχυλογίαν ἐσχάτην ἐσφιγμένα, τινὰ δὲ ἐκτεταμένα τοῦ συμμέτρου πλέον. Das letzte Glied ist dem Gegensatz zuliebe übertrieben, aber es stimmt, daß ein Teil der Ausführungen dieser Schrift durch Brachylogie, ein anderer durch größere Ausführlichkeit gekennzeichnet ist, eine Ausführlichkeit zwar, die nur im Vergleich mit den brachylogischen Abschnitten diese Bezeichnung verdient. Und zwar verteilen sich diese Stileigentümlichkeiten in der Weise über die ganze Schrift, daß die ersten Teile, Kap. 1—5, brachylogisch sind, die Kap. 6ff. dagegen ausführlicher werden. Diese geben Ausführungen über die Periodizität in der Aufeinanderfolge der Krankheitserscheinungen, die Apostasis und ihre Bedeutung, sowie manches Verwandte. Die ersten Kapitel dagegen enthalten Aufzählungen verschiedener Faktoren, die der Arzt zu beachten hat, von Apostasismöglichkeiten u. ä. Vergleicht man dieses Verhältnis von Stil und Inhalt mit Epidd. II, IV und VI, so überrascht diese Tatsache nicht. Es ergibt sich, daß die inhaltlich übereinstimmenden Teile von Epidd. II, IV und VI und Π. χυμῶν auch in der Form zueinander stimmen. Bemerkenswert ist, daß sogar die für die besonders stark brachylogischen Teile von Epidd. II, IV und VI charakteristischen Homoioteleuta in den ersten Kapiteln ebenfalls auftraten; man vgl. nur 484, 5 aus einer Aufzählung: ἐπιπλάστοισιν, ἐμπλάστοισι, ἐπιπάστοισιν, ἐπιδέτοισιν, ἐπιθέτοισι. Wenn Ausnahmen von dieser Regel vorhanden sind, so sind sie leicht erklärbar. Kap. 13 hat nach dem Einleitungssatz die folgende Sentenz: ἢν αἱ ὧραι ὡραίως εὐτάκτως, εὐκρινέας νούσους ποιέουσιν. Diese Notiz erinnert an Epid. II 1, 5, wo die Lehre in einem ausführlichen Satz dargestellt wird. Man erkennt sofort, daß die hier gewählte kurze Fassung des Satzes eben daraus erklärt werden muß, daß ein hinreichend bekannter Satz wiederholt wird; er ist zu einem Merkwort geworden. Aus den stilistisch und darüber hinaus methodisch interessanten Einzelheiten sei noch hervorgehoben, daß der Verfasser Vergleiche benutzt (Kap. 11). Einmal finden wir einen Vergleich des Magens mit der Erde und nachher den Vergleich des Magens mit einem

Gefäß, das, wenn es frisch aus der Werkstatt kommt, noch Feuchtigkeit durchläßt, aber je älter es wird, um so undurchlässiger ist. Bei einem dritten Vergleich ist wenigstens so viel sicher, daß die Bäume und Schaltiere miteinander verglichen werden, beide haben eine trockene Hülle in der Rinde oder der Haut und ein dementsprechend trockenes Innere. Die Vergleiche erinnern an die zahlreichen Vergleiche bei Empedokles, die ganz derselben Sphäre angehören. Die ὅμοιον-Lehre klingt an in der Klimatheorie 494, 2 (vgl. 500, 3).

Wie sind nun diese Übereinstimmungen mit den Epidemien zu erklären? Sie lassen zwei Möglichkeiten zu, entweder ist der Verfasser von Π. χυμῶν identisch mit dem von Epidd. II, IV und VI, oder wir haben es mit einem Arzt zu tun, der die Epidemie von Perinth miterlebt hat und den gleichen Anschauungen huldigt wie der Verfasser von Epidd. II, IV und VI, vielleicht auch Epidd. II, IV und VI kennt oder mitverfaßt hat. Nur so ist es erklärbar, daß größere Partien aus Π. χυμῶν mit Abschnitten aus Epidd. II, IV und VI übereinstimmen. Ich selbst halte die einfachste Theorie, also die erste, für die wahrscheinlichste, da doch individuelle Eigentümlichkeiten von Π. χυμῶν gegenüber Epidd. II, IV und VI nicht erkennbar sind.

Κατ' ἰητρεῖον und Μοχλικόν, zwei Kollleghefte

Auch zwei andere im Corpus Hippocraticum erhaltene Werke hat man schon früher mit Epidd. II, IV und VI in Verbindung gebracht, die Schriftchen Κατ' ἰητρεῖον und Μοχλικόν. Sie zeigen eine ganze Reihe von Übereinstimmungen und Berührungen mit diesen Epidemienbüchern, teils inhaltlicher und vor allem, dem verschiedenen Thema entsprechend, stilistischer Art. Daß sie selbst zusammengehören, hat man schon in der Antike gesehen, von den Neueren hat nach Littré, der auch hier wieder vorangegangen ist, Regenbogen 54ff. diesen Sachverhalt aufgewiesen. Den von ihm angeführten Argumenten möchte ich nur noch den Hinweis auf Mochlikon 41 Anfang hinzufügen, wo die Gesichtspunkte, die bei der Anlage von Verbänden zu beachten sind, im wesentlichen in der in Κατ' ἰητρεῖον eingehaltenen Reihenfolge aufgezählt werden: Νόμοισι τοῖσι νομίμοισι περὶ ἐπιδέσιος· παρασκευή (~ Κατ' ἰητρ. 57, 8 ff.), πάρεξις (~ Κατ' ἰητρ. 15), κατάτασις (~ 16), διόρθωσις (~ 16), ἀνάτριψις (~ 17), ἐπίδεσις (~ 18), ἀνάληψις (~ 19), θέσις (~ 14), σχῆμα (~ 17), χρόνοι (~ 18), δίαιται (~ 20). Nur um eine klangvollere, gefälligere Form zu erzielen, sind die Worte θέσις, σχῆμα, χρόνοι aus der Reihe der viersilbigen Termini herausgenommen und für sich zusammengestellt. Es wird zweckmäßig sein, die Schriften auf die Übereinstimmungen mit Epidd. II, IV und VI durchzugehen, dann eine allgemeine Charakteristik zu versuchen und zuletzt die Erklärung für die festgestellten Fakta anzubahnen.

a) Κατ' ἰητρεῖον: Bei dieser Schrift vereinfacht sich unsere Aufgabe durch die Ergebnisse der Untersuchung von W. Schleiermacher über die Komposition von Π. ἀγμῶν — Π. ἄρθρων ἐμβολῆς (Philologus 84, 1929, 272ff., 399ff.), die eine Reihe auch für unseren Zusammenhang wichtiger Feststellungen enthält. An sie werden wir gegebenenfalls anzuknüpfen haben.

Die Schrift Κατ' ἰητρεῖον zeigt einen sehr lockeren Aufbau. Sie beginnt mit einigen allgemeinen methodischen Bemerkungen, geht dann zu ihrem durch die Überschrift angedeuteten Thema über und verweilt zunächst bei den allgemeinen Voraussetzungen chirurgischer Behandlung. Dieser Abschnitt geht bis Kap. 6 und enthält die Anweisungen, die man in einer Schrift mit dem Titel Κατ' ἰητρεῖον erwartet[1]. Dann beginnt mit Kap. 7 ein Hauptteil über Verbände, der jedoch durch ein paar außerhalb dieses Themas liegende Bemerkungen allgemeinen Inhalts unterbrochen wird.

In dem methodischen Einleitungssatz sind zunächst zwei Gesichtspunkte genannt, die wir schon in Epidd. I und III, dann aber besonders in Epidd. II, IV und VI maßgebend und auch formuliert fanden: Ἢ ὅμοια ἢ ἀνόμοια heißt es hier genau so wie in Epid. I 196, 24. An Epidd. II, IV und VI erinnert das folgende ebenso knappe Schlagwort: ἐξ ἀρχῆς, der Hinweis, daß man von dem letzten Ursprung der Krankheit auszugehen habe[2], der Epid. VI 3, 12 ebenfalls mit der Lehre von der Berücksichtigung des Übereinstimmenden und Voneinanderabweichenden verbunden war. Die folgende Gegenüberstellung: ἀπὸ τῶν μεγίστων, ἀπὸ τῶν ῥηίστων erinnert an Epid. I 200, 6, wo die beiden Gattungen der schwersten und leichtesten Erkrankungen nebeneinanderstehen und außer mit anderen auch mit diesen Termini bezeichnet sind. Nur die Wahl gerade der gleichlautenden Ausdrücke kommt auf die Rechnung von Κατ' ἰητρεῖον[3]. Ganz besondere Beachtung verdient jedoch die schon von Littré notierte Übereinstimmung des zweiten Teils der erkenntnistheoretisch-logischen Grundlegung mit Epid. IV 43, für die die Doppelformulierung des Hauptgedankens charakteristisch ist:

Κατ' ἰητρ. 1: Ἀπὸ τῶν πάντη πάντως γινωσκομένων ἃ καὶ ἰδεῖν καὶ θιγεῖν καὶ ἀκοῦσαι ἔστιν, ἃ καὶ τῇ ὄψει καὶ τῇ ἁφῇ καὶ τῇ ἀκοῇ καὶ τῇ ῥινὶ καὶ τῇ γλώσσῃ καὶ τῇ γνώμῃ ἔστιν αἰσθέσθαι, ἃ οἷς γινώσκομεν ἅπασιν, ἔστιν γνῶναι.	Epid. IV 43 Ὅτι τοῖσιν ὄμμασι, τοῖσι οὔασι, τῇσι ῥισί, τῇ χειρὶ αἱ κρίσιες[4] καὶ τἄλλα οἷσι γινώσκομεν. ὁ ἀσθενέων, ὁ δρῶν ἢ θιγὼν ἢ ὀσφρανθεὶς ἢ γευσάμενος, τὰ δ' ἄλλα γνούς· τρίχες, χροιή, δέρματα, φλέβες, νεῦρα ... οἷσι γινώσκομεν.

Inhaltlich sind diese Gedankengänge auch der obenerwähnten Forderung von Epid. IV verwandt, sämtliche Sinne und den Verstand für die Erkenntnis nutzbar zu machen. Bezeichnend ist, daß die γνώμη, ohne daß ihre besondere Funktion irgendwie betont wird, neben die Sinneswahrnehmungen tritt. An der stilistischen Formung ist bemerkenswert, daß die Fassung in Epid. IV 43 nicht so glatt ist wie die von Κατ' ἰητρ., die in jedem Kolon mit dem Mittel des Reims arbeitet.

Darauf gibt die Überschrift Τάδε ἐς χειρουργίην κατ' ἰητρεῖον das Thema für den ersten Teil der folgenden Ausführungen an, die sich mit den äußeren Bedingungen für die richtige chirurgische Behandlung in der Klinik beschäftigen. Es soll die Rede sein vom Patienten, dem tätigen Arzt, seinen Gehilfen, den Instrumenten, dem Licht, und bei all dem von dem Wann, Wo und Wie, der Menge dessen, was angewandt wird, sowie der Art und Weise, in der die Anwendung erfolgen muß. Der eigenartige Abschnitt, der nur durch

---

[1] Zu vergleichen ist Π. ἰητροῦ CMG I 1 S. 20, eine Abhandlung, die ihren Titel von dem Anfangswort hat, jedoch eigentlich eine Schrift über die Klinik darstellt.

[2] Vgl. Π. ἀρχαίης ἰητρικῆς 51, 11 und Platon Legg. IV 720 D.

[3] Epid. I 200, 6 εἰσὶ δὲ ὀξύταται καὶ μέγισται καὶ χαλεπώταται νοῦσοι καὶ θανατωδέσταται ἐν τῷ συνεχεῖ πυρετῷ. ἀσφαλέστατος δὲ πάντων καὶ ῥήιστος καὶ μακρότατος πάντων ὁ τεταρταῖος.

[4] κρίσις im Sinne des Wortes von Aphorismus I 1.

das Beispiel ὅκου τό τε σῶμα τά τε ἄρμενα erläutert wird[1], schließt mit den aus Gorgias' Palamedes bekannten Kategorien: ὁ χρόνος, ὁ τρόπος, ὁ τόπος[2], mit einer zweiten Formulierung derselben Gesichtspunkte also. Die Worte ὁ ἀσθενέων, ὁ δρῶν standen auch Epid. IV 43.

Das dritte Kapitel, das nun vom behandelnden Arzt und dem Patienten, eben vom ἀσθενέων und δρῶν, handelt, zeigt den typischen Aufbau vieler Abschnitte von Κατ' ἰητρ. Der erste Satz formuliert das Thema der Ausführungen über den δρῶν mit Angabe der einzelnen Dispositionspunkte: Ὁ δρῶν ἢ καθήμενος ἢ ἑστεώς, συμμέτρως πρὸς ἑωυτόν, πρὸς τὸ χειριζόμενον, πρὸς τὴν αὐγήν. All diese Themen werden in den folgenden Abschnitten berührt. Erst wird von der Stellung des Chirurgen zum Licht gesprochen (31, 11), dann vom Chirurgen, wenn er sitzend behandelt (erst mit Rücksicht auf sich selbst, dann auf das Objekt seiner Tätigkeit, den Patienten), weiter, wenn er bei seiner Tätigkeit steht (32, 7). Den zweiten kürzeren Teil des Abschnittes bilden Ausführungen über das Verhalten des Kranken, des ἀσθενέων, bei der Behandlung (32, 11).

Die Anweisungen über das Licht werden mit einer Unterscheidung des gewöhnlichen (κοινόν) und des künstlichen Lichtes (τεχνητόν) eingeleitet und gehen dann zu der Frage über, wie man dafür sorgt, daß das Licht richtig fällt. Hier haben wir zum erstenmal eine Anlehnung an Π. ἀγμῶν: der Patient soll entweder πρὸς αὐγήν oder ὑπ' αὐγήν liegen, also entweder so, daß das Licht von der Seite oder daß es von oben auf den Körper fällt; besondere Vorteile hat die erste Lage:

Τὰ δὲ πρὸς αὐγήν· ἐκ τῶν παρουσέων, ἐκ τῶν συμφερουσέων αὐγέων πρὸς τὴν λαμπροτάτην τρέπειν τὸ χειριζόμενον — πλὴν ὁκόσα ἢ λαθεῖν δεῖ ἢ ὁρᾶν αἰσχρόν — οὕτω δὲ τὸ μὲν χειριζόμενον ἐναντίον τῇ αὐγῇ, τὸν δὲ χειρίζοντα ἐναντίον τῷ χειριζομένῳ πλὴν ὥστε μὴ ἐπισκοτάζειν.	Π. ἀγμῶν 51, 7: Καθίννυσθαι δὲ χρὴ τὸν ἄνθρωπον οὕτως ὅπως ᾖ τὸ ἐξέχον τοῦ ὀστέου πρὸς τὴν λαμπροτάτην τῶν παρεουσῶν αὐγέων, ὡς μὴ λάθῃ τὸν χειρίζοντα ἐν τῇ κατατάσει, εἰ ἱκανῶς ἐξίθυνται.

Die Zusammengehörigkeit der beiden Stellen ist klar. Schleiermacher hat geglaubt, in den verlorenen Abschnitten von Π. ἀγμῶν Material ansetzen zu müssen, welches das Substrat für die jetzt in Π. ἀγμῶν fehlenden Ausführungen dieses Abschnittes darstellen müßte. Doch dürfte zu fragen sein, wo in Π. ἀγμῶν es gestanden haben könnte, und da finde ich keine Stelle, die in Frage kommt. Vielmehr glaube ich, daß der in Κατ' ἰητρ. eingeschobene kurze Satz, daß das αἰσχρόν in jedem Fall verborgen bleiben müsse, und auch manches andere Moment dafür spricht, daß gerade hier Zusätze zur Überlieferung von Π. ἀγμῶν vorliegen und in einen systematischen Zusammenhang gestellt worden sind. Auch sonst finden wir in Κατ' ἰητρ. Gedanken, die man als ästhetische Forderungen im allgemeinsten Sinne bezeichnen kann und die in den Schriften Π. ἀγμῶν — Π. ἄρθρων ἐμβολῆς nicht wieder-

[1] *Man muß wissen, wo der Körper zu liegen, wo sich die Werkzeuge zu befinden haben.* ἄρμενα erklärt Erotian 110, 9: ἄρμενα γὰρ ἰδίως λέγεται τὰ πρὸς τὴν ἰατρικὴν χρείαν ἐπιτήδεια ἐργαλεῖα, οἷον σμιλία, φλεβοτόμα καὶ τἄλλα τὰ τούτοις ὅμοια. Κατ' ἰητρ. 33, 11 steht ὄργανα, was doch wohl durch ἄρμενα ersetzt werden muß, das Glossem ist für das Ursprüngliche eingetreten.

[2] Ὁ ἀσθενέων, ὁ δρῶν, αἱ ὑπηρέται, τὰ ὄργανα, τὸ φῶς, ⟨ὁκότε⟩, ὅκου, ὅκως, ὁκόσα, οἷσιν; ὡς (wie z. B.) ὅκου τό τε σῶμα τά τε ἄρμενα, ὁ χρόνος, ὁ τρόπος, ὁ τόπος. Gorgias Pal. 260, 12 Diels φράσον ⟨τὸν τρόπον⟩, τὸν τόπον, τὸν χρόνον, πότε, ποῦ, πῶς εἶδες. Vgl. Hipp. Π. φυσῶν CMG I 1 S. 92, 13.

kehren. Stilistisch interessant ist, daß der einfache, für die große chirurgische Schrift charakteristische Ausdruck ἐκ τῶν παρεουσέων αὐγέων durch den einschränkenden, im Grunde aber selbstverständlichen Zusatz συμφερουσέων erweitert wird; während die Exzerpte sonst äußerste Brachylogie aufweisen, ist hier, um einen Gleichklang zu erhalten, also einem rein stilistischen Gesichtspunkt zuliebe, der ursprüngliche Wortlaut mit einem Zusatz versehen worden.

Unter den Vorschriften für den Chirurgen ist die Anweisung über die Kleidung interessant: Ἱμάτιον εὐσταλέως, εὐκρινέως, ἴσως, ὁμοίως, ἀγκῶσιν, ὤμοισιν (sc. ἔστω). Auch dieser und der folgende Abschnitt hat in den beiden chirurgischen Hauptschriften des hippokratischen Corpus keine Parallele. Doch weist das Stichwort auf Epid. VI 4,7. Ebenfalls erinnert 32,7ff. nur leise an Π. ἀγμῶν 59,19f., während der Abschnitt über die Patienten (32,11ff.) überhaupt keine Parallele zu Π. ἀγμῶν — Π. ἄρθρων aufweist.

Das gleiche gilt von den Kapiteln 4, 5 und 6, von denen 4 über die Handfertigkeit (εὐχειρίη), 5 über die Instrumente und 6 von den Gehilfen handelt. Nur zweierlei, aber doch recht Wichtiges, ist hier zu beachten: 1. die Anweisung über die Länge der Fingernägel: Ὄνυχας μήτε ὑπερέχεν μήτε ἐλλείπειν δακτύλων κορυφῆς. Hier ist an Epid. VI 4,7 zu erinnern, wo einzelne Punkte aufgezählt werden, die beim Auftreten des Arztes gegenüber dem Kranken von großer Bedeutung sind: Εἴσοδοι, λόγοι, ἐσθής, κουρή, ὄνυχες, ὀδμαί. Auch die Fingernägel und die Kleidung, über die oben Anweisungen gegeben wurden, sind hier erwähnt. Ein zweites betrifft den Verweis am Anfang von Abschnitt 5: Ὄργανα μὲν καὶ ὅτε καὶ οἵως εἰρήσεται, bei dem Schleiermacher a. O. 287 wieder ein (verlorenes) Substrat in Π. ἀγμῶν voraussetzen zu müssen glaubt, was ich ebenfalls nicht notwendig finde. Der Hinweis auf spätere Ausführungen soll nach Schleiermacher ebenso sinnlos übernommen worden sein wie das Zitat Mochl. 267,7, das aus Π. ἄρθρων 188,18 übernommen sein dürfte, obwohl es innerhalb der neuen Disposition, die das Mochlikon dem Stoffe gibt, seinen Sinn verloren hat. Dagegen halte ich es für durchaus möglich, daß der Verfasser von Κατ' ἰητρ. den Hinweis gerade mit Rücksicht auf seine neue Disposition eingefügt hat. Man möchte glauben, daß dieser Verweis auf das Mochlikon zu beziehen ist, das wohl folgen sollte. Die großen chirurgischen Schriften jedenfalls könnten einen solchen Verweis nur in Form eines allgemeinen Exkurses in den ersten Kapiteln gehabt haben. Aber dafür, daß hier ein solcher Abschnitt ausgefallen ist, spricht in den noch erhaltenen Teilen von Π. ἀγμῶν keine Zeile.

Mit dem siebenten Kapitel beginnt ein längerer Abschnitt über die Verbände und allgemein die Nachbehandlung chirurgischer Operationen. Auch hier sind zwei Punkte herauszuheben, die für unseren Zusammenhang von Bedeutung sind.

Zuerst kommt hier das kurze Kap. 17 über die Massage in Frage, ein Abschnitt, der mit wenigen, aber sorgfältig gewählten Worten sämtliche Hauptwirkungen der ἀνάτριψις schildert. Es ist ein später viel zitierter Satz, den Regenbogen a. O. 63 und Schleiermacher a. O. 290 als ein Exzerpt aus der Π. ἄρθρων 125,13 angezeigten Schrift über die Massage ansehen möchten. Dies ist eine Vermutung, der man die entgegengesetzte, daß dieser kurze, klar disponierte Abschnitt dem Verfasser selbst gehört, mit gleicher Wahrscheinlichkeit gegenüberstellen kann. Es zeigt sich, daß gerade die Abschnitte, die sich nicht auf Π. ἀγμῶν — Π. ἄρθρων zurückführen lassen, dieselbe straffe Komposition und stilistische Ausfeilung zeigen wie dieses rein antithetisch geformte Kapitel.

Interessant ist außerdem noch der Abschnitt 18, in dem wir eine umfangreiche Zusammenstellung von Exzerpten aus Π. ἀγμῶν haben. Schleiermacher hat a. O. 280 dieses Kapitel den Abschnitten von Π. ἀγμῶν gegenübergestellt, aus denen der Verfasser von Κατ' ἰητρ. schöpft. Dieser Vergleich zeigt, wie es das Bestreben des Verfassers ist, sich von dem Speziellen zu lösen und in das Allgemeine vorzudringen. Vergleichsmöglichkeiten von gleicher Ergiebigkeit sind sonst nicht vorhanden, nur Kapitel 16 ist ganz in Π. ἀγμῶν bzw. Π. ἄρθρων wiederzufinden: Διάτασις μάλιστα τὰ μέγιστα καὶ πάχιστα καὶ ὅκου ἀμφότερα (sc. κατέαγεν bzw. ἐξέπεσεν), δεύτερα ὧν τὸ ὑποτεταμένον[1], ἥκιστα ὧν τὸ ἄνω· μᾶλλον δὲ τοῦ μετρίου βλάβη, πλὴν παιδίων· ἔχειν ἀνάντη σμικρόν· διορθώσιος παράδειγμα τὸ ὁμώνυμον, τὸ ὁμόζυγον, τὸ ὅμοιον, τὸ ὑγιές. Der erste Gedanke ist eine Verallgemeinerung von Π. ἀγμῶν 51, 14ff., wo vom Bruch des Unterarmknochens gesprochen wird. Der Satz Διορθώσιος παράδειγμα usw. dürfte sein Substrat in Π. ἄρθρων 10 haben, wo der Vergleich zeigt, daß die eigentümliche stilistische Ausgestaltung wieder auf die Rechnung von Κατ' ἰητρ. kommt, sonst finden wir Übereinstimmungen nur in Einzelheiten. Nur so viel möchte ich zu diesem dritten Teil der Schrift bemerken und nur noch einen Punkt, der sich auf die sprachliche Form der Schrift bezieht, hervorheben.

Neben den Abweichungen von Π. ἀγμῶν — Π. ἄρθρων, die sich vor allem auf den Inhalt erstrecken, stehen, wie schon angedeutet, eine ganze Reihe stilistischer Eigentümlichkeiten, die nur in Κατ' ἰητρ., nicht in dem Original zu finden sind. Die Schriften Π. ἀγμῶν — Π. ἄρθρων zeigen den typischen Stil der Lehrschrift, deren erstes Charakteristikum Klarheit und Deutlichkeit ist: σαφήνεια. Ganz anders steht es mit Κατ' ἰητρ. Hier dominieren die »rhetorischen« Stilmittel in einer Weise, die deutlich zeigt, daß der Verfasser, so wie er schreibt, nicht nur dem Gegenstand zuliebe schreibt. Man erkennt in der antithetischen Struktur des Ausdrucks, in der Gestaltung nach dem Gesichtspunkt der Ähnlichkeit im Klang, in der Länge der Kola etwas Gesuchtes, Künstliches, das mit der Sache als solcher nichts zu tun hat. Aus der Lehrschrift ist eine Sammlung von Lehrsätzen geworden, die sich mit eigentümlichem Zwang dem Gedächtnis einprägen. Man bekommt besonders bei den Sätzen, die ein Prinzip, ein Gesetz, einen Nomos aussprechen, geradezu den Eindruck einer nach mnemotechnischen Gesichtspunkten gestalteten Sprache: Κατ' ἰητρ. 16 Διορθώσιος παράδειγμα· τὸ ὁμώνυμον, τὸ ὁμόζυγον, τὸ ὅμοιον[2], τὸ ὑγιές. 8 (35, 3) Ἅμμα καὶ ῥάμμα νεμόμενον μὴ κάτω ἀλλ' ἄνω ἐν παρέξει καὶ σχέσει καὶ ἐπιδέσει καὶ πιέξει. 3 (31, 14) ἱμάτιον εὐσταλέως, εὐκρινέως, ἴσως, ὁμοίως, ἀγκῶσιν, ὤμοισιν. Dann vergleiche man folgende Fassungen eines νόμος ἐπιδέσιος: 36, 17 Ἐπιδέσματα καθαρὰ κοῦφα, μαλθακὰ λεπτά; 37, 9 ὀθόνια μαλθακὰ λεπτά, καθαρὰ κοῦφα, πλατέα, μὴ ἔχοντα συρραφὰς μηδ' ἐξαστίας καὶ ὑγιᾶ; 43, 9 μάλιστα τούτοισιν ὀθόνια λεπτὰ κοῦφα, μαλθακὰ καθαρά, πλατέα, ὑγιέα (so M: ὑγιᾶ V). Oder auch zwei Kapitelüberschriften 38, 14 σπληνῶν μήκεα, πλάτεα, πάχεα, πλήθεα; 39, 9 ἐπιδέσμων πλῆθος, μῆκος, πλάτος, πάχος (πάχος addendum cf. v. 15). Dies sind Sprüche, Gnomen, in einem Stil, wie wir ihn aus Epidd. II, IV und VI kennen. Daneben stehen wie bei dem letzten Beispiel nach denselben stilistischen Gesichtspunkten ausgewählte, kurz andeutende Substantive und Begriffe, in denen man

---

[1] So ist zu schreiben mit V (ὑποτεταγμένον cett.); vgl. Π. ἀγμῶν 51, 16; 76, 8 ὑπότασις; 107, 11 ὑποτεταμένον MV: ὑποτεταγμένον cett.

[2] Der Gleichklang fordert, daß das Iota mitgehört wird. Bei Diphthongen liegt der Ton, woran mich Wilamowitz erinnerte, auf dem zweiten Vokal.

doch wohl Stichworte für eine Rede, auf jeden Fall also Gedächtnisstützen zu sehen hat. Doch ist darüber sogleich noch etwas ausführlicher zu sprechen.

b) Μοχλικόν. Neben Κατ' ἰητρ. steht eine Schrift über Verrenkungen und ihre Heilung: das Mochlikon. Bevor wir an sie herangehen, haben wir zwei Vorfragen zu erledigen. 1. das Problem, ob der uns überlieferte Text vollständig ist, 2. die Frage der Textgestaltung.

1. Nachmanson, Erotianstudien 355 und vor ihm Ilberg, Das Hippokratesglossar des Erotianos Sächs. Abh. 1893 haben auf Grund des Hippokrateslexikons des Erotian vermutet, daß die Schrift, so wie sie überliefert ist, nicht vollständig sein könne. Eine Reihe von Glossen, die sie in unserem Text erwarten, können sie nicht auffinden. Hier scheinen mir die beiden sonst so sorgfältigen Forscher dem Sachverhalt nicht genügend auf den Grund gegangen zu sein. Eine Nachprüfung zeigt, daß alle in dieser Schrift vermißten Glossen in ihr entweder gar nicht gesucht werden dürfen oder sogar, da die Überlieferung versagt, einzusetzen sind. Erotian 20, 5 N. ἅλις ist die erste Glosse, die Nachmanson im Mochlikon sucht. Sie gehört, obwohl sie eigentlich drei Stellen vorher stehen müßte, offensichtlich noch zu Κατ' ἰητρ. (32, 8), dessen Glossen vorhergehen. Solche Umstellungen finden sich auch sonst bei Erotian und besonders dann, wenn wie in diesem Fall die Glosse sich in mehreren Schriften findet (Nachmanson, Erotianstudien 266 u. ö.). Es folgt ἀνοκώχησις bzw. ἀνοκωχεῖν. Das erste Wort geht auf ἀνακώχησις 248, 2 (so ist zu schreiben statt ἀνακωχήσεις M). Bei seiner Erklärung wird Bakcheios auf die Quelle dieses Mochlikonabschnittes Π. ἄρθρων 159, 13 verwiesen haben, so daß sein Epitomator Epikles (Erotian 5, 5.) sich mit der Erklärung dieser Stelle begnügte. αἰών· ὁ νωτιαῖος μυελός, φησὶ γὰρ »ἐσφακελίσθη τὸν αἰῶνα« geht natürlich, Nachmanson a. O. 356 hat diese Stelle übersehen, auf Mochl. 261, 15 σφακελίσαντα τὸν αἰῶνα, und das in der Erklärung hinzugefügte Zitat muß sich auf Π. ἄρθρων 64, 11 beziehen: es ist verdorben aus σφακελίσῃ τὸν αἰῶνα, das außerdem falsch aus dem Zusammenhang gerissen wurde[1]. Ἄχη und ἀσήμοις τόποις werden aus der nicht erhaltenen hippokratischen Schrift Π. τρωμάτων καὶ βελῶν stammen, deren Glossen folgten, beide Glossen passen gut hierher[2]. Αὐτίκα ist häufig, steht aber auch Mochl. 248, 1. Ἐσματτευόμενον stammt nicht aus einem verlorenen Teil des Mochlikon, sondern aus einem erhaltenen: 248, 2. Über ἕδος siehe unten. Es bleiben noch die Glossen λείβονται, λάπτει und λέμμα, deren Zugehörigkeit zum Mochlikon Nachmanson nur zur Diskussion stellen will (a. O. 357). Sie können wieder sehr wohl aus der Schrift Π. τρωμάτων καὶ βελῶν stammen und werden es, da diese Wörter ihrer Bedeutung nach eher in einem anderen Zusammenhang als das Mochlikon hineingehören. Damit ist die Zahl der Glossen, die man auf das Mochlikon zurückführen wollte und nicht zurückführen konnte, erschöpft. Der Text dieser Schrift war im Altertum der gleiche wie der, den wir vor uns haben.

2. Eine andere Vorbemerkung erfordert die Textgestaltung. Wir benutzen heute die Ausgabe von Kühlewein, dessen Leistung als Hippokratesherausgeber nicht angezweifelt

---

[1] Richtiger als Nachmanson schon Klein in seiner Erotianausgabe.

[2] Die Glosse ἀσήμοις τόποις wird im Ganzen richtig erklärt sein: κατὰ ἀντίφρασιν πολυσήμοις ... πολυσήμους δὲ τόπους λέγει ἐπί τε φλεβῶν καὶ ἀρτηριῶν καὶ νεύρων. Die Erklärung zeigt, daß die Quelle sich mit chirurgischen Fragen beschäftigt hat. Interessant ist die Bedeutung von ἄσημος, die nichts mit dem σημεῖον im rein medizinischen Sinn zu tun zu haben scheint. Es ist vielmehr an die ἄσημα χωρία zu erinnern, von denen Artemidor II 9 spricht: ὁ κεραυνὸς τὰ ἄσημα τῶν χωρίων ἐπίσημα ποιεῖ διὰ τοὺς ἐνιδρυομένους βωμοὺς καὶ τὰς ἐν αὐτοῖς γιγνομένας θυσίας. ἄσημοι τόποι werden im Gegensatz zu den ἐπίσημοι τ. solche Stellen am Körper sein, die nicht wie die ἐπίσημα ἄβατα sind, d. h. wegen der dort gelagerten Adern, Arterien und »Nerven« nicht mit dem Messer oder dem Brenneisen behandelt werden dürfen.

werden soll. Auch nachdem einige der von ihm edierten Schriften von Heiberg neu herausgegeben sind, kommt man ohne den von ihm dargebotenen kritischen Apparat nicht aus. Aber es ist doch darauf hinzuweisen, daß sich Kühlewein hier die Aufgabe nicht so gestellt hat, wie es die Eigenart der Schrift verlangt. Das Mochlikon ist nichts weiter als eine Sammlung von Exzerpten aus der noch ungeteilten großen chirurgischen Schrift Π. ἀγμῶν — Π. ἄρθρων. Diesen Tatbestand hat Kühlewein nicht so beachtet, wie es hätte geschehen müssen. Manche Korruptel ist ihm entgangen, die er bei einem Vergleich des Textes mit dem Original und bei vollständiger Notierung der Quellenabschnitte sogleich erkannt hätte. Der zukünftige Herausgeber der Schrift im CMG wird gut tun, die Quellenabschnitte genau anzugeben; auch Littrés (IV 350ff.) und Petrequins (Chirurgie d'Hippocrate II, Paris 1878 S. 550ff.) Anmerkungen reichen nicht aus. Ein paar Beispiele mögen diesen Vorschlag illustrieren. 248, 3 handelt es sich um die Quetschung des Nasenbeins: Πωροῖτο δ' ἄν, καὶ ἢν ἕλκος ἐνῇ· καὶ ἢν τὰ ὀστέα ἀπιέναι μέλλῃ — οὐ γὰρ παλιγκοτώτατα —, οὕτω ποιητέα. So druckt Kühlewein. Der Anfang von Π. ἄρθρων 39 zeigt, wie zu interpungieren ist, hinter δ' ἄν gehört das Semikolon, hinter ἐνῇ das Komma. — 28. Τὰ δὲ ἐν ποδὶ ὡς ἐν χειρὶ ὑγιᾶ. (29) Τὰ δ' ἐν τῇ κνήμῃ συγκοινωνέοντα καὶ μὴ ἐμπεσόντα . . . ταὐτὰ ἃ καὶ ἐν χειρί. Der Ausdruck ἐν τῇ κνήμῃ ist sinnlos, man verlangt τῇ κνήμῃ, das ἐν stammt aus 28. Vgl. Π. ἀγμῶν 10: Τὰ δὲ κοινωνέοντα τοῖσι τῆς κνήμης ὀστέοισι . . . und Π. ἄρθρων 85 (= Mochl. 29) τὰ δὲ τῆς κνήμης κοινωνέοντα. Und vor allem eine Stelle, die schon längst hätte emendiert werden sollen: 251, 7. Man kann die Schulter einrenken, indem man sie um verschiedene Gegenstände herumlegt: ἢ περὶ ὕπερον ἢ περὶ κλιμακτῆρα ἢ περίοδος σὺν τῷ ὑπὸ χεῖρα τεινομένῳ. Die Quelle ist Π. ἄρθρων 7. Sie zeigt, wie zu schreiben ist, natürlich περὶ ἕδος: 120, 4 τὸ δ' αὐτὸ δὲ ποιεῖ καὶ περὶ κλιμακτῆρα καταναγκάζειν τοῦτον τὸν τρόπον σκευάσαντα. πάνυ μὴν ἱκανῶς ἔχει καὶ περὶ ἕδος μέγα θεσσαλικὸν ἀναγκάζειν. Dann folgt das Substrat für die Worte σὺν bis τεινομένῳ. Erotian 38, 10 ἕδος, das Nachmanson in einem verlorenen Teil des Mochlikon suchte, steht an der richtigen Stelle.

Doch nun zu der Schrift als einem Ganzen und zunächst Genaueres über das Verhältnis der Exzerpte zum Original. Vergleichbar mit der großen chirurgischen Schrift ist die ganze Schrift bis auf die Kapitel 7—19, deren Quelle z. T. verloren ist und 287, 6 bis Kapitel 36, wo z. T. Neues gebracht wird. Sehr zahlreich sind dagegen kleinere Zusätze, die Beachtung verdienen. So ist im ersten Kapitel der kurzen Osteologie manches enthalten, was der Verfasser von Π. ἀγμῶν — Π. ἄρθρων noch nicht kennt. Erwähnt wird beispielsweise (Littré 335) die Sehne, die den Kopf des Oberschenkelknochens mit der Gelenkpfanne verbindet. Sonst weist die Behandlung des Knies (Kap. 26 = Π. ἀγμ. 37) und die Technik der Unterschenkelbehandlung (273, 8 = Π. ἀγμ. 30) Unterschiede auf. Sie sind im Mochlikon komplizierter als im Original. Eine sachliche Abweichung enthalten weiter die Bemerkungen über die Entwicklung der Schulter, falls die Reposition nicht vorgenommen wird. Kap. 5 (249, 20) liegt eine Richtigstellung des Originals Π. ἄρθρων 122, 1ff. vor, vgl. Littré a. O. In dem Aphorismus 258, 2, dessen Gedanken wir auch im Κατ' ἰητρ. 20 in einprägsamer Kürze formuliert finden[1] — χρῆσις κρατύνει, ἀργίη τήκει lautet die Gnome —, ist der Schluß zugesetzt: Τὰ ἔργα τὰ ἑωυτοῦ ἕκαστον τοῦ σώματος ἐργαζόμενον μὲν ἰσχύει. ἀργέον δὲ κακοῦται πλὴν κόπου, πυρετοῦ, φλεγμονῆς. πλὴν — φλεγμονῆς hat in den chirurgischen

[1] Spätere Zitate sind behandelt von E. Nachmanson, Hippocratea S. 199 (s. oben S. 52. Anm. 1.)

Schriften keine Parallele. Kap. 2 ist die Vorschrift über den Gebrauch des Schwefels an die Stelle der Empfehlung von Weizenteig (σταίς) getreten, vgl. Littré a. O. 346 und Anm. 5 und 12. Ähnlich ist die Angabe ἢ κηρωτῇ· καὶ θείῳ παρακολλᾶν in Kap. 3 Zusatz. Desgleichen gehört die Vorschrift über die Verwendung karthagischen Leinens 248, 3 (vgl. Π. ἄρθρων 159, 8) zu den Ergänzungen. Auch andere kurze Bemerkungen über die Nachbehandlung sind neu: z. B. wird hier die Anwendung des Helleboros 264, 3 empfohlen, während sich der Verfasser von Π. ἀγμῶν — Π. ἄρθρων sehr zurückhaltend dazu äußert (215, 7). Sonst verweise ich auf 249, 12; 251, 9; 262, 21, Stellen, die für sich stehen. Sie sind dem Dispositionsschema zuliebe eingefügte Zusätze[1]. Hier spielt der Nomosbegriff eine Rolle, der in der chirurgischen Quelle nicht auftaucht. Dieses und Ähnliches sind Einzelheiten, die keinen inneren Zusammenhang zeigen. Anders steht es mit ein paar stilistisch-terminologischen Abweichungen. 257, 13 und 259, 1. 2 ist der Gegensatz τὰ ἔμπροσθεν, τὰ ὄπισθεν eingeführt. 271, 10 ist in dem Satz τὰ χαυνότατα τάχιστα φύεται, τὰ δ' ἐναντία ἐναντίως das zweite Glied Zusatz. 256, 5 hat der Gegensatz ὑποβαίνειν, ἀποβαίνειν in Π. ἄρθρων 191, 7 nur eine inhaltliche Parallele (zu ἀποβαίνειν vgl. Π. ἀγμῶν 57, 20). 272, 13 ist κνησμῶν durch den gleichklingenden Zusatz ἢ τρυχυσμῶν ergänzt worden (vgl. Π. ἀγμῶν 27). In all diesen Umgestaltungen nähert sich diese Schrift dem Stil, der Κατ' ἰητρ. und einen Teil der Aphorismen von Epidd. II, IV und VI kennzeichnete.

Wichtiger ist jedoch eine allgemeine Umgestaltung des Originals, die Umdisponierung des gesamten Stoffes, so wie sie hier vorgenommen worden ist. Es ist eigentümlich, daß diese Schrift, die sich inhaltlich so weitgehend, ja fast ganz an Π. ἀγμῶν — Π. ἄρθρων anschließt, in diesem Punkte eine große Selbständigkeit zeigt. Während die alte chirurgische Schrift, wie wir noch sehen werden, z. T. archaische Formen aufweist, ist die Disposition dieser Schrift von Gesichtspunkten beherrscht, die sich ohne weiteres als die Kompositionsprinzipien hellenistischer Schriften dieses Inhalts erweisen lassen. Hier ist an die Stelle einer oft willkürlichen assoziativen Komposition eine logisch einwandfreie Ordnung des Stoffes getreten. Die Schrift beginnt mit einem Abschnitt über den Knochenbau, der die zerstreuten Notizen der Vorlage sammelt. Dann folgen in der später stereotypen Reihenfolge a capite ad calcem die Anweisungen über die Behandlung der einzelnen Körperteile, die nur selten von ein paar allgemeinen Lehren unterbrochen werden, zuletzt kommen die Ausführungen über komplizierte Brüche, über die Nachbehandlung der Reposition, die diagnostischen Möglichkeiten, alles Lehren allgemeinen Inhalts. Wir bemerken hier wieder, was wir bei Κατ' ἰητρ. an der Komposition des einzelnen Abschnittes feststellen zu können glaubten, daß die Disposition im allgemeinen selbständig, und zwar straffer als in den früheren Schriften, durchgeführt wird.

Hier scheint mir die Frage angebracht, wie wir den eigentümlichen Charakter dieser beiden Schriften zu erklären haben. In erster Linie ist die Schreibweise ein Problem.

---

[1] Mitten zwischen dem Abschnitt über die Instrumente und den Zeichen für Brüche und Verrenkungen steht ein kurzer Abschnitt, den ich doch wenigstens anmerkungsweise berücksichtigen will. Der erste Satz: Kap. 39 Οἷσιν ὀστέον ἀπὸ ὑπερῴης ἀπῆλθεν, μέση ἵζει ἡ ῥὶς τούτοις hat seine Parallele Epid. VI 1, 2. Der folgende spricht von Quetschungen der Schädelknochen, die Flüsse der δριμέα vom Kopf abwärts über den Schlund zur Folge haben. Vgl. S. 14 u. 46 die Stellen aus den Epidd., die zeigen, daß auch diese Anschauung zu den Theorien der Epidemien gehört. Andere Flüsse, die bei Kopfwunden eintreten, gehen in die Leber und in den Schenkel, auch dieses paßt zu den Anschauungen der Epidd. und ergänzt die Ausführungen.

Ihr erstes Kennzeichen ist die äußerste Brachylogie, die den Leser immer wieder nötigt, die Quellenschriften zu Rate zu ziehen, das zweite ist die »Rhetorisierung«, die beide Schriften aufweisen, Κατ' ἰητρ. am stärksten. Galen hat in seinem Kommentar zu Κατ' ἰητρ. die Vermutung geäußert, daß es sich hier um ein Stück aus dem Nachlaß des Hippokrates handele, unvollendete Stücke, die der letzten Hand entbehrten. Man könnte über sie diskutieren, wenn man sie dahin modifizierte, daß hier Entwürfe vorlägen, deren breitere Ausführung irgendein äußerer Umstand, etwa der Tod des Verfassers, verhindert hätte. Anders hat Littré den Sachverhalt zu deuten versucht und, wie ich meine, schon richtiger. In der Einleitung der zuerst herausgegebenen Schrift Κατ' ἰητρ. (III 268) hat er zwei Möglichkeiten angedeutet: On peut supposer ou que ce sommaire est le canevas, le brouillon d'Hippocrate, ou qu'il est un extrait fait par quelqu'un de ses disciples. IV 338 in der Einleitung zum Mochlikon findet er eine noch treffendere Formulierung: Ou bien un maitre l'a rédigé pour l'employer dans ses leçons, s'en servant comme d'un moyen mnémonique qui l'aidait à ne rien oublier; ou bien un médecin, un élève, après avoir étudié attentivement le traité Des articulations et s'en être pénétré, en a fait un extrait bien sûr qu'il lui suffirait de jeter les yeux sur ces brèves indications pour avoir aussitôt rappelée à la memoire toute la substance du livre original. Diese Hypothese wird im ganzen dem Befund gerecht, es kann sich m. E. nur um eine Sammlung von Stichworten, Merkworten handeln, die den Inhalt von Π. ἀγμῶν — Π. ἄρθρων und der dazugehörigen Lehren ins Gedächtnis rufen sollen. Ob es sich nun um die Kolleghefte eines dozierenden Arztes handelt oder den Abriß, den der Lehrer dem Schüler in die Hand gab, wage ich nicht zu entscheiden. Der mnemotechnische Charakter der Schriften wird beidemal gleich gut erklärt. Sowohl wenn es galt, dem Schüler den Vortrag möglichst fest einzuprägen wie bei der Lektüre der Schrift konnte dieses Moment in fruchtbarer Weise zur Geltung kommen. So haben wir es hier mit einem Taschenbuch zu tun, einem ὑπόμνημα ganz eigener Art[1].

Zuletzt noch ein Wort über die Bedeutung all dieser Feststellungen in dem uns interessierenden Zusammenhang. Die Schriften, die wir bisher mit den Epidemien verbinden konnten, waren zu allererst das Prognostikon, also eine Schrift im Grunde aus dem gleichen Genos der medizinischen Schriftstellerei, dann Π. χυμῶν, eine Schrift, die sogar den Epidemien gleichgestellt werden mußte. Jetzt zum erstenmal ist die Brücke zu einem anderen Gebiet der Medizin geschlagen, und zwar zur Chirurgie. Der Weg ging in der Hauptsache, wie zu erwarten, über die methodischen Bemerkungen und die sprachliche Form, aber er ist sicher und zuverlässig. Die Möglichkeit, in dieser Weise chirurgische Werke in den Kreis der zu den Epidd. gehörigen Schriften einzubeziehen, das ist der besonders große Fortschritt, der jetzt gewonnen ist.

Π. ἀγμῶν — Π. ἄρθρων ἐμβολῆς

Die beiden zuletzt behandelten Schriften setzen die Existenz der Werke Π. ἀγμῶν und Π. ἄρθρων ἐμβολῆς voraus, d. h. der klassischen chirurgischen Schriften der griechischen

[1] Sowohl aus der griechischen wie aus der lateinischen Literatur sind Erwähnungen solcher ὑπομνήματα, Kolleghefte, bekannt; medizinische Kolleghefte des Lehrers bei Gal. scr. min. II 80, 91 und dann natürlich aus dem Betrieb der Rhetorenschulen: Kolleghefte des Rhetors Sueton De gramm. 4, Exzerpte und Nachschriften von Schülern Quintilian inst. or. II 8, 7, Diktate der Rhetoren ebd. III 6, 59. Vgl. Jaeger, Studien zur Entstehungsgeschichte der Metaphysik des Aristoteles 135.

Medizin. Nur in ganz wenigen Punkten ist die hellenistische Medizin, insbesondere Heliodor, über das hinausgekommen, was Π. ἀγμῶν und Π. ἄρθρων lehren; die späteren chirurgischen Werke sind zum größten Teil nur Paraphrasen oder Epitomierungen dieser beiden Schriften. Nirgends ist später die vorbildliche Klarheit und Anschaulichkeit der Darstellung, die für diese Schriften so bezeichnend ist, wieder erreicht. Daß beide Schriften einmal eine Einheit gebildet haben, hat schon Galen und vor ihm die alexandrinische Exegese vermutet und haben neuerdings Ermerins und dann besonders Hermann Schöne, Deutsche Medizin. Wochenschrift 1910, 418ff., 466ff. zu erweisen gesucht. Ich selbst habe zu dieser Frage Gnomon 6, 1930, 481ff. im positiven Sinn Stellung genommen und den Aufbau der einheitlichen Schrift aufzuzeigen versucht. Jetzt muß ich auf diese Frage zurückkommen, da Edelstein die Einheitstheorie angegriffen hat und ihr das Fundament entzogen zu haben glaubt (168ff.)[1].

Schöne ist in seinem Aufsatz von zwei Rückverweisen in Π. ἄρθρων ausgegangen, die sich auf Abschnitte derselben Schrift beziehen müssen. Diese Stellen sind nun nicht in der Schrift selbst, sondern in Π. ἀγμῶν zu finden. Das Selbstzitat Π. ἄρθρων 228, 15, es sei schon vorher gesagt worden, daß, wer in einer bevölkerungsreichen Stadt praktiziere, eine Operationsbank besitzen müsse (folgt nähere Beschreibung), bezieht sich auf Π. ἀγμῶν 68, 19, wo ebenfalls verlangt wird, daß, wer in einer großen Stadt praktiziert, eine solche Bank besitzen müsse (folgt allgemeine Beschreibung der geforderten Größenverhältnisse). Das zweite Zitat Π. ἄρθρων 219, 9ff. steht in einem Abschnitt über Fingerverrenkungen, in dem davon die Rede ist, daß die Wiedereinrenkung am leichtesten, kräftigsten und kunstvollsten mit Hilfe eines kleinen Hebels vorgenommen würde, wie das auch vorher bei der Darstellung der gebrochenen und herausgetretenen Knochen ausgeführt sei. Es bezieht sich auf Π. ἀγμῶν 95, 4ff., wo eben von gebrochenen und herausgetretenen Knochen gesprochen und die Anwendung zu diesem Zweck angefertigter kleiner Hebel empfohlen wird. Daran, daß diese Zitate sich auf die genannten Stellen beziehen, kann bei der fast wörtlichen Übereinstimmung kein Zweifel sein. Soweit Schönes Begründung der Einheitstheorie. Ich hatte dann an der erwähnten Stelle in einer Besprechung von W. Schleiermacher, Die Komposition der hippokratischen Schrift Π. ἀγμῶν — Π. ἄρθρων ἐμβολῆς (Diss. Freiburg 1929, Philologus 1929 S. 273ff., 399ff.) den Aufbau der Gesamtschrift zu zeigen versucht. Bestimmte Merkmale archaischer Komposition schienen mir aufzeigbar, z. B. ein unsystematischer Wechsel von allgemeinen und Einzelausführungen, die in den späteren chirurgischen Werken sorgfältig geschieden sind, hier aber zu verschiedenen Exkursen z. T. beträchtlichen Umfanges Anlaß geben, dann der fast gesetzmäßige assoziative Wechsel im Thema, der durch das Schema Erster Knochen: Bruch — Verrenkung, Zweiter Knochen: Verrenkung — Bruch gegeben ist. Die Komposition großer Teile der Schrift schien mir von diesem Gesetz her verstanden werden zu können. Folgender Grundriß zeigt diesen Aufbau, ohne daß eine Erläuterung nötig ist:

[1] Auf die Überlieferung der Schriften, die ja durch den Text des Galenkommentars besonders kompliziert, aber auch sehr interessant ist, gehe ich nicht ein, doch möchte ich hier eine kleine Verbesserung festhalten, die sicher einleuchten wird: 48, 17 ist von der Haltung des Armes beim Bogenschießen die Rede: ἀπὸ τῶν τοιούτων γὰρ ἀφεσίων τῶν τοξευμάτων ταχεῖαι καὶ αἱ ἰσχύες καὶ τὰ μήκεα γίνεται, so die Überlieferung und die Herausgeber; es ist zu schreiben τῶν τοξευμάτων ⟨τὰ⟩ τάχεα καὶ usw. Der Ausfall von τά durch Haplographie bewirkte Änderung von τάχεα in ταχεῖαι.

Π. ἀγμῶν:

Unterarm	Bruch 1—8
⟨Handknochen	Bruch Verrenkung [1]⟩
Zehen und Fußknochen	Verrenkung 9—11
Unterschenkel	Darstellung der Knochen 12
Unterschenkel	Verrenkungen am Fuß 13—14 Brüche 15—18
Oberschenkel	Brüche 19—23

Behandlung, wenn bei Brüchen Knochen heraustreten 24—36

Knie und Ellenbogen	Verrenkung 37—48

Π. ἄρθρων:

Oberarm	Verrenkung 1—12
Akromion	Apospasis 13-
Schlüsselbein	Bruch 14—15 Verrenkung 16 [2]
Unterkiefer	Verrenkung 30—31 Bruch 32—33
Nasenbein	Bruch 35—36 nach unten oder nach der Seite gedrückt 37—39

Ohrmuschelquetschung 40

Rückgratkrümmungen 41—48

Rippenknochen	Brüche und Quetschungen 49—51

Oberschenkelverrenkung Diagnose 51—59

Folgen, wenn der Oberschenkel nicht eingerenkt wird 60

Bei Oberschenkel und Oberarm sind Teilverrenkungen nicht möglich. Allgemeines über Folgen bei nicht reponierten Teilverrenkungen 61

Nachträgliche Behandlung der Teilverrenkung des Fußes 62
der Unterschenkelknochen, falls Wunde vorliegt 63
desgl. bei Handgelenk 64
» beim Knie 65
» beim Ellenbogen 66
» bei Finger und Zehen 67

Prognose bei Finger, Zehen, Hand- und Fußgelenk 68

Beschädigung von Weichteilen und Organen (allgemein, doch anschließend an 68—69)

Oberschenkelrepositionen 70—78

(Allgemeines über Nachbehandlung bei Luxationen 79

Luxationen der Hand- und Fußknochen und ihre Behandlung 80

Allgemeines über Nachbehandlung 81)

Zugleich zeigt dieser Grundriß, wie die eine Schrift systematisch an die andere anschließt. Auch lassen sich aus dieser Übersicht weitere Kompositionsprinzipien erkennen, z. B. die Tendenz, analoge Extremitäten soweit wie möglich zusammen zu behandeln. Der ganze Aufbau zeigt eine Neigung zum Systematischen und Schematischen, daneben aber assoziative Tendenzen, die die Ordnung durchbrechen. Die in Kapp. 79—81 niedergelegten Gedanken könnten aus verlorenen Teilen des Werkes stammen, doch können sie auch das Konzept nicht mehr ausgeführter Abschnitte darstellen, die nachher mit den fertigen Teilen des Werkes verbunden wurden.

---

1 Einzusetzen auf Grund des Verweises von Kap. 8, ob aber die Stücke ausgeführt sind, bleibt fraglich.

2 17—29 stammen aus Mochlikon 7—19. — 82ff. stammt aus Mochlikon 26—31.

Gegen diese Aufstellungen also hat Edelstein Einspruch erhoben. Er entwickelt 169ff. zunächst in völlig richtiger Interpretation, daß die in den ersten Kapiteln von Π. ἀγμῶν aufgestellte These, das gebrochene oder luxierte Glied müsse beim Verbinden gerade gehalten werden, eben bis zum Schlußkapitel von Π. ἀγμῶν gilt. Π. ἀγμῶν umfaßt, wie Edelstein richtig zeigt, damit eben den Stoff, für den diese These einen Sinn hat, nämlich die Extremitäten, die eben so oder so geschient werden können, was ja doch bei den in Π. ἄρθρων behandelten Rumpfknochen nicht der Fall ist. Dieses Ergebnis spricht jedoch noch nicht gegen eine ursprüngliche oder, wie ich vorsichtig hinzufügen will, ursprünglich geplante Einheit der beiden Schriften, und so fügt Edelstein eine Analyse der zweiten Schrift hinzu, die nach ihm eine andere These und eine andere Haltung des Arztes demonstrieren soll. Hier jedoch beginnen meine Bedenken. Edelstein möchte in Kap. 1 von Π. ἄρθρων ein Proömium sehen, und besonders auch in dem Schlußsatz dieses Kapitels erkennt er eine allgemeine für die gesamten Ausführungen von Π. ἄρθρων geltende These. Es soll sich darum handeln, daß der Chirurg alle Methoden, die bei der Behandlung von Einrenkungen und Brüchen in Frage kommen, kennen muß, und nach diesem Gesichtspunkt soll sich der Inhalt der Schrift, die Auswahl des in ihr vorgelegten Stoffes richten. Dieses Ergebnis beruht nun aber auf einer falschen Interpretation des Schlußsatzes dieses Kapitels. Der Leser des Edelsteinschen Buches wird das nicht bemerken, da Edelstein den Satz, der diesem Schluß die besondere Stellung in den Anfangskapiteln, die Beziehung auf die Kapp. 1—7 gibt, nicht berücksichtigt und nicht mitgeteilt hat. »*Wenn der Oberarm aus dem Schultergelenk ausgekugelt ist, wissen viele ihn wieder einzurenken, da das häufig vorkommt; es ist ein Zeichen guter Ausbildung, alle Arten von Repositionen zu kennen, welche die Ärzte anwenden, und zu wissen, wie man sich eben dieser Methoden*[1] *am zweckmäßigsten bedient. Man muß aber die wirksamste dieser Einrenkungsmethoden anwenden, wenn die dringendste Notwendigkeit dazu vorliegt. Das aber ist die, welche an letzter Stelle beschrieben werden wird*[2]«. Die beiden letzten Sätze, die Edelstein ausläßt, zeigen klar und eindeutig, daß eben bei der Reposition des Oberarmes, bei der es viele verschiedene Möglichkeiten gibt, die Kenntnis aller in Frage kommender Methoden angebracht ist. Der letzte Satz insbesondere bezieht sich auf Kap. 7, das mit den Worten: κρατίστη μέντοι πασέων ἐμβολέων ἡ τοιήδε den Schlußsatz wörtlich aufnimmt. Nun lese man noch einmal die ersten Kapitel von Π. ἀγμῶν, um den Unterschied voll zu erkennen. Im Proömium dieser Schrift wird ausdrücklich betont, daß die Ausführungen, die sich zunächst nur auf den Arm beziehen, zugleich ein δίδαγμα sind ἄλλων (aber auch nur ἄλλων, nicht τῶν ἄλλων) ὀστέων τῶν κατὰ τὸ σῶμα 47, 4. Und ebenso heißt es 57, 20 οὗτος ὁ λόγος ὥσπερ νόμος κεῖται δίκαιος περὶ κατηγμάτων ἰήσιος ὥς τε χειρίζειν χρὴ ὥς τε ἀποβαίνειν ἀπὸ τῆς δικαίης χειρίξιος. Der letzte Satz enthält außerdem eine Einschränkung des Gesagten etwa auf die Extremitäten, wie man sie erwarten müßte, falls die Auffassung Edelsteins richtig wäre, nicht. Die vorhergehenden Anweisungen beziehen sich auf die Nachbehandlung, die in Π. ἄρθρων völlig gleich ist. Es ist noch einmal festzustellen, daß Π. ἄρθρων Kap. 1 kein Proömium

[1] Das αὐτοῖσι hat Edelstein in seiner Übersetzung fortgelassen, es scheint mir aber bedeutsam, daß immer wieder von ganz bestimmten Einrenkungsmethoden gesprochen wird.

[2] 113, 1 ὅταν οὖν ἐκπέσῃ ὁ βραχίων ἐς τὴν μασχάλην ἅτε πολλοῖς ἐκπίπτοντος, πολλοὶ ἐπίστανται ἐμβάλλειν· εὐπαίδευτον δ᾽ ἐστὶ τὸ εἰδέναι πάντας τοὺς τρόπους, ὅσοισιν οἱ ἰητροὶ ἐμβάλλουσιν καὶ ὥς ἄν τις αὐτοῖσι τοῖσι τρόποισι τούτοισι κάλλιστα χρῷτο· χρῆσθαι δὲ χρὴ τῷ κρατίστῳ τῶν τρόπων, ἣν τὴν ἰσχυροτάτην ἀνάγκην ὁρᾷς· κράτιστος δὲ ὁ ὕστατος γεγραψόμενος.

mit einer bestimmten allgemeinen These ist. Die Schrift hat in der Fassung, in der sie uns vorliegt, kein Proömium. Auch ist es mir unverständlich, inwiefern die von Edelstein für Π. ἄρθρων angenommene These die Auswahl des in dieser Schrift behandelten Stoffes bestimmt hat. Inwiefern ist mit der These, daß man alle Methoden kennen soll, die Beschränkung auf die Rumpfknochen gegeben?

Aber noch anderes zeigt, daß Edelsteins Versuch die Überlieferung zu halten, zwei getrennte Schriften anzunehmen, in die Irre führt. Bei seiner Hypothese ist er genötigt, nun die Rückverweise aus Π. ἄρθρων in anderer Weise, als es durch die Einheitstheorie geschieht, zu erklären. Er muß annehmen, daß die Stellen, auf die in den beiden Zitaten zurückverwiesen wird, in Π. ἄρθρων ausgefallen sind. Aber diese Hypothese läßt sich widerlegen, da sie auf einem schwerwiegenden Mißverständnis einer Stelle in meiner Besprechung beruht. Edelstein schreibt 175: »Allerdings ist das Zitat in Π. ἄρθρων selbst nicht zu verifizieren. Aber man weiß ja, daß Ausführungen der Schrift Π. ἄρθρων verloren sind, man kann auch andere Zitate nicht verifizieren und hat daraus auf Lücken schließen müssen (vgl. Deichgräber a. O. 482/3).« Ich muß gestehen, daß ich diesen Satz des Buches mit großem Erstaunen gelesen habe, da ich an der genannten Stelle nur von zwei Zitaten desselben Inhalts, und zwar Ankündigungen späterer Ausführungen gesprochen habe. Außerdem hatte ich angenommen, daß die Ausführungen, die hier, an einer Stelle übrigens auch nur mit einem ποτε γεγράψεται angezeigt werden, höchstens am Schluß der jetzt unvollständigen Schrift ausgefallen sein könnten; von Lücken innerhalb der Schrift habe ich nicht gesprochen, sondern im Gegenteil festgestellt, daß Π. ἄρθρων wohl durch die aus dem Mochlikon herübergenommenen Exzerpte erweitert ist, im übrigen aber eine geschlossene, nach den dargelegten Gesetzen aufgebaute, in sich vollständige Kapitelreihe sei. Da Edelstein selbst keine Lücken in Π. ἄρθρων nachgewiesen hat, so müßte er vor Kap. 1 den Ausfall einiger Abschnitte annehmen, in diesen müßten 1. allgemeine Angaben über die Operationsbank, 2. Ausführungen über gebrochene und herausragende Knochen gestanden haben, die mit Hilfe kleiner Hebel einzurenken sind, mit anderen Worten, es müßten dort Ausführungen gestanden haben, wie sie jetzt Π. ἀγμῶν 68 und 95 vorliegen. Ich versuche mir vorzustellen, wie der Anfang von Π. ἄρθρων ausgesehen haben müßte, ich kann mir aber keine allgemeinen Ausführungen, denn allgemein müßten sie ja gewesen sein, vorstellen, die vor Π. ἄρθρων 1 einen Sinn hätten. Und wie steht es dann mit Kap. 1, das ein Proömium sein soll?[1]

Ich möchte, anstatt diese Kritik im einzelnen durchzuführen, nur noch auf einen Gesichtspunkt hinweisen, der meiner Ansicht nach als eine Stütze der Einheitstheorie in Frage kommt. Die Schrift Π. ἄρθρων enthält einen ausführlichen Exkurs über komplizierte Luxationen der Extremitätenknochen, es handelt sich um Folgen, die sich ergeben, wenn ein Knochen nicht wiedereingerenkt ist. Edelstein behauptet, dieser Exkurs zeige beispielhaft, wie der Autor nicht einen Zusammenhang voraussetzt, in dem von den Extremitäten die Rede war. Er hat aber dabei nicht berücksichtigt, daß der Exkurs nicht ein allgemeines, sondern ein ausgesprochenes Spezialproblem behandelt, was doch nur dann recht verständlich ist, wenn vorher die einfachen Fälle dieser Art dargelegt wurden. Sonst

[1] Edelstein hat 174 zunächst gegen die Form des Zitats, die auf Ausführungen derselben Schrift hinweist, angenommen, die Zitate sollten nur besagen, daß auch schon früher die gleiche Ansicht geäußert worden sei, die der Verf. vertritt, doch hat er dann korrigierend hinzugefügt, daß die Ausführungen verlorengegangen sein müßten.

weise ich nur noch darauf hin, daß sowohl in Π. ἀγμῶν wie in Π. ἄρθρων die Behandlung von Kopfwunden als dem Leser bekannt vorausgesetzt wird: Π. ἀγμῶν 100,15 τὸ ἕλκος ἰητρεύειν χρὴ οἷσί περ κεφαλῆς ὀστέα κατεηγυίης, Π. ἄρθρων 219,15 οἷσι κεφαλῆς ὀστέα κατεηγότα ἰητρεύεται. In Analogie zu Π. ἄρθρων 124,17ff. (vgl. auch 133,15), einer Stelle, die ich auf Π. ἀγμῶν Kap. 4 (vgl. auch 63,17) beziehen möchte, halte ich es nicht für ausgeschlossen, daß vor Π. ἀγμῶν 1 die Therapie des Schädelbruchs behandelt worden ist oder werden sollte, oder, um keine Möglichkeit ungenannt zu lassen, nach dem Plane des Autors dem Leser eine Schrift über Schädelbrüche bekannt sein sollte. Daß das Gesamtwerk umfangreicher gewesen ist oder werden sollte, als es uns vorliegt, geht aus einem Rückverweis in Π. ἀγμῶν hervor (s. o.) und legen die Exzerptenschriften Κατ' ἰητρεῖον und Mochlikon nahe, deren Verfasser gleicherweise aus Π. ἀγμῶν und Π. ἄρθρων schöpft, höchstwahrscheinlich also aus der noch einheitlichen Schrift, zumindest aber die beiden Schriften als zusammengehörig angesehen haben. Doch läßt sich nicht mit Sicherheit festlegen, ob die Gesamtschrift wirklich einmal abgeschlossen wurde. Wer Π. ἄρθρων geschrieben hat, soviel ist zweifellos, hat auch Π. ἀγμῶν geschrieben und vorausgesetzt, daß seine Leser dieses Werk in der Hand, es vorher studiert hatten. Die Gesamtkomposition zeigt, daß beide Schriften als eine Einheit gedacht sind.

Eines ist freilich Edelstein zuzugeben — und es lassen sich daraus interessante Schlüsse ziehen —, daß die Sprache, überhaupt der ganze Ton der Darstellung in beiden Schriften nicht restlos übereinstimmt. Es gibt in Π. ἄρθρων einzelne, z. T. sehr leicht faßbare sprachliche Eigentümlichkeiten, z. B. Formeln, nach denen man in Π. ἀγμῶν vergeblich suchen würde. Dazu gehört etwa das ἢ ὡς ἄν τις οἴοιτο (119,14; 134,14 passim), eine Wendung, die so häufig ist, daß ihre Wiederholung auch dem mehr an der Sache interessierten Leser auffallen muß. Uthoff hat in seiner Untersuchung der Partikel und Modi der beiden Schriften[1] neben vielen Übereinstimmungen, die auch ihn zwingen, für beide Schriften ein und denselben Autor anzunehmen, festgestellt, daß wenigstens die Konjunktion ἐπήν fast ausschließlich in Π. ἀγμῶν gebraucht wird, wofür Π. ἄρθρων ὅταν oder ὁκόταν sagt. Den 35 Fällen von Π. ἀγμῶν stehen bei ἐπήν 2 Stellen von Π. ἄρθρων gegenüber. Auch darin scheint mir ein Unterschied der beiden Schriften vorzuliegen, daß die letzte Schrift lockerer, ausführlicher und lebhafter ist, z. B. größere Neigung zu rhetorischen Fragen und gleichwertigen Stileigentümlichkeiten aufweist. Man hat den Eindruck, daß der Verfasser die Schrift Π. ἄρθρων später geschrieben hat als Π. ἀγμῶν; eine Unterbrechung von mehreren Jahren dürfte m. E. zwischen der Abfassung der ersten und der zweiten Schrift liegen.

Dieses zur Frage der Kompositionsform und zur Begründung der Einheitstheorie. Soweit unsere Untersuchung mit dem Inhalt der beiden Schriften zu tun hat, kann sie sich gemäß ihrem Ziel nur mit den Stücken beschäftigen, die in irgendwelchen Beziehungen oder auch im Gegensatz zu den Lehren der Epidemien und der mit den Epidemien zusammenhängenden Corpusschriften stehen. Unser Interesse gilt nicht der hochentwickelten Chirurgie, der besonders Littré, dann Daremberg und Petrequin ihre Aufmerksamkeit gewidmet haben — auf besonders treffende Einzelheiten machte mich gelegentlich August Bier aufmerksam —, sondern den leider wenig zahlreichen, über beide Schriften zerstreuten

[1] Quaestiones Hippocraticae, Diss. Marburg 1884.

Ausführungen über Krankheiten, die sich im Gefolge von Brüchen und Verrenkungen ergeben, und den zugrunde liegenden physiologischen und anatomischen Anschauungen sowie der Gesamthaltung. Natürlich sind dies immer nur Einzel- und Nebenbemerkungen. Aber sie sind für uns, die wir die Zusammengehörigkeit der Epidemien und dieser Schriften nicht nur durch Κατ' ἰητρεῖον und das Mochlikon begründet sehen möchten, die entscheidenden Beweisstücke.

Voranstellen möchte ich hier eine kurze Bemerkung, die für die Säftelehre von Bedeutung ist: Π. ἀγμῶν 100,17ff., eine Stelle, in der Anweisungen über die Behandlung von Wunden gegeben werden, wenn der Patient zu den Bittergalligen (πικρόχολοι) gehört. Ist seine Konstitution bittergallig, so soll er etwas von dem sogenannten Sauersüßtrank (ὀξύγλυκυ) mit Wasser gemischt erhalten, im anderen Falle nur Wasser. Galen XVIII A 608 hatte Recht, als er in seinem Kommentar die Textänderung des Hippokratesherausgebers Artemidoros Kapiton, der die Negationen vertauschen wollte, ablehnte und auf Π. διαίτης ὀξέων 61 verwies, wo ausdrücklich vermerkt ist, daß die sauren Stoffe gerade den πικρόχολοι nützlich sind. Das Bittere nämlich, so heißt es hier, wird dann aufgelöst. Ähnlich wie schon einmal in Epid. III wird in diesem Fall eine Therapie empfohlen, wie wir sie aus Π. διαίτης ὀξέων kennen. Der πικρόχολος, der im Gegensatz steht zum μελαγχολικός, ist außer in Π. διαίτης ὀξέων nur noch in Epid. III 14 zu finden[1].

Die Galle wird sonst nur noch einmal erwähnt, und zwar Π. ἄρθρων 149,13, wo die Exkremente und Erbrochenes als χολώδεα ἄκρητα gekennzeichnet werden (vgl. Epid. I 182,7 passim). Man muß doch wohl daraus schließen, daß der Verfasser der Schrift mindestens zwei Arten der Galle kennt, neben der bitteren gelben Galle noch die schwarze (vgl. Fredrich 36). Außer dem Blut, das selbstverständlich berücksichtigt wird — Phlebotomie wird z.B. Π. ἄρθρων 186,10 empfohlen —, werden andere Säfte, auch das Phlegma, nicht erwähnt. Man wird daraus natürlich keine Schlüsse ziehen dürfen. Die Konstitution des Körpers, die im allgemeinen durch die Säfte bedingt ist, wird sonst noch durch die Beschaffenheit der Gelenke, d.h. auch der Sehnen, sowie durch das Quantum der μύξα mitbeeinflußt, eines Stoffes, der zunächst einmal der Gelenkschmiere gleichzusetzen ist. Weniger muskulöse, schlanke und geschmeidige Körper, die ὑγρότεραι φύσιες verdanken diesem Stoff ihre Eigenschaft (Π. ἄρθρων 23). Sie bedingt auch den Feuchtigkeitsgehalt des Körpers (163,6ff.). Innerhalb der Epidemien haben wir die μύξα Buch IV 154,19. Wie dann weiter diese Stoffe den Krankheitsprozeß beeinflussen, ist durch die immer wiederkehrenden Kennzeichen jeder Säftelehre gegeben, ohne daß es jetzt möglich wäre, die Wirkungen dieser Stoffe im einzelnen zu zeigen. Jedenfalls ist ein Zuviel des einzelnen Stoffes die wesentliche Ursache der Krankheit, da sonst der Begriff der von der Natur selbst oder auf künstlichem Wege herbeigeführten Apostasis nicht am Platze wäre. Am deutlichsten erkennt man die Bedeutung, die diesem Begriff beigelegt wird, Π. ἄρθρων 41, wo ein Fall dargestellt wird, der mit den Anginaerkrankungen in Perinth (Epid. II 98, 7) Verwandtschaft zeigt. Bei einzelnen Krankheiten kommt es vor, daß die Wirbel der Wirbelsäule nach innen gebogen werden, nur selten tritt dann der Normalzustand wieder ein, und wenn es geschieht, dann nur durch die Apostasen, z. B. in die Krampfadern (κιρσοί vgl. Epid. VI 2, 5),

[1] Einen weiteren Anklang an Π. διαίτης ὀξέων bei therapeutischen Anweisungen bemerken wir S. 66, 2, wo für die Behandlung der Fieberkranken dieselben Anweisungen gegeben werden, wie in Π. διαίτης ὀξέων: der Kranke soll Wasser und den Sauersüßtrank bekommen, keinen Wein.

eher noch in die Adern der Kniekehle oder in der Nähe der Geschlechtsteile, desgleichen hat Dysenterie bei einigen geholfen. Auch empyematische Apostasen bilden sich. Diese Sätze gehen von denselben Grundanschauungen aus wie die Epidemien. Leider lassen sich weitere Einzelheiten nicht vergleichen, da es an Material fehlt. Nur an einer Stelle hat der Autor noch von Verrenkungen als Folge von Krankheiten gesprochen, er bringt hier jedoch eine Lehre, die für uns von größtem Interesse ist, da sie in Epid. VI 1, 12 wieder erscheint. Ich möchte die Stellen deshalb einfach einander gegenüberstellen. Π. ἄρθρων 132, 3 ἀτὰρ καὶ οἷσι ἔτι νηπίοισι ἐοῦσι κατὰ τὴν κεφαλὴν τοῦ βραχίονος βαθεῖαι καὶ ὑποβρύχιοι ἐκπυήσιες γίνονται, καὶ οὗτοι πάντες γαλιάγκωνες γίνονται. Epid. VI 1, 12 τὰ δ' ἐν ὤμοισιν ἐκπυεῦντα τοῖσι τηλικούτοισι γαλιάγκωνας ποιέει. Ein besonderer Logos, in dem der Verfasser über Krankheiten als Ursache von Verrenkungen sprechen wollte, ist nicht zustande gekommen oder verlorengegangen (Gnomon a. O. 482). In einem Kapitel über Lungenkrankheiten doch wohl dieses Logos sollte insbesondere von Einwirkungen dieser Krankheiten auf das Rückgrat die Rede sein (Π. ἄρθρων 167, 3ff.). Nur ganz nebenbei Π. ἄρθρων 165, 12 tritt einmal der Begriff des Pepasmos und der Krisis oder auch ein so wichtiger wie das Rheuma auf (163, 7), wo dann auch der Terminus στομοῦν erscheint, der Epid. VI 284, 8 wiederkehrt. Bedeutsam ist unter den allgemeinen Kennzeichen, die der Krankheit beigelegt werden, noch, daß wieder eine Zahlentheorie auftaucht, in der der 7., 10., 14., 20., 40., 50., 60. und 80. Tag, also alles Tage, die bis auf einen auch in den Tabellen S. 21 und S. 44 enthalten sind, besonders hervortreten. Der Gesichtpunkt der Prognose spielt eben auch hier eine bedeutende Rolle. Berührt werden in den beiden Schriften folgende einzelne Krankheiten und Symptome außer den Lungenleiden: die Nephritis, Blasenkrankheiten, Husten, Atembeschwerden, darunter auch das κερχῶδες (Heiserkeit 164, 17) aus Epid. VI 326, 10[1], Entzündung und wenigstens ein paar Fieberarten: die kontinuierlichen Fieber (z. B. 65, 2), die ὀξέες, 99, 17, (ὑπεροξέες 65, 2), die λυγγώδεες (65, 2; 99, 17), also solche, die mit Schlucken verbunden sind, die ich nur Π. διαίτης ὀξέων 165, 12 und in den Koischen Prognosen 105 wiederfinden kann, dann die ἐπίχολοι[2], die ihre Ursache in der Galle haben, oder die, welche durch die ungemischte Galle entsteht, die ἀκρητόχολοι (99, 17; 106, 13), τρομώδεες (65, 2), solche, die Geistesstörungen hervorrufen (65, 3). Für die ἐπίχολοι können die χολώδεες πυρετοί aus Epid. IV 156, 21; 180, 1 als Beispiele gelten, die ἀκρητόχολοι erinnern an Fälle aus Epidd. I und III, in denen die διαχωρήματα χολώδεα ἄκρητα erscheinen. In Epid. III 1 haben wir einen Patienten, dessen Fieber mit Zittern des Körpers verbunden ist. Geistesstörungen werden, wie wir sahen, durch die Brennfieber hervorgerufen. Die Aufzählung der Krankheiten ist damit erschöpft. Der einzige Punkt, der noch Beachtung verdient, ist die Adernlehre, die in einem chirurgischen Werk naturgemäß wenigstens hier und da hervortritt, da die Körperteile, in denen die Adern gelagert sind, bei den Operationen besonders vorsichtig behandelt werden müssen. Mögen wir also auch das Werk nicht besitzen, in dem der Verfasser die Arterien und Adern, ihre Ausgangspunkte und Verbindungen ausführlich darstellen wollte (Π. ἄρθρων 171, 18), so haben wir doch einen kleinen Ersatz in den verhältnismäßig zahlreichen Erwähnungen, die über beide Schriften zerstreut sind. Zunächst ist schon bedeutungsvoll, daß überhaupt von beidem, Adern

[1] Vgl. Pfaff 567.
[2] Das Wort ἐπίχολος auch in den Epid. VI 330, 7.

und Arterien, die Rede ist (vgl. auch Π. ἄρθρων 223, 7). So wird auch an einer Stelle von blutführenden Adern gesprochen, den φλέβες αἱμόρροοι, Π. ἀγμῶν 65, 4. An einzelnen Adern, die die besondere Aufmerksamkeit des Chirurgen verlangen, werden erwähnt die Ader unter der Achsel, die vena brachialis (99, 12), die Π. ἄρθρων 130, 16 als eine dicke Ader bezeichnet wird, sonst die vena cephalica, deren Verzweigung in der Ellenbogengegend 107, 2 erwähnt wird, dann die vena cruralis (99, 12ff.), dann die in der Nähe der Rückenwirbel liegende (Π. ἄρθρων 171, 18), weiter eine Ader am Knie, die vena saphena interior (Π. ἀγμῶν 63, 15; Π. ἄρθρων 164, 6) sowie eine Ader am Ohr (vena jugularis 163, 13). Auch läßt sich aus der Bemerkung über die Apostasislehre entnehmen, daß Adern von dem Rückgrat abwärts zum Knie führen, der Verfasser hat die Hohlvene und ihre Verbindung mit den Adern an den Wirbeln gekannt. Die Adern führen natürlich in erster Linie Blut; daß aber nach des Verfassers Ansicht auch andere Stoffe in die Adern gelangen können, scheint sich aus dem Begriff des ἐκχύμωμα zu ergeben, das bei Quetschungen und Zerreißung der Adern entsteht (Π. ἀγμῶν 63, 12; 65, 20; Π. ἄρθρων 188, 5; vgl. Κατ' ἰητρεῖον 43, 1). Dieser Ausdruck hat doch nur dann einen Sinn, wenn nicht nur Blut, sondern auch andere Säfte sich in den Adern befinden. Über die Arterien dagegen erfahren wir nur das eine, daß sie mit den Adern in Verbindung stehen (Π. ἄρθρων 171, 19). Als bedeutsames Faktum muß aber noch hervorgehoben werden, daß neben den Adern und Arterien noch τόνοι, Stränge erscheinen, wieder Kanäle, die den Körper durchziehen. Der Gebrauch des Wortes läßt leider eine Festlegung des Begriffs auf einzelne Gefäße, etwa die Nerven, wie es z. B. Petrequin versucht hat, nicht zu. 165, 14 sind es Kanäle, durch die die Lunge mit dem Rückgrat in Verbindung steht; Einwirkungen von der Lunge gehen auf diesem Wege auf das Rückgrat aus. 171, 17 dagegen finden wir den Begriff der sehnenartigen, der νευρώδεες τόνοι und wieder 207, 20 müssen unter den τόνοι die Ureteren verstanden werden, da die Verrenkung des Oberschenkels die Beschädigung der in nächster Nähe liegenden τόνοι und dadurch das Verhalten des Urins zur Folge haben soll[1]. An anderer Stelle wird gesagt, daß die τόνοι von den Hauptorganen ausgehen, genau so wie die anderen Kanäle (ὀχετοί 185, 14). Auch das weist darauf hin, daß die τόνοι weder Bänder noch Adern sind. Hier könnten also die Nerven gemeint sein. Leider fehlt es an weiterem Material, so daß wir gerade hier im Dunkeln tappen. Nur wenig klarer sehen wir, wenn wir wieder die Epidemien heranziehen, und hier besonders die Adern- und τόνοι-Beschreibung in Epid. II 4, 1, die, wie bei der Analyse von Π. ὀστέων φύσιος gezeigt werden wird, dem Verfasser von Epidd. II, IV und VI gehören dürfte. In diesen Notizen haben wir Adern, Arterien und τόνοι genau so wie in den beiden chirurgischen Schriften. Im einzelnen ist aber deshalb nur wenig vergleichbar, weil die Beschreibungen in Epid. II nur einige innerhalb des Rumpfes gelegene Adern berücksichtigen. Gleichwohl darf ich darauf hinweisen, daß es auch hier eine Ader gibt, die zum Ohr führt, andere, die an den Rippen entlang führen. In einer Krankheitsgeschichte wird auch die Ader am Ellenbogen, die vena brachialis, erwähnt, wo ebenfalls von der Öffnung dieser Ader die Rede ist. Auch das ist bemerkenswert, daß der Begriff der τόνοι wieder zugleich in einem allgemeinen und einem speziellen Sinn gebraucht wird. Es gibt neben den »τόνοι« den Ausdruck ἀρτηρίης τόνος (124, 4).

---

[1] Π. ἄρθρων 183, 22 spricht von der Krümmung des Rückgrats nach innen, die ebenfalls Urinverhaltung zur Folge hat: ἐντείνει τοὺς ὀχετοὺς τοὺς κατὰ τὴν κοιλίην . . . κωλύει εὐρόους εἶναι.

Damit ist im wesentlichen aufgeführt, welche Übereinstimmungen die beiden Schriften mit den Epidemien aufweisen. Nur einige Punkte müssen noch hervorgehoben werden, die aber vielleicht die bedeutendsten sind, da sie grundlegende Anschauungen, die Gesamthaltung des Autors betreffen. Π. ἀγμῶν beginnt mit der Darlegung eines Hauptgesichtspunktes, der zunächst für die Schrift selbst, dann aber auch für Π. ἄρθρων Gültigkeit hat: »*Es müßte der Arzt bei Verrenkungen und Brüchen die Streckungen möglichst in gerader Richtung vornehmen. Denn dies ist die* δικαιοτάτη φύσις .... *Diejenigen, welche nicht mit vorgefaßten Theorien an die Sache herangehen, machen die wenigsten Fehler. Der Patient hält unaufgefordert seinen Arm in gerader Stellung, der* δικαία φύσις *gehorchend. Die Ärzte aber, die ihr theoretisches Wissen anzubringen suchen, begehen nicht selten Fehler.*« Die δικαία φύσις ist die normale, bestimmten ordnenden Prinzipien gehorchende Natur. Sie steht im Gegensatz zur σοφίη, die redet und schwatzt, mit Argumenten und Gründen kommt, aber nichts ausrichtet. Auch zu dem Bereich des Gewaltsamen steht sie im Gegensatz (50, 1). Sie ist die Norm, an die man sich zu halten hat, der Maßstab aller Therapie, und jede ärztliche Methode ist danach zu bewerten, ob und wieweit sie das Naturgemäße zur Norm hat oder nicht. Auch der Verfasser der beiden chirurgischen Schriften ist von einem Grundgedanken der griechischen Sophistik beeinflußt, auch er hätte den Aphorismus εὐπαίδευτος ἡ φύσις bereitwillig als die Devise seiner Medizin anerkannt. Besonders bemerkenswert finde ich immer wieder, daß der Ausdruck εἰς τὸ κατὰ φύσιν ἄγειν, den man bei Herodikos als Terminus technicus für das Telos der Medizin voraussetzen muß (s. oben S. 59), in dem technischen Ausdruck für die Wiederherstellung in Π. ἄρθρων eine Parallele hat (εἰς τὴν φύσιν ἄγειν).

Eine andere Eigentümlichkeit verbindet den Autor wieder mit der ionischen ἱστορίη. Die von uns in den Epidemien festgestellte Zurückhaltung und Sorgfalt in der Beschreibung des Beobachteten, in den allgemeinen Behauptungen und in der Gesamthaltung ist das Kennzeichen auch gerade des Verfassers dieser Schriften. Die Formeln, die für diese Haltung charakteristisch waren, haben hier die schönsten Parallelen. Ich erinnere an das οὐ διισχυριείω sofort am Anfang der zweiten Schrift, die für diese Haltung die interessantesten Beispiele liefert. Der Verfasser will sich nicht festlegen mit seinem Satz, daß der Oberarmknochen nur nach der Achselhöhle zu ausglitte, nicht auch nach außen, wie manche behaupten. Aber für ihn ist nur das zuverlässig, was er mit eigenen Augen gesehen hat. Sonst kommt diese Haltung in der Betonung des Hypothetischen zum Ausdruck, z. B. in dem interessanten Abschnitt über die Sitte der Amazonen, den männlichen Kindern den Oberschenkel auszurenken, damit sie dem weiblichen Geschlecht nichts anhaben können. »*Ob dieses nun wahr ist, das weiß ich nicht*«, sagt der Autor 194, 1, »*was aber eintreten würde, wenn einer die Ausrenkung bei kleinen Kindern vornähme, das weiß ich.*« Und ebenso in seinen vorsichtigen Äußerungen über den Wert und die beste Form der Schüttelung mit der Leiter bei Verschiebungen der Rückenwirbel, die er glaubt ablehnen zu müssen, da er noch keinen Erfolg bei dieser Prozedur gesehen hat (ὧν γε ἐγὼ οἶδα 167, 10) und in solchen Methoden nur eine Konzession an die Schaulust der Menge sehen kann (167, 9; 171, 7). Wieder hat er die Schilderung selbst mit hypothetischen Vorzeichen eingeführt: »es ist unerfreulich, wenn man über solche Dinge sich in langen Reden ergeht, ὅμως δὲ ἐκ τούτων ἂν τῶν παρασκευῶν μάλιστα ἄν τις κατασεισθείη« (170, 5). Man erinnert sich dabei, wie eine Formulierung in Epid. VI lautet: οὕτως ἂν ἡ ὁδός, οὕτω καὶ τῶν ὀρθῶς ἐχόντων δοκιμασίη καὶ τῶν μὴ ἔλεγχος.

Dieses Element ist etwas Urionisches, so möchte man meinen, es prägt sich aber auch noch ein anderes aus einer anderen Quelle stammendes Element in diesem Werke aus, ein anderes, das ebenfalls bei der Untersuchung der Epidemien hervortrat. Schon Diels hat auf einige Stileigentümlichkeiten der beiden Schriften aufmerksam gemacht, die er nur durch die Annahme rhetorischen Einflusses erklären zu können glaubte, und ein Schüler Hermann Schönes, Julius Krömer, der diese Untersuchungen erheblich weitergeführt hat, ist zu demselben Ergebnis gekommen[1]. Diese Thesen vermag ich nicht zu erschüttern, wenn ich auch mit Krömer betonen möchte, daß neben solchen Merkmalen wie Antithese, Homoioteleuta, Anapher, Chiasmus, Parallelismus der Glieder, andere Kennzeichen stark archaischer Prägnanz hervortreten. Ein besonders schönes Beispiel ist etwa folgende Parataxe: Π. ἀγμῶν 53, 12: Σημεῖα δὲ τοῦ καλῶς ἰητρευομένου ταῦτα καὶ ὀρθῶς ἐπιδεομένου· εἰ ἐρωτῴης αὐτὸν εἰ πεπίεκται καὶ εἰ φαίη μὲν πεπιέχθαι, ἡσύχως δέ, καὶ μάλιστα εἰ κατὰ τὸ κάτηγμα φαίη. Der Stil der Schriften steht in der Mitte zwischen archaischer und modern-rhetorischer Satzformung, jedoch so, daß die Neigung zu letzterer überwiegt. Für uns ist diese Tatsache besonders wichtig, da nun auch von der rhetorischen Seite der Epidemien her der Weg zu einer Lehrschrift führt. So wie die Krankheitsdarstellungen und die prognostischen Lehrsätze hinüberweisen zum Prognostikon, so die diätetischen Aphorismen zu Π. ἀγμῶν und Π. ἄρθρων. Es ist interessant, daß z. B. die in den beiden chirurgischen Schriften so häufige Anapher sogar in den Aphorismen und Notizen von Epid. VI wiederkehrt, ganz abgesehen von den übrigen rhetorischen Stilmitteln, von denen früher die Rede war[2]. Auf Dorismen in der Sprache dieser Bücher hat Diels a. O. 1151ff. hingewiesen.

Wieder fasse ich zusammen: Π. ἀγμῶν und Π. ἄρθρων, zwei einander ergänzende, höchstwahrscheinlich als Einheit gedachte Schriften werden in Κατ' ἰητρεῖον und dem Mochlikon exzerpiert, ihr Inhalt wird durch bestimmte Lehren, Einzelheiten und Verallgemeinerungen vervollständigt. Die beiden Schriften stimmen inhaltlich und formal zu den Epidemien, insbesondere zu Epidd. II, IV und VI. Dieselbe Haltung, dieselben Lehren, dieselben sprachlichen und stilistischen Merkmale kehren wieder. Das bedeutet, daß die Schriften in den gleichen Kreis von Ärzten gehören wie die Epidemien. Sie sind vor 400 verfaßt. Ob sie denselben Arzt zum Verfasser haben wie diese, möchte ich nicht entscheiden, doch ist die Möglichkeit einer solchen Hypothese nicht zu bestreiten.

Π. ὀστέων φύσιος, **die älteste medizinische Doxographie**

Eine ausführlichere Analyse erfordert die Schrift Π ὀστέων φύσιος (IX 168), die Regenbogen 56ff. mit Κατ' ἰητρεῖον, dem Mochlikon und den Epidd. II, IV und VI zusammengebracht hat. Vor Regenbogen hat Fredrich in dem ausgezeichneten Kapitel über

---

[1] Quaestionum Hippocraticarum capita duo, Diss. Greifswald 1914.

[2] Ich notiere noch folgende Übereinstimmungen der beiden Schriften mit den Epidemien, die sich zumeist auf das Terminologische erstrecken; wobei ich das beide Schriften besonders Charakteristische bevorzuge: στομοῦν 162, 12 ~ Epid. VI 284, 5; ἀνεστομῶσθαι 286, 2 εὔφορος 71, 18; 75, 18 ~ εὐφόρως φέρειν Epid. IV 178, 3; 183, 7; VI 282, 14; 310, 2; 382, 2; Π. χυμῶν 484, 19. Εὐφορία Epid. II 88, 14; 338, 5; Π. χυμῶν 480, 1 ὅριον 149, 7; 222, 8 ~ Epid. VI 6, 6; Κατ' ἰητρεῖον 31, 17. 18; 32, 10; 38, 7 ὀργᾶν 88, 14 ~ ὀργασμός: Π. χυμῶν 480, 3 ἐκχυμοῦν, ἐκχύμωμα s. o. ~ ἐκχυμωμένα Π. χυμῶν 478, 2, συνεκχυμοῦν Epid. VI 276, 10; ἐγχύμωσις Epid. II 126, 8 ἐκθήλυνσις 192, 5; ἐκθηλύνω 192, 9 passim ~ τῶν σκελέων ἐκθηλύνσιες Epid. VI 270, 6. 9 ἐκπυροῦσθαι 188, 4 ~ Epid. VI 314, 14 πυρετῶδες ῥῖγος 99, 6 ~ Epid. VI 336, 6 πελίωσις φλεβῶν ~ Epid. VI 302, 3 ἀρχαίη φύσις »normale Natur« 134, 9 ~ Epid. II 76, 9. Vgl. dazu auch Herodot II 24 mit der Bemerkung von Stein = εὐπαίδευτος häufig in Π. ἄρθρων ~ Epid. VI 314, 7 ἑλκύδριον 216, 20 ~ Epid. VI 272, 10.

Adern und Arterien (S. 57) viel Wertvolles zur Erklärung der problemreichen Schrift beigetragen. Unsere Aufgabe ist es zunächst, die Ergebnisse dieser Arbeiten genauer nachzuprüfen. Wir gehen dabei zweckmäßig so vor, daß wir uns von Kapitel zu Kapitel den Inhalt der Schrift vergegenwärtigen, immer mit kritischer Berücksichtigung der bisher geleisteten Erklärungsarbeit.

Das erste Kapitel enthält sofort mehrere Schwierigkeiten (Regenbogen 63u.). Es bringt zunächst in kurzen Formulierungen Angaben über die Zahl der Knochen einzelner Körperteile, der Hand, des Fußes, des Nackens usf. Daß die genannten Zahlen z. T. falsch sind, ist interessant als Zeichen für den niedrigen Stand des anatomischen Wissens des Autors. Für uns ist wichtiger, daß auf eine kurze Gesamtsummierung eine Richtigstellung folgt, die mit dem Hinweis auf die Ergebnisse eigener Beobachtungen eingeführt wird. Hier liegt also eine Auseinandersetzung mit fremden Lehren vor, die man vielleicht mit Regenbogen als nachträglichen Zusatz anzusehen hat. Die dann folgenden, ebenfalls fast abrupten Bemerkungen beziehen sich alle auf Sitz und Gestalt der menschlichen Organe, gehören also sämtlich in den Bereich der Anatomie. Sie orientieren über den Sitz des Samens, von dem es heißt, daß er wie eine Wabe zu beiden Seiten der Blase befestigt ist, von wo Kanäle zu den Geschlechtsteilen führen, den Weg, den die flüssige Nahrung nimmt, wo die Ansicht steht, daß ein Teil von ihr durch die Arterie in die Lunge und von da in die Blase gelangt, über Gestalt und Sitz von Leber und Herz und über die Eingeweide, die mit denen des Hundes verglichen werden. Der letzte Satz kehrt in Epid. VI 4, 6 wörtlich wieder. Den Schluß des Abschnittes bildet die Bemerkung, daß die Nieren mit Bändern (νεῦρα) am Rückgrat und an der Arterie befestigt seien. Zusammen mit der vorhergehenden Erwähnung der Arterie besagt dieser Satz, daß sie als Luftröhre zur Lunge führt und von dort in die Blase. Ihr oberer Teil ist also mit der Luftröhre identisch.

Schon hier müssen wir vorerst einmal Halt machen. Vor dieses Kapitel, also an den Anfang des Werkes, haben van Linden und später Ermerins das erste Kapitel des Mochlikon gestellt, in dem eine auf dem Material von Π. ἀγμῶν — Π. ἄρθρων ἐμβολῆς fußende vollständige Osteologie gegeben wird. Man kann dafür als Begründung anführen, daß der Titel Περὶ ὀστέων φύσιος als Überschrift des ersten mit den Worten 'Οστέων φύσις beginnenden Kapitels des Mochlikon erst einen rechten Sinn bekäme. Noch weiter ging dann Regenbogen (56ff.), indem er vorschlug, die ganze Schrift Π. ὀστέων φύσιος zwischen Kap. 1 und 2 des Mochlikon einzureihen. So ergäbe sich, meint Regenbogen, eine Reihenfolge der Schriften, wie sie etwa einer systematischen Einführung in die Chirurgie entspricht: Wir hätten es in Κατ' ἰητρεῖον mit den Elementen der Chirurgie, in Π. ὀ. φ. mit Anatomie und Physiologie, im Mochlikon mit der Chirurgie selbst zu tun. Mir scheint weder die eine noch die andere Umstellung sinn- und zweckvoll zu sein. An der vorliegenden Komposition des Mochlikon jedenfalls ist nichts Auffallendes; man kann sogar, wie ich Gnomon 6, 1930, 481ff. nachgewiesen habe, behaupten, daß das Mochlikon ein vollständiges, geschlossenes Werk darstellt. Angaben über die Organe, wie wir sie in Kap. 1, oder über die Adern, wie wir sie in den folgenden Abschnitten finden, fehlen auch in den alexandrinischen, wie überhaupt in den späteren chirurgischen Werken, nur eine Osteologie pflegt den chirurgischen Abhandlungen vorauszugehen. Ebenfalls führen die Anhaltspunkte, die uns die Überlieferung der Schriften gibt, nicht auf diese Umstellungen, sondern allein darauf, daß Π. ὀ. φ. in den hellenistischen und kaiserzeitlichen Ausgaben der Werke des Corpus hinter dem Mochlikon stand. Nach Galen ist die Schrift τὰ προσκείμενα τῷ Μοχλικῷ (XIX 114, 2) bzw. τὸ περὶ φλεβῶν ὃ πρόσκειται τῷ Μοχλικῷ (XIX 128, 1). In den Listen 1—3 der hippokratischen Werke, die jetzt bei Heiberg CMG I 1 S. 1ff. zusammengestellt sind, und in den Vorlagen der Hss. B und V folgen die beiden Schriften aufeinander[1]. Aber auch die Schrift selbst ist, wie wir sehen werden, alles andere als eine Anatomie und Physiologie für Chirurgen.

Weniger problematisch ist das zweite Kapitel. Fredrich hat S. 74 mit Recht darauf hingewiesen, daß wir es hier mit einer Adernlehre zu tun haben, die in dem Herzen die Quelle einer Hauptader sieht. Diese Ader geht durch Leber, Milz, Nieren in den Oberschenkel, zuletzt in das Bein bis zur Ferse. Nach oben nimmt sie ihren Weg unter der Achsel am Schlüsselbein und den Halswirbeln entlang zum Kopf und dann nach einer Abzweigung abwärts bis zum Magen, durch den Arm zur Hand. Daß wir eine vollständige Adernbeschreibung vor uns haben, geht daraus hervor, daß alle Hauptorgane von dieser Ader berührt werden, sämtliche Organe und Körperteile, in die nach den übrigen Systemen der älteren Zeit die Adern gehen. Diese Feststellung ist für die Bewertung dieses und der folgenden Abschnitte insofern äußerst wichtig, als Regenbogen die Adernbeschreibung, Kap. 4—7 mit Kap. 2/3 zusammennehmen will *(Ac vix cc. 2, 3, 4 hinc dirimenda sunt)*. Das wird durch diese Erkenntnis, die ich übrigens auch bei Fredrich voraussetze, der sie nur nicht ausgesprochen hat, unmöglich.

Bei Abschnitt 3 genügt es darauf hinzuweisen, daß hier offenbar beabsichtigt ist, das System der νεῦρα zu beschreiben. Ich halte es nicht für ausgeschlossen, daß die Beschreibung zu Kap. 2 gehört.

Eine zusammenhängende zweite Adernbeschreibung, die zunächst bei einem Organ, den Nieren, etwas länger verweilt, stellt die vielfach nur schwer verständliche Kapitelreihe 4—7 dar. Der am Anfang lückenhafte Abschnitt enthält in Kap. 4 die Darstellung der mit den Nieren verbundenen Adern, in Kap. 5 die Darstellung der Adern der Brust, Kap. 6 die Adern in der Gegend des Schlüsselbeins. Am wichtigsten ist das Kap. 7, in dem »die blutführende sogenannte dicke Ader« (ἡ αἱμόρρους ἡ παχεῖα καλουμένη φλέψ) beschrieben wird. Diese Abschnitte zeigen, wie schon Fredrich sah und die Gegenüberstellung bei Regenbogen (62/63) bestätigt, mit dem Adernsystem von Kap. 10 weitgehende Übereinstimmung. Die αἱμόρρους φλέψ entspricht der dort geschilderten Hepatitis.

Wieder je ein Adernsystem, doch von größerer Einfachheit, ist in den beiden folgenden Kapiteln enthalten. Es sind die einzigen Systeme aus Π. ὀ. φ., die wir auf bestimmte Namen zurückführen können. Aus der z. T. wörtlichen Übereinstimmung beider Abschnitte mit den bei Aristoteles hist. an. III 3, 511 b 23ff. dargelegten Lehrmeinungen geht unwiderleglich hervor, daß es sich in der Darstellung des Kap. 8, in der klar und deutlich eine Hepatitis und eine Splenitis unterschieden werden, um Anschauungen des Syennesis von Kypern, eines Schülers des Hippokrates, handelt, und in dem folgenden Kapitel Anschauungen des Polybos, des Schwiegersohns des Hippokrates, vorliegen. Dieses Kapitel macht den Eindruck, als ob es aus einer praktisch medizinischen Schrift entnommen sei. Die Anweisungen

[1] Erotian gibt für die Frage nichts Entscheidendes. Vgl. Nachmanson, Erotianstudien 358. — Zu anderen Ergebnissen kommt Regenbogen, der sogar προκείμενα schreiben will, da er sich Ilbergs Annahme zu eigen macht, daß Π. ὀ. φ. bei Erotian zwischen Κατ' ἰητρ. und dem Mochl. stand. Daß eine Schrift in dieser Weise nach der ihr folgenden Schrift betitelt werden könnte, ist mir schon an und für sich nicht recht verständlich. Zu προσκείμενα ist zu vergleichen Galen CMG V 9, 1 S. 57, 5.

über die richtige Art der Phlebotomie sind dafür bezeichnend. Das Adernsystem unterscheidet vier ζεύγεα von Adern, die sämtlich vom Kopf ausgehen. Das Herz wird noch nicht erwähnt.

Während das Kap. 9 in Π. φύσιος ἀνθρώπου 11 wörtlich wiederkehrt, ist das Kap. 10 in Epid. II 4, 1 wörtlich enthalten. Wir werden auf diesen Abschnitt sogleich zurückkommen.

Die letzte fortlaufende Darstellung, in der man geradezu eine selbständige kleine Schrift über die Adern vermuten möchte, finden wir in den Schlußkapiteln 11—19. Hier bietet der Text im Gegensatz zu den früheren Abschnitten so gut wie garkeine Schwierigkeit, wohl da die ursprüngliche Fassung ungekürzt vorliegt. Stilistisch bemerkenswert ist das Proömium (11), das in den ersten Sätzen, ähnlich wie in anderen technischen Schriften, ich vermute nach rhetorischem Vorbild, mehrere Homoioteleuta bringt: Τὰ ὀστέα τῷ σώματι στάσιν καὶ ὀρθότητα καὶ εἶδος παρέχονται, τὰ δὲ νεῦρα κάμψιν καὶ ξύντασιν καὶ ἔκτασιν, αἱ δὲ σάρκες καὶ τὸ δέρμα πάντων ξύνδεσιν καὶ ξύνταξιν. αἱ φλέβες διὰ τοῦ σώματος κεχυμέναι πνεῦμα καὶ ῥεῦμα καὶ κίνησιν παρέχονται. Von hier an folgt in einfacher, ganz auf rhetorische Stilmittel verzichtender Sprache die ausführliche Beschreibung des Adernsystems, das Fredrich S. 94 kurz charakterisiert hat. Im Mittelpunkt dieser Lehre steht eine einzige im Kreise verlaufende Hauptader, von der alle anderen abzweigen. Der Verfasser sagt von ihr: καὶ αὕτη μὲν μία ὅθεν ἤρκται καὶ ᾗ τετελεύτηκεν οὐκ οἶδα· κύκλου γὰρ γεγενημένου ἀρχὴ οὐχ εὑρέθη (182, 5). Sie läuft um den Kopf herum und geht dann an den Nackenwirbeln abwärts in einem Zweig zur Hand. Ein anderer Zweig (Kap. 13), der sich am Hals von ihr trennt, geht am Rückgrad entlang in das Herz, von wo über die Lunge zum Munde hin eine ἀρτηρία διὰ τοῦ πλεύμονος führt, die wenig Blut, aber viel Pneuma enthält. Diese Ader endet, nachdem sie sich an den falschen Rippen verteilt hat, in den Geschlechtsteilen (15). Eine weitere Abzweigung geht in das Bein bis zum Fuß (16). Sehr wichtig ist, das neben dieser Richtung, also von oben nach unten, auch die entgegengesetzte Richtung erwähnt wird (18). Neben Adern, die vom Kopf ausgehen, gibt es solche, die am Knie von der erwähnten Ader abzweigen und aufwärts gehend auf der rechten Seite zur Leber, auf der linken Seite zur Milz gelangen — die alte Hepatitis und Splenitis sind gemeint. Beide Adern enden in der Lunge und besonders im Herzen. Dieses ist geradezu das Zentralorgan des ganzen Adersystems. Die letzten Angaben entsprechen der Bemerkung in Kap. 11, daß die Hauptader einen Kreis bildet.

Übersieht man diese kurze Zusammenfassung des Inhalts der einzelnen Kapitel, so erkennt man sofort, daß diese Schrift nicht eine Anatomie und Physiologie für Chirurgen darstellen kann, wie Regenbogen angenommen hat. Wir haben es mit einem Konglomerat verschiedenster, auch aus verschiedenen Zeiten stammender Beiträge zum Problem der Adern zu tun, einer Schrift, die man fast als eine Doxographie ohne Namenangaben bezeichnen möchte. Aus den Werken älterer Ärzte, darunter Mitgliedern der koischen Schule, wie Syennesis von Kypern und Polybos, vielleicht aber auch, wie sich zeigen wird, aus Notizenmaterial, hat man die Adernbeschreibungen entnommen und gesammelt. Soviel können wir mit Sicherheit behaupten, es fragt sich, von wem, in welcher Zeit und zu welchem Zweck die Sammlung angefertigt wurde. Diese Fragen vermögen wir nur soweit zu beantworten, als wir sagen können, daß es hier an sich zwei Erklärungsmöglichkeiten gibt, 1. die, daß ein rein historisch-doxographisches Interesse bei der Sammlung maßgebend war,

2. die andere, daß der Verfasser die Zusammenstellung vornahm, um zu den einzelnen Systemen Stellung zu nehmen. Da andererseits die erste Möglichkeit für die vorhellenistische Zeit ausgeschlossen ist, bleibt nur die letzte Erklärung. Schon die Art, wie Herodot das Nilschnellenproblem behandelt, ist ein genügender Beweis dafür, daß in der ionischen Wissenschaft bereits vor Aristoteles eine doxographisch-kritische Forschung möglich ist. Daß das Werk nicht etwa in der peripatetischen Schule entstanden ist, wie man glauben könnte, dürfte außerdem daraus hervorgehen, daß wenigstens Aristoteles' Referate zu dieser Sammlung nicht stimmen wollen, wenn auch die Tatsache, daß er die Vertreter der von ihm referierten Theorien mit Namen nennen kann, vielleicht mit einem anderen Überlieferungszustand des Werkes erklärt werden könnte. Am liebsten möchte ich einen koischen Arzt als Sammler annehmen. Dadurch würde sich am besten erklären, wie Π. ὀ. φ. nach Alexandreia gekommen ist, wo wir es spätestens um 250 als vorhanden ansetzen müssen. Bakcheios von Tanagra hat, wie Erotian 38, 18 zeigt, Π. ὀ. φ. im dritten Buch seines Lexikons berücksichtigt. (Gegenüber van der Lindens und Ermerins' Argument, daß der Titel erst durch die Transposition seinen Sinn bekäme, ist zu sagen, daß er zur Not auch durch den jetzigen Anfang der Schrift erklärt werden könnte.)

Dann kommen wir zu der Problemstellung, die für uns von primärer Bedeutung ist. Da eine deutliche Beziehung der Schrift als eines Ganzen zum Mochlikon und damit auch zu Κατ' ἰητρεῖον und Epidd. II, IV und VI wegfällt, ergibt sich die andere wichtige Frage, wie die Übereinstimmungen einzelner Teile mit den Epidemienbüchern zu erklären sind, insbesondere, wie das Kap. 10, das in Epid. II wiederkehrt, aufzufassen ist. Schon einfach aus seiner Stellung innerhalb verschiedener auf Perinth bezüglicher Notizen ergeben sich einzelne Fragen: zunächst, ob wir es hier wie sonst mit einer notizenartigen Formulierung zu tun haben oder ob das versprengte Fragment einer größeren Darstellung vorliegt, dann, ob die Adernlehre des Verfassers von Epidd. II, IV und VI mit diesem System übereinstimmt und bzw. worin sie sich unterscheiden, zuletzt, was sich aus der Antwort auf diese Frage ergibt, ob der Verfasser dieser Darstellung mit dem Arzt, der in Perinth praktiziert hat, identisch ist oder nicht.

Wir gehen unter Zugrundelegung des Textes in Epid. II von einer Paraphrase des Kapitels aus. In der Lendengegend geht die Hepatitis bis zu dem großen Wirbel von unten her aufsteigend, wobei sie Abzweigungen nach den einzelnen Wirbeln entsendet. Aufwärtsstrebend geht sie dann durch die Leber und das Zwerchfell zum Herzen[1]. Ein Zweig steigt senkrecht auf zum Schlüsselbein. Von hier verzweigt sich die Ader in verschiedene Richtungen. Ein Teil der Abzweigungen geht zum Nacken, ein anderer zu den Schulterblättern, ein dritter abwärts zu den Wirbeln und Rippen, und zwar bleibt eine in der Nähe des Schlüsselbeins auf der linken Seite, auf der rechten Seite erstreckt sie sich »bis zu einem bestimmten Punkt«. Der folgende Satz ist schwer verständlich und nicht einheitlich überliefert: ἄλλη δὲ ἑκατέρωθεν ἀποκαμφθεῖσα, ἄλλη δὲ σμικρὸν κατωτέρω ἀποκαμφθεῖσα ὅθεν μὲν ἐκείνη ἀπέλιπε, προσέδωκε τῇσι πλευρῇσιν. δὲ — ἄλλη om VR Gal. De plac. 571 M. Gleichwohl werden wir das Stück als überliefert betrachten müssen, da es sowohl in Π. ὀ. φ. wie in Galens Kommentar zum zweiten Epidemienbuch zitiert

[1] Das überlieferte ἡ μέν ist zu halten, ganz abgesehen davon, daß das Imperfektum ᾔει Littrés unmöglich ist. Von einer anderen Herzader ist weiter unten die Rede.

ist. Es ist in VR und dem Zitat bei Galen De plac. durch Homoioteleuton ausgefallen. An ἑκατέρωθεν stieß Regenbogen an (61). Daß aber das ganze Stück nicht etwa als Dittographie des Archetypus zu streichen ist, zeigt die Parallele in Kap. 6, wo von drei Zweigen die Rede ist, die in der Gegend des Schlüsselbeins von der Hauptader ausgehen[1]. Das ὅθεν ἀπέλιπε muß sich auf den vorhergehenden Adernstrang und seinen Endpunkt beziehen, mag der Text so auch irgendwie unklar bleiben. Etwas unterhalb also von diesem Punkt biegt eine andere abwärts zu den Rippen ab, bis sie, in der Höhe des Herzens ein klein wenig nach links abbiegend, auf eine bisher noch nicht erwähnte Ader stößt, die vom Herzen selbst ausgeht. Ihr weiterer Lauf geht an den Wirbeln und an den noch übrigen Rippen, denen sie Abzweigungen zusendet, entlang abwärts bis zum Ausgangspunkt in der Lendengegend zurück. Von besonderer Bedeutung ist noch die Bestimmung, daß diese Ader unterhalb der Herzgegend sich unter der Arterie, von dort ab, wo sie in gerader Richtung zum Schlüsselbein aufsteigt, oberhalb der Arterie befindet. An weiteren Zweigen werden erwähnt solche in der Gegend der letzten beiden Rippen sowie am Schluß zwei Arme, die in vielverzweigter Form durch das Zwerchfell gehen. Völlig unabhängig von der Hepatitis scheinen zwei Adern zu sein, die auf jeder Seite der Brust von dem Schlüsselbein ausgehen und bis in die Bauchgegend reichen; ὅποι δὲ ἐντεῦθεν οὐκ οἶδα, fügt der Autor hinzu. Außer der Arterie werden Arterien erwähnt, sie gehen von dieser in der Gegend des Zwerchfells aus, der Arterie, an der sich hier eine Niere befindet. Dies zeigt uns, daß wir es mit einer Adernlehre zu tun haben, in der neben der Hepatitis die Arterie steht. Sie befindet sich in der Lendengegend, geht durch eine Niere (wohl die linke) aufwärts und wird, wie wir nach den Analogien annehmen müssen, zur Lunge führen, von wo ab sie dann mit der Luftröhre identisch sein wird.

Einzelne zum Teil sehr wertvolle Ergänzungen liefert außerdem der Abschnitt über die τόνοι, der an diese Adernbeschreibung anschließt. Da νεῦρον die Sehne bedeutet, bleibt für τόνος nur die Bedeutung Nerv. Es handelt sich also in diesen Angaben um die Darstellung des Nervensystems, oder besser, um Ansätze zu einer solchen Darstellung. Zwei Nervenstränge erstrecken sich vom Gehirn zu beiden Seiten der Arterie abwärts zum Zwerchfell, wo sie enden und nur — ich gebe den für den Charakter der Aufzeichnungen bezeichnenden Satz wörtlich — τινες ἐνδοιαστοὶ πρὸς ἧπαρ καὶ σπλῆνα ἐδόκεον τείνειν. Ein anderer Nervenstrang geht von den beiden Schlüsselbeinen aus und verzweigt sich an den einzelnen Rippen, doch »scheinen« sie auch durch das Zwerchfell in die Eingeweide abzuzweigen, während der Hauptstrang wie die Adern an den Wirbeln entlang unterhalb der Arterie weitergeht. Wir notieren als besonders bemerkenswert, daß in diesem Adern- und Nervensystem Leber, Milz, Kopf, Hepatitis und Arterie zusammen genannt sind.

Schon auf Grund dieser Wiedergabe lassen sich die aufgestellten Fragen zum größten Teil beantworten. Von vornherein ist sicher, daß es sich in diesen Stücken um etwas Fragmentarisches handelt, und auch darin wird Übereinstimmung herrschen, daß diese Aufzeichnungen, nicht etwa wie man wohl angenommen hat, Exzerpte aus einer anderen umfangreicheren Schrift sind. Es kann sich nur um private Notizen zum Problem der

[1] παρὰ δὲ κλειδὸς ἑκατέρης τῶν φλεβῶν δύο μὲν ἄνω, δύο δὲ ὑπὸ τὸ στῆθος, αἱ μὲν ἐπὶ δεξιά, αἱ δὲ ἐς ἀριστερὰ ἀπεσχίσθησαν ἀποσχίδες, πρὸς αὐχένος μὲν μᾶλλον αὗται, δύο δὲ πρὸς καρδίην μᾶλλον, αἱ δὲ ἐπὶ δεξιά, αἱ δὲ ἐπ' ἀριστερά.

Adern handeln. Nur so sind die Vermutungen verständlich oder das οὔπω οἶδα, das, wie Wilamowitz bei Fredrich richtig bemerkt, nur in Privataufzeichnungen hineingehört. Interessanter ist vielleicht ein zweites, das auf Grund der gebrauchten Tempora gesagt werden kann. In dem Abschnitt über die τόνοι heißt es: ἦλθον, ἐδόκεον τείνειν, παρέτεινον, ἐξέλιπον, ἀπεδίδουν. Dieses merkwürdige Imperfektum hat der Adernabschnitt nicht. Dafür aber die Bemerkung, daß Zwerchfell und Leber sich nicht leicht voneinander trennen lassen (122, 17). Sind dies nicht Indizien dafür, daß in diesen Aufzeichnungen das kurze Protokoll einer anatomischen Untersuchung vorliegt? Nur so haben die Imperfekta des τόνοι-kapitels und die anatomische Bemerkung des Adernkapitels einen Sinn. Es ergibt sich daraus, daß dem Kompilator von Π. ὀ. φ. bestimmte Notizen vorgelegen haben müssen und vielleicht sogar Epid. II vorgelegen hat.

Schwieriger jedoch ist die Lösung der Frage, ob dieses Kapitel dem Verfasser von Epidd. II, IV und VI zuzuschreiben ist, oder ob es einen Fremdkörper in diesen Büchern darstellt. Lassen sich die Krankheitsgeschichten und die ihnen zugrunde liegenden Theorien mit diesem Adern- und Nervensystem vereinigen? Schon Fredrich hat diese Frage beschäftigt, und er hat auf eine Stelle desselben Buches hingewiesen II 2, 22 ἡ φλὲψ ἡ κατὰ σπλῆνα ἐπ' ἀγκῶνι ἐτέτατο. Dieser Passus scheint doch vorauszusetzen, daß der Verfasser noch die alte Splenitis kennt. Auch darauf hat Fredrich hingewiesen, daß in diesem Buch Bluterguß aus dem linken Nasenloch der Milzerkrankung entspricht, was ja ebenfalls die Annahme einer Splenitis voraussetzt, die vom Kopf abwärts auf der linken Seite des Körpers zur Milz führt. Er hat daraus den Schluß gezogen, daß das Adernkapitel unmöglich von dem Verfasser des zweiten Epidemienbuches stammen könne. In diesem Gedanken liegt auf jeden Fall eine Argumentation vor, die genaue Beachtung verdient. Es bleibt nur auffallend, daß die von Littré ausführlich behandelte Stelle Epid. VI 7, 2 (338, 1 ff.)[1], in der neben der Hepatitis genau so wie in der analysierten Adernbeschreibung die Arterie erscheint, keine Beachtung gefunden hat, und um so mehr, da es sich hier um einen Fall zu handeln scheint, der, genau so wie II 2, 22 mit einiger Sicherheit dem Verfasser der Bücher zugewiesen werden kann (vgl. zu dem Folgenden ἐν τῷ λεπτυσμῷ ἡ περίτασις VI 3, 16). Ein Weg zur Erklärung dieses »Widerspruchs« wäre die Annahme, daß sich der Verfasser, der, wie aus II 4, 1 hervorgeht, mitten in den Problemen der Adernlehre steht, an einer einzelnen Stelle wie II 2, 22 noch der alten Terminologie bedient hätte, von der sich z. B. auch der Verfasser von Π. σαρκῶν noch nicht gelöst hat, obwohl er die Arterie kennt. Wesentlicher ist jedoch noch, daß man mit der Möglichkeit rechnen muß, daß die fehlenden Teile eine Erklärung für den Befund gegeben hätten. Fredrich hat übersehen, daß das uns vorliegende System fragmentarisch ist und also nur verlangt werden kann, daß Bestimmtes übereinstimmt, anderes sich ergänzt. Und diese Übereinstimmung ist, wo man sie postulieren muß, m. E. voll gegeben. Wir haben eine Arterie und die Hepatitis VI 7, 2, Leber, Milz und Kopf werden in den theoretischen Darlegungen unter den Krankheitsgeschichten berücksichtigt. Daß von der Splenitis und ihren Abzweigungen nicht die Rede ist, kann man dadurch erklären, daß gerade die Beschreibung der linken Rumpfhälfte und der Extremitäten fehlt. Angenommen, daß die Arterie durch die Splenitis ersetzt ist, wie sonst in anderen vergleichbaren Systemen, so ist vielleicht noch in Rechnung zu stellen,

[1] Βουβωνοῦται τὰ πλείω διότι ἡπατῖτις. ἣν δὲ καὶ ἀπὸ ἀρτηρίης κακωθείσης κακὸν σημεῖον οἷως Ποσειδονίῃ.

daß auch diese Arterie genau so wie die Hepatitis außer dem Pneuma Blut führt und eine Apostasis aufnehmen kann. Ich mache nur noch auf zwei Gesichtspunkte aufmerksam, die mir nicht ganz unwesentlich zu sein scheinen. Es ist sehr auffällig, daß in den Epidd. etwa II 1, 7 Adern und Nerven so zusammengestellt werden wie in II 4, 1. Da der Gebrauch von τόνοι für sich steht, hat dies vielleicht eine gewisse Beweiskraft. Außerdem scheint mir die sprachliche Analyse für die Autorschaft des Verfassers von II, IV und VI zu sprechen. Es scheint mir z. B. nicht bedeutungslos zu sein, daß die sonst nicht belegte Glosse ἐδικραιώθη (122, 11) in Epid. VI 1, 10 φύματα δίκραια[1] eine Parallele hat. 124, 12 ist das seltene ἐνδοιαστός, das sonst gerade in den Epidemien belegt ist, von den τόνοι gebraucht. Bei den beiden von der Hepatitis aufsteigenden Zweigen wird bemerkt, daß sie oberhalb des Zwergfelles μᾶλλόν τι ἐμφανέες seien; das ist eine Beobachtung, die mit anderen des Verfassers von Epidd. II, IV und VI wohl harmoniert (S. 73). Diese Feststellungen scheinen mir mindestens so viel zu besagen, daß die Argumente aus dem Inhalt in jeder Weise durch sprachliche Eigentümlichkeiten gestützt werden. Ich schließe aus allem, daß die Adern- und Nervenbeschreibung II 4, 1 dem Verfasser der Epidd. II, IV und VI gehört.

Polybos' Π. φύσιος ἀνθρώπου

In der bisherigen Untersuchung begegneten uns drei Namen von Ärzten, von denen einer in den behandelten Schriften selbst genannt war, während die beiden anderen im Zusammenhang mit ihnen erwähnt werden mußten. Herodikos von Selymbria, an dessen diätetischer Heilmethode in Epid. VI Kritik geübt wurde, dann die Hippokratesschüler Syennesis von Kypern und Polybos, deren in Π. ὀστέων φύσιος erhaltene Adernlehren Aristoteles in Π. ζῴων ἱστορίας fast wörtlich mitteilte. Π. φύσιος ἀνθρώπου ist die erste und einzige Schrift des Corpus, die in der älteren Überlieferung mit einem Namen verbunden wird. Die Gedanken der vier ersten Kapitel, in denen in strenger Argumentation ein medizinisches System entwickelt wird, werden von Aristoteles-Menon als Eigentum des Polybos referiert, ebenso von Aristoteles die Adernlehre von Kap. 11, die wir soeben bei der Analyse von Π. ὀστέων φύσιος untersucht haben. Da alle anderen Nachrichten über die Autorschaft des Polybos die Existenz des alexandrinischen Corpus Hippocraticum zur Voraussetzung haben, dürfen wir uns auf die Behandlung dieser Daten und ihrer Bewertung durch die moderne Forschung beschränken. Insbesondere gilt es, die Argumente, die von Fredrich gegen die Echtheit der Schrift vorgebracht sind, im einzelnen nachzuprüfen.

Fredrich geht in seiner Untersuchung aus von Epidd. I und III; diese beiden Bücher weist er auf Grund der bekannten Phaidrosstelle dem Hippokrates zu, und ihre Lehre ist denn auch für ihn in erster Linie das Kriterium dafür, ob ein Werk dem Hippokrates und seiner Umgebung zugesprochen werden kann oder nicht. Da er nun zwischen den Anschauungen von Epidd. I und III und Π. φύσιος ἀνθρώπου Unterschiede und vor allem auch Widersprüche findet, die er der nächsten Umgebung des Hippokrates nicht zutrauen möchte, glaubt er es wagen zu dürfen, dies Zeugnis des Aristotelesschülers zurückzuweisen. Dazu kommt noch ein anderer Gedankengang: »Ich vermute«, sagt Fredrich S. 52, »daß Menon denselben Irrtum wie die Modernen begangen, daß er von einem Kapitel (11) auf

[1] δίκρεας in einer koischen Inschrift bei Paton-Hicks 37, 54. Zu ἐδικραιώθη vgl. Erotian 38, 16.

das ganze Werk geschlossen hat. Wenn man aber Polybos als Autor der Venenbeschreibung anzweifeln will, da dieselbe so wenig genügt, und älter als er zu sein scheint, dann wird man sagen, daß Aristoteles und Menon das ganze Hypomnema für Eigentum des Polybos gehalten — und geirrt haben.«

Diese Argumentation, der man Mut und Entschiedenheit nicht wird absprechen können, verdient eine ebenso entschiedene Widerlegung. Zunächst ist zu dem letzten Argument zu sagen, daß Fredrich bei dieser Annahme unbewußt eine Voraussetzung macht, deren Unhaltbarkeit einleuchtet, sobald man sie sich klargemacht hat. Fredrich setzt voraus, daß Aristoteles genau so wie der modernen Forschung in der Zeit vor der Entdeckung des Anonymus noch eine mit dem Namen des Polybos versehene Adernbeschreibung vorlag, die er dann in der Adernbeschreibung Π. φ. ἀ. Kap. 11 wiederfinden konnte, und daß er nun von hier aus auf Polybos als Verfasser der ganzen Schrift geschlossen hätte. Ganz abgesehen davon, ob die Adernbeschreibung von Kap. 11 dem Polybos gehört oder nicht, ist die Frage zu stellen, in welchem Zusammenhang diese unter dem Namen des Polybos kursierende Adernbeschreibung gestanden haben sollte. Denn die selbständige Überlieferung des Adernkapitels scheint bei dem fragmentarischen, notizenhaften Charakter dieser Aufzeichnungen völlig unmöglich. Aus einer anderen Schrift, die sich mit dieser Adernlehre auseinandersetzte und die deshalb den Namen des Polybos nannte, kann sie schon deshalb nicht stammen, weil Aristoteles wörtlich zitiert, und dann müßte sie wenigstens der Mittler aus einer Schrift kennen, die den Namen des Polybos in der Sphragis enthielt; das Problem würde sich nur verschieben. Aristoteles muß die Adernbeschreibung des Polybos aus einer zusammenhängenden Schrift entnommen haben, die mit dem Autornamen Polybos versehen war. Mit dieser Feststellung ist Fredrichs spezieller Vermutung der Boden entzogen. Ein anderes Bedenken betrifft seine erste Argumentation, daß die Epidd. I und III und Π. φ. ἀ. in ihren Lehren zu stark voneinander abweichen, um aus demselben Schulverbande stammen zu können. Hier geht Fredrich von der ebenfalls nicht weiter bewiesenen Voraussetzung aus, daß der Schüler den Lehren seines Lehrers sklavisch folgt. Vielleicht hatte er dabei die knidische Schule vor Augen, in der wenigstens für eine bestimmte Zeit eine solche fest begründete und durch mehrere Generationen eingehaltene Tradition nachweisbar ist. Aber darf man für Kos ohne weiteres voraussetzen, was für das ältere Knidos gilt? Der Analogieschluß ist zu wenig begründet, um solche weitgehenden Folgerungen zuzulassen.

Noch weiter und zu sichereren Resultaten führt die Einzeluntersuchung der Schrift, für die wir an die Ergebnisse Fredrichs, die ja von seiner Unechtheitserklärung unabhängig sind, anknüpfen können. Mir soll es dabei zugleich darauf ankommen, die logisch klare Disposition des Ganzen wie der einzelnen Abschnitte sowie die methodisch durchgeführte Argumentation, und zwar sie selbst sowohl wie ihren historischen Hintergrund, aufzuzeigen, Kennzeichen der Schrift, die bei Fredrich gegenüber dem Inhalt ungebührlich zurücktreten.

Die Schrift zerfällt — ich berücksichtige zunächst nur Kap. 1—9 — wie Π. ἱρῆς νούσου in zwei Teile, einen kritisch negativen und einen positiven, aufbauenden Teil (1—2; 3—9). In dem ersten Teil richtet sich der Verfasser gegen seine Gegner, Vertreter von Einheitstheorien, im zweiten ungleich umfangreicheren entwickelt er die Grundlagen des eigenen auf vier Grundbegriffen ruhenden Systems. Jeder dieser beiden Hauptteile zerfällt wieder in mehrere Einzelabschnitte, die in logischer Folge Behauptungen und Beweise entwickeln.

Das erste Kapitel richtet sich gegen solche Ärzte, die das Problem der menschlichen Natur nicht nur unter rein medizinischen Gesichtspunkten sehen, sondern »weiter« gehen[1]. Diese behaupten, daß der Mensch aus einer einzigen Substanz bestehe, aus Luft oder Feuer oder Wasser oder Erde, und jedesmal aus nichts anderem; eben gegen diese richtet sich die vorliegende Schrift. Daß die Gegner mit Unrecht den einzelnen Stoff verabsolutieren, geht für den Verfasser daraus hervor, daß sie in der Begründung der allgemeinen Theorie (ἐπίλογος[2] τῆς γνώμης) übereinstimmen, in der Benennung des Stoffes jedoch einander widersprechen; ein Beweis ist auch die Tatsache, daß in den philosophischen Diskussionen keiner dieser Einheitstheoretiker endgültiger Sieger bleibt, sondern bald der eine, bald der andere mit seiner Theorie die Oberhand behält. Einer entzieht der Behauptung des anderen den Boden, und was sie aufrichten, ist nur der »Logos des Melissos«, der — so haben wir hinzuzufügen — nur die Existenz des ἕν erweist.

Ganz entsprechend ist das zweite Kapitel aufgebaut, das sich speziell gegen Mediziner richtet, die beim Menschen eine solche Einheitstheorie aufstellen, das Wesen des Menschen entweder im Blut oder im Phlegma oder in der Galle finden. Auch sie haben den Epilogos, daß der Mensch ein ἕν sei, aufgestellt, ohne sich über die Konsequenzen ihrer Lehre klar zu sein: denn erstens, so schließt der Autor in eindrucksvoller, knapper Formulierung: εἰ ἓν ἦν ὤνθρωπος, οὐδέποτ' ἂν ἤλγεεν und zweitens εἰ δὲ καὶ ἀλγήσειεν, ἀνάγκη καὶ τὸ ἰώμενον ἓν εἶναι· νῦν δὲ πολλά. Die Einheitstheorie wird den Tatsachen nicht gerecht. Weiter stellt der Verfasser die Forderung, daß der Einheitsstoff wenigstens zu einer bestimmten Jahreszeit oder in einem bestimmten Lebensalter rein und ungemischt zum Vorschein käme, so daß man von seiner Existenz ohne weiteres überzeugt wäre. Aber dieses Postulat, das übrigens, wie die weitere Lektüre der Schrift erkennen läßt, in den Theorien des Verfassers begründet ist, wird nicht erfüllt. Damit schließt der negativkritische Teil ab. Die Frage, wer die angegriffenen Gegner gewesen sind, hat Fredrich 26 mit den uns zur Verfügung stehenden Mitteln beantwortet: es können nur die modernen Schüler der alten Physiker, Diogenes von Apollonia, sowie die Nachfolger des Heraklit und des Thales gewesen sein; von Ärzten, die diese Einheitstheorie vertreten haben, kennen wir Thrasymachos von Sardes und Kritias (Anon. Lond. XI 42 u. Arist. de an. 405b 6). Als das besonders Merkwürdige dieser Kritik hebe ich hervor, daß die ganze Denk- und Argumentationsform mit der der Gegner völlig übereinstimmt. Der Verfasser bedient sich unverkennbar der Methoden der Eleaten und der ihnen folgenden Naturphilosophen sowie der Argumentationsformen der Sophisten. Ich weise nur darauf hin, daß z. B. der

[1] Daß man sich zunächst gegen seinen Gegner wendet, dessen Meinung einer Kritik unterzieht, um ihr dann die eigene Theorie gegenüberzustellen, ist ein Kennzeichen vieler Proömien archaischer und besonders auch hippokratischer Schriften. Wir finden es außer in Π. φύσιος ἀνθρώπου z.B. in Π. διαίτης ὀξέων, Π. ἀρχαίης ἰητρικῆς und Π. τέχνης. Der Anfang der letzten Schrift lautet: Es gibt Leute, die es zu einer Kunst gemacht haben, die Künste zu schmähen, wobei sie nach ihrer Meinung das nicht tun, was ich als das Wesen ihrer Reden bezeichne (d. h. die Künste schmähen), sondern einen Beweis ihrer wissenschaftlichen Kenntnisse geben (εἰσίν τινες οἳ τέχνην πεποίηνται τὸ τὰς τέχνας αἰσχροεπεῖν ὡς μὲν οἴονται, οὐ τοῦτο διαπρησσόμενοι, ὃ ἐγὼ λέγω, ἀλλ' ἱστορίης οἰκείης ἐπίδεξιν ποιεύμενοι CMG I 1 S. 9, 1ff.). Verfehlt — und ebendeshalb lege ich die wörtliche Übersetzung vor — ist Diels' Interpretationsversuch Hermes 48, 1913, 320; Diels hat es für nötig gehalten, ὅ und ὡς zu vertauschen und aus ἱστορίης das bisher nicht belegte ἀιστορίης herzustellen.

[2] Das Wort in dieser Bedeutung nur noch bei Herodot I 27, vgl. ἐπιλέγεσθαι ebda. V 30, 3. — ἐπίλογος wird später durch ἐπιλογισμός ersetzt.

indirekte Schluß des zweiten Kapitels ebenfalls bei Melissos und dann auch bei Hippon zu finden ist, wenn auch nicht in der ausgezeichneten Prägnanz, in der er hier erscheint[1]. Für die Gesamthaltung des Autors ist gerade dieser Schluß insofern außerordentlich bezeichnend, als er jene Verbindung des Logischen und Empirischen zeigt, die für das ganze Werk charakteristisch ist. Die Unterscheidung γνώμη — ὄνομα trägt deutlich sophistisches Gepräge.

Ebenso straff nun wie der negativ-kritische Teil ist der positive Teil aufgebaut, der in antithetischer Wendung mit betonter Themastellung und besonderer Hervorhebung der eigenen Person eingeleitet wird: ἐγὼ μὲν γὰρ ἀποδείξω (das Wort nähert sich schon der Bedeutung, die es später als Terminus der Logik besitzt) ἃ ἂν φήσω τὸν ἄνθρωπον εἶναι καὶ κατὰ νόμον καὶ κατὰ φύσιν ἀεὶ τὰ αὐτὰ ὅμοια ἐόντα καὶ νέου ἐόντος καὶ γέροντος καὶ τῆς ὥρης ψυχρῆς ἐούσης καὶ θερμῆς καὶ τεκμήρια παρέξω καὶ ἀνάγκας ἀποφανῶ, δι' ἃς ἕκαστον αὔξεταί τε καὶ φθίνει ἐν τῷ σώματι. Die eigene These wird sofort als unerschütterlich und allgemeingültig bezeichnet und es wird hervorgehoben, daß nicht nur τεκμήρια wie bei den Einheitstheoretikern, sondern ἀνάγκαι, Hinweise auf Naturgesetze, Naturnotwendigkeiten, also zwingende Beweise gebracht werden[2]. Schon in den ersten Kapiteln, z. B. in der erwähnten Schlußfolgerung, spielte die ἀνάγκη-Argumentation eine Rolle, jetzt ergibt sie die Grundlage für das eigene System des Verfassers. Hier wird auch deutlich erkennbar, daß der Verfasser seine Methode bewußt handhabt.

Dem ersten allgemeinen Abschnitt des negativen Teils entspricht im positiven ebenfalls das allgemeine, über den Menschen hinausgehende Kapitel 3: Πρῶτον μὲν οὖν ἀνάγκη beginnt es mit Hervorhebung eines unumstößlich sicheren Faktums, τὴν γένεσιν γενέσθαι μὴ ἀφ' ἑνός· πῶς γὰρ ἂν ἕν γ' ἐόν τι γεννήσειεν εἰ μή τινι μειχθείη stellt der Verfasser fest in der für ihn bezeichnenden rhetorischen Frage, die wieder die Unerschütterlichkeit des eigenen Standpunkts betont. Aber hinzukommen muß noch, daß die Faktoren, die sich in der Zeugung verbinden, ein und derselben Art angehören, ὁμόφυλα sind. ὥστε πῶς εἰκὸς ἀπὸ ἑνός τι γεννηθῆναι, ὅτε οὐδ' ἀπὸ πλειόνων γίνεται, ἢν μὴ τύχῃ καλῶς ἔχοντα τῆς κρήσιος τῆς πρὸς ἄλληλα; fragt er darauf wieder im Vollgefühl der Unwiderlegbarkeit der eigenen Argumentation. Nun kann der weitere Schluß (τοίνυν) folgen: Die verschiedenen Kräfte, die die Zeugung bewirken, müssen in dem neuen Geschöpf zusammen sein, und ebenso kann das Ende dieses Geschöpfs nur darin bestehen, daß es in seine verschiedenen Elemente zerfällt: zerfällt — jetzt nennt der Verfasser die Substanzen, wie schon vorher einmal und wieder, ohne sie selbst oder auch nur ihre Vierzahl deduziert zu haben — in die Elemente Feuchtes, Trockenes, Warmes und Kaltes. τοιαύτη δὲ καὶ τῶν ζῴων ἐστὶν ἡ φύσις καὶ τῶν ἄλλων πάντων. Daß der Inhalt dieses Kapitels von Empedokles' Lehre beeinflußt ist, hat Fredrich überzeugend nachgewiesen.

Aber der Verfasser wollte ἀμφὶ τῆς φύσιος τῆς ἀνθρωπείης handeln, und so folgt auf das allgemeine Kapitel wie auf das allgemeine Kap. 1 das spezielle Kap. 2 das speziellere

---

[1] Melissos B 8, 2 εἰ ἦν πολλά, τοιαῦτα χρὴ αὐτὰ εἶναι, οἷόνπερ ἐγώ φημι τὸ ἓν εἶναι ... νῦν δέ φαμεν ὀρθῶς ὁρᾶν ... δοκεῖ δὲ ἡμῖν ... οὐ τοίνυν. Oder positiv bei Hippon: B 1 οὐ γὰρ δήπου, εἰ τὰ φρέατα βαθύτερα ἦν, θάλασσά ἐστι ἐξ ἧς πίνομεν. οὕτω γὰρ ἂν ἐκ τῆς θαλάττης τὸ ὕδωρ εἴη, ἀλλ' ἄλλοθέν ποθεν. νῦν δὲ ἡ θάλασσα βαθύτερά ἐστι τῶν ὑδάτων. ὅσα οὖν καθύπερθεν τῆς θαλάττης ἐστί, πάντα ἀπ' αὐτῆς ἐστι. Vgl. noch H. Diller, Hermes 67, 1932, 27, der diese Formen eingehend behandelt hat, das Beispiel aus Hippon jedoch nicht anführt, dann Ilberg, Studia Pseudhippocratica 49, Fredrich 29 f.

[2] Das Wort ἀνάγκη in dieser apodeiktischen Bedeutung bezeichnenderweise oft bei Platon (u. a. Timaios), dann bei Aristoteles.

vierte mit der Behauptung: τὸ δὲ σῶμα τοῦ ἀνθρώπου ἔχει ἐν ἑωυτῷ αἷμα καὶ φλέγμα καὶ χολὴν ξανθὴν καὶ μέλαιναν, καὶ ταῦτά ἐστι αὐτῷ ἡ φύσις τοῦ σώματος καὶ διὰ ταῦτα ἀλγέει καὶ ὑγιαίνει. Auch diese Hauptsubstanzen werden also nicht deduziert, sondern als vorhanden eingeführt. Dann aber wird wieder argumentiert; es folgt eine Definition der Gesundheit und Krankheit mit neuen ἀνάγκη-Sätzen zur Begründung: Gesundheit ist richtige Mischung der Säfte, Krankheit entsteht, wenn ein Saft sich absondert und von einem Körperteil, in dem er seinen Sitz hat, einem anderen Körperteil zufließt; sowohl in dem Körperteil, von dem der Saft weggeflossen, wie in dem, dem der Saft zugeflossen ist, entstehen bei diesem Prozeß Krankheit und Schmerzen.

Bis zu diesem Kapitel ist die Schrift systematisch, ja geradezu schematisch aufgebaut mit ihrem parallelen Wechsel des Allgemeinen und Speziellen in den einzelnen Abschnitten und ihrer straffen, logisch klaren Gliederung innerhalb der einzelnen Kapitel. Von Kap. 5 an wird der Aufbau etwas lockerer. Die Ausführungen greifen zurück auf das Hauptthema, daß die einzelnen Substanzen κατὰ νόμον καὶ κατὰ φύσιν sich ewig gleichbleiben sollen. Das wird nun erwiesen: κατὰ νόμον steht jede Substanz für sich, bleibt sie sich gleich, da sie ihren besonderen Namen hat, κατὰ φύσιν, wie es die Sinneswahrnehmungen (Πῶς γὰρ ἄν... beginnt wieder die Begründung) und das Experiment mit den einzelnen φάρμακα zeigt, die jedes den besonderen Saft, entweder das Phlegma oder das Blut oder die schwarze oder die gelbe Galle abführen. Dies wird sich wiederholen jeden Tag und im Winter sowohl wie im Sommer, solange der Mensch atmen kann und nicht irgendeiner dieser lebensnotwendigen Substanzen beraubt ist.

Darauf wendet sich der Verfasser, ohne daß es der Leser erwarten könnte, noch einmal den Gegnern zu, wieder mit Verwendung einer in der wissenschaftlichen Literatur der Zeit vor und um 400 weit verbreiteten Methode. Der Vertreter der Bluttheorie geht von der Beobachtung aus, daß bei übermäßigen Entleerungen des Blutes, die den Tod zur Folge haben, dieses sich als der Lebenssaft erweise, andere kommen bei den entsprechenden Beobachtungen zu der Vorstellung, daß die Galle die Lebenssubstanz des Menschen darstelle. Aber diese Beobachtungen, behauptet der Verfasser, sind nicht exakt genug. Jedes Mittel entzieht dem Körper zunächst den Saft, den es seiner Natur nach zuerst entziehen muß, dann aber auch die übrigen. In diesem Zusammenhang folgt die bisher noch nicht verwendete Begründung, ein Vergleich: Denn wie jede Pflanze zuerst den ihr zukommenden Saft aus dem Boden zieht, dann die übrigen, so auch das Pharmakon. Der Autor hatte bisher allgemeingültige Gesetze und Hinweise auf die Einzelphänomene zugrunde gelegt, jetzt ist als Beweismittel der Analogieschluß hinzugetreten, das Prinzip Ὄψις ἀδήλων τὰ φαινόμενα, wie es Anaxagoras bezeichnet hat[1].

[1] Über dieses Prinzip hat nach Otto Regenbogens feinsinniger Untersuchung (Eine Forschungsmethode antiker Naturwissenschaft, Quellen und Studien zur Geschichte der Mathematik I 2, 1930, 131 ff.) H. Diller in dem angeführten Aufsatz gehandelt. Sein Material läßt sich noch durch den Hinweis auf eine interessante Stelle in Gorgias' Helena vervollständigen, die (dies gegen Immischs Umstellungsversuch) natürlich an der richtigen Stelle steht (vgl. zu 253, 5 Diels 253, 19 ff.) τοὺς τῶν μετεωρολόγων λόγους, οἵτινες δόξαν ἀντὶ δόξης τὴν μὲν ἀφελόμενοι τὴν δ' ἐνεργασάμενοι τὰ ἄπιστα καὶ ἄδηλα φαίνεσθαι τοῖς τῆς δόξης ὄμμασιν ἐποίησαν. Das kann nur auf den Satz des Anaxagoras gehen. Durch diese Interpretation erledigt sich Immischs Vorschlag, hinter ἄδηλα die Worte πιστὰ καὶ δῆλα einzusetzen. Der Text ist intakt überliefert. Der obige Vergleich hat eine interessante Parallele in Π. νούσων 4 (VII 544/6), einer Schrift, die auch sonst Vergleichbares enthält. Ich weise darauf hin, daß die Teilung der vier Säfte, die in Π. φ. ἀ. fehlt, hier auf Grund der ἐμφανέα streng methodisch durchgeführt wird. Vgl. die Kapp. 35 ff., die jedesmal mit anschaulichen Daten einsetzen (548, 15 πάντες ὁρέομεν, 550, 6. l. Z. ἐμφανὲς ἡμῖν ἐστιν, 552 l. Z. τοῦτο ἐσαΐουσι γινόμενον σπληνώδεες, 554 u.). Einmal, Kap. 34 wird die in der Analogie verglichene Tatsache durch Hinweis auf den Tatbestand der Anschauung erst begründet.

Für unsere Untersuchung sind die nun folgenden Kapitel 7—9 von größter Bedeutung. Mit denselben Argumentationsmitteln, mit Hilfe von τεκμήρια, μαρτύρια, Hinweisen auf ἀνάγκαι wird eine Reihe von Gesetzen und Tatsachen zusammengestellt, die fast ausnahmslos in den Epidemien und den dazugehörigen Schriften, insbesondere Π. χυμῶν wiederkehren oder doch in ihnen keimartig enthalten sind. Sofort das Kap. 7, das vom Wachstum der Säfte in den einzelnen Jahreszeiten handelt, findet man so in den Epidd. wieder: Im Laufe des Jahres beherrschen die Säfte in bestimmter Reihenfolge den Körper, im Winter das klebrige, kalte Phlegma, man erkennt es an dem Auswurf, im Frühling das Blut, man sieht es an den Blutungen, im Sommer die gelbe Galle, erkennbar ist dies daran, daß der Mensch zu dieser Zeit gelbe Galle erbricht, an den Fiebern usw., im Herbst die schwarze Galle. Das Wachstum der Säfte richtet sich also u. a. nach den Jahreszeiten. Aus diesem periodischen Wechsel ergibt sich auch die begründete Aussicht, daß die Krankheiten des Winters durchweg im Sommer, die des Sommers im Winter, die des Frühlings im Herbst, die des Herbstes im Frühling aufhören. Mit ὀφείλει, nicht mit ἀνάγκη wird der Satz eingeleitet: Wenn die Krankheiten diesem Gesetz nicht folgen, so muß man wissen, daß sie ein ganzes Jahr länger dauern, also bis zum folgenden Herbst usw. Mit allen diesen Dingen hat der Arzt zu rechnen, wenn er der Krankheit entgegentritt und besonders auch mit der Folge der Lebensalter, die dem Lauf der Jahreszeiten entsprechen. Dazu kommt, daß er sich den Unterschied der Entstehung von Einzelerkrankungen und Epidemie klarzumachen hat, der Epidemie, die auf eine allgemein wirksame Ursache zurückgeht, die Pneumata, und der Einzelerkrankung, die in der Diät ihre Ursache hat. Zuletzt folgen mehrere grundsätzliche Angaben therapeutischen Inhalts, die an die Unterscheidung dieser beiden Krankheitsarten anknüpfen. Diese Lehren also sind sämtlich in den Epidemien enthalten, ausgesprochen, zugrunde gelegt, im Keim gegeben. Ich hebe nur einiges hervor: Die allgemeinen vier Qualitäten lassen sich, da die Epidd. eben nicht allgemein sind, nicht weiter nachweisen als in einer therapeutischen Angabe, in der vom ὑγραίνειν, ξηραίνειν, θερμαίνειν und ψύχειν die Rede ist (Epid. II S. 88, 17). Über die Ansätze zur Säftelehre sprachen wir ebenfalls bei der Analyse der Epidemien und besonders von Π. χυμῶν. Hier erschien auch der Begriff der συγγένεια der Säfte, die Lehre, daß die Säfte mitgeboren, angeboren sind, was der Verfasser von Π. φ. ἀ. eindringlich betont (Kap. 7, vgl. Epid. VI 3, 24), und weiter die Annahme, daß in den Lebensaltern und den Jahreszeiten bestimmte Säfte überwiegen. Auch die Anschauung, daß die Krankheiten des Sommers durch die des Winters aufgehoben werden usw., ist in Epid. III 232, 1 bekannt, wie schon Fredrich gesehen hat: τὰς γὰρ θερινὰς νούσους χειμὼν ἐπιγενόμενος λύει καὶ τὰς χειμερινὰς θέρος ἐπιγενόμενον μεθίστησι (vgl. oben S. 15). Sonst kehrt etwa der allopathische Grundsatz in der Therapie wieder (vgl. Epid. VI 5, 4) und speziell auch die Anweisung, keinen Wechsel der Diät zuzulassen, sondern nur geringe Mengen zuzuführen. Von hier versteht man Epid. VI 3, 15 αἱ μεταβολαὶ φυλακτέαι· ὀλιγοσιτίη, ἄκοπον, ἄδιψον. Es ist auch hier wieder so, daß das Vergleichbare gleich ist und anderes überhaupt verglichen werden kann; wenn ein Unterschied vorhanden ist, dann ist es der, daß alle Ansätze, alle Einzelheiten in Π. φ. ἀ. in ein System eingebaut sind[1]. Der Arzt, der Π. φ. ἀ. schrieb, war ein scharfsinniger Logiker, er hat sich mit Philosophen verschiedenster Richtung

[1] Ich möchte es aber auch als sehr fraglich bezeichnen, ob der Verfasser den strengen Schematismus, der hier in erster Linie auch ein Produkt der argumentativen Tendenz ist, in der Praxis hat gelten lassen.

auseinandergesetzt, mit Empedokles, dem er in vielen Punkten folgt, mit einem so andersartigen Philosophen wie Melissos, also auch mit den Eleaten, dann mit den Sophisten, er selbst hat den Agonen der Sophisten zugehört und wohl auch an ihnen teilgenommen. Er hat die einzelnen Methoden der zeitgenössischen und der älteren Philosophen und Mediziner sich zu eigen gemacht, die Tekmerienlehre der ionischen Naturphilosophen ebenso wie die eleatische Apodeiktik. So ging sein ganzes Denken auf das logischklare Argumentative, auf das Systematische und damit auch auf das Schematische. Nicht daß er damit ganz für sich gestanden hätte. Es zeigte sich nur, daß diese Tendenz auch bei den Empiristen unter den Ärzten des hippokratischen Corpus feststellbar war, bei den Verfassern der Epidemien. Da sollte es nun unmöglich sein, daß der Verfasser zu dem Kreise der Ärzte gehörte, denen die Medizin der Epidemien gehört? Angenommen, es käme darauf an, die Schriften des Corpus zu nennen, die der Schrift Π. φ. ἀ. am nächsten ständen, so käme man einzig und allein auf die von uns behandelten beiden Schriftengruppen. Gerade wenn man wie Fredrich Hippokrates als Autor für Epidd. I und III ansetzt, ist man verpflichtet, Polybos als Autor der Schrift Π. φ. ἀ. anzuerkennen, wie ja auch Fredrich die Abfassung dieser Schrift in der Zeit des Polybos ansetzen muß.

Soweit mußten wir uns mit Fredrich auseinandersetzen. Für uns ergeben sich daraus weitgehende Folgerungen. Ich schließe auf Grund dieses Vergleichs folgendermaßen: Die Schrift Π. φ. ἀ. ist nach Aristoteles-Menon die Schrift des Polybos, des Schwiegersohnes des Hippokrates. Sie wird — so schließe ich aus dem methodischen Charakter der Schrift — ca. 400 abgefaßt sein; chronologisch also paßt sie in die Zeit des Polybos, sie paßt auch, wie wir sahen, zu den bisher untersuchten Epidemien, und damit muß ich hier etwas von den Ergebnissen der Untersuchung von Epidd. V und VII vorwegnehmen, in die koische Schule: also sage ich, verdient Aristoteles' Autorenangabe volles Vertrauen. Das Werk ist eine echte Schrift des Hippokratesschülers Polybos. Die koische Schule war nicht isoliert von den gleichzeitigen Strömungen der Philosophie und der Medizin; durch die Sichtung des empirischen Materials und zugleich auf dem Wege über rationale Methoden suchte sie das Gebäude einer festgegründeten Medizin aufzurichten. Ein Mitglied, das besonders stark zum Rationalismus neigte, war Polybos.

Aber die Schrift Π. φ. ἀ. ist mit dem Kap. 9 noch nicht abgeschlossen. Es folgen zunächst die Kap. 10—15, teilweise unverbundene Abschnitte verschiedenen Inhalts, darunter die bei Aristoteles dem Polybos zugewiesene Adernbeschreibung (Kap. 11), zuletzt eine Kapitelreihe, in der man schon immer eine ursprünglich selbständige Schrift gesehen hat, eine Diätetik für Laien, die in Inhalt und Aufbau, wie man ebenfalls längst erkannt hat, zu den Eigentümlichkeiten von Kap. 1—9 restlos paßt. Obwohl die Schrift für Laien bestimmt ist und dementsprechend das Argumentativ-Logische und Physiologische zurücktreten muß, erkennt man doch den Verfasser wieder, der zu disponieren und klar darzustellen versteht. Die Schrift läßt sich in einzelne sauber von einander getrennte Abschnitte zerlegen, und auch die Ausführungen jedes einzelnen Kapitels sind klar aufgebaut. Auf die inhaltlichen Übereinstimmungen mit Kap. 1—9 einzugehen, erübrigt sich, da sich dann nur eine Wiederholung des schon Gesagten ergeben würde. Statt dessen möchte ich nur auf einiges Wenige in aller Kürze aufmerksam machen, was hier deutlicher als in den Kap. 1—9 hervortritt und z. T. auch neu ist. So erfahren wir hier, daß das Phlegma seinen

Sitz im Kopf hat und dort Krankheiten verursacht, und daß die Galle Schwere in den Lenden und den Knien, Fieber und Magenbeschwerden zur Folge hat (20). Auch die Lehre, daß der Körper in der Jugend mehr Wärme enthält als im Alter, also die Theorie der Lebenswärme, die wir in den Epidd. nachweisen konnten, ist deutlich erkennbar (17). Das Hauptprinzip der Ausführungen ist, daß die Substanzen und Qualitäten des Körpers auf allopathischem Wege zum Ausgleich und zur richtigen Mischung gebracht werden.

Aber wie steht es nun mit den dazwischenstehenden Kapiteln? Sind sie auch Eigentum des Polybos? Ich kann mich hier nur den einleuchtenden Ausführungen H. Schoenes anschließen, der GGA 1900, 654 gezeigt hat, daß alle diese Kapitel wahrscheinlich zusammen 1—9, 10—15, 16—Schluß Bruchstücke einer umfangreicheren Schrift gewesen sind. Der Verfasser verweist selbst auf neue Ausführungen, die uns nicht erhalten sind, und die Ausführungen der versprengten Kapitel zeigen sämtlich die kristallklare Diktion, die das Kennzeichen der Anfangs- und Schlußkapitel darstellt. Fredrich hat besonders an der Adernlehre angestoßen, die ein Schüler des Hippokrates nicht geschrieben haben könnte, da sie »nicht genügt«, »da sie eine der ältesten und für uns wenig befriedigendsten ist, die aus dem Altertum überliefert ist« (23). Ich stelle demgegenüber nur das eine fest, daß die Adernbeschreibung des Hippokratesschülers Syennesis von Kypern das Herz ebenfalls unerwähnt läßt. Das ist eine völlig genügende Parallele, die zeigt, daß Fredrichs Unechtheitserklärung von einer Vorstellung ausgeht, die mit dem geschichtlichen Befund nichts zu tun hat. Fredrich ist bei diesem Urteil von einer übersteigerten Vorstellung von der Lehre des Hippokrates und seiner Schüler nicht losgekommen. Mögen viele Ärzte vor Polybos die Funktion des Herzens für die Bewegung des Blutes erkannt haben, wer postuliert, daß der Hippokratesschüler die Bedeutung des Herzens im Blutkreislauf kennen mußte, weil er Hippokratesschüler war, stellt eine Forderung auf, die historisch nicht berechtigt ist. Ich sehe keinen Anlaß, die Adernlehre dem Polybos abzusprechen.

Π. ἀέρων ὑδάτων τόπων und Π. ἱρῆς νούσου

In Π. χυμῶν 12, einem Kapitel, in dem die verschiedenen Faktoren aufgezählt werden, von welchen die Entstehung und Entwicklung der Krankheiten abhängig ist, erscheinen ein paar kurze Bemerkungen, bei denen schon Littré die Schrift Π. ἀέρων ὑδάτων τόπων zum Vergleich herangezogen hat. Neben anderen Faktoren hat man folgende in Rechnung zu stellen: τὰ μὲν ἀπὸ ὀδμέων βορβορωδέων ἢ ἑλωδέων, τὰ δὲ ἀπὸ ὑδάτων λιθιῶντα σπληνώδεα, τὰ τοιαῦτα δ' ἀπὸ πνευμάτων. Der Inhalt dieser Notizen entspricht Π. ἀέρων 7 und 9. Aus dieser Tatsache und aus einer Reihe weiterer Übereinstimmungen und Anklänge, die Hans Diller 139 sorgfältig gesammelt hat, ergibt sich mindestens, daß sich der Verfasser von Π. χυμῶν und der mit dieser Schrift zusammenhängenden Werke des Corpus mit Problemen beschäftigt hat, die sonst in Π. ἀέρων ausführlich behandelt sind. Doch bestehen noch weitere Beziehungen dieses Schriftenkreises zu Π. ἀέρων und, wie sofort hinzugefügt werden muß, zu der mit Π. ἀέρων zusammengehörigen Schrift Π. ἱρῆς νούσου. Ich versuche diese Beziehungen herauszuarbeiten und zu verstehen, nachdem ich vorher Aufbau, Inhalt, Zweckbestimmung und Gesamtcharakter von Π. ἀέρων und Π. ἱρῆς νούσου aufgezeigt habe. Das letzte ist deshalb nötig, da eben jetzt Ludwig Edelstein in einer scharfsinnigen Kompositionsanalyse einen großen Teil von Π. ἀέρων für unecht erklärt hat, wie ich glaube, ohne zureichende Begründung.

Π. ἀέρων beginnt in den beiden ersten Kapiteln mit einer Darlegung der Voraussetzungen, die erfüllt sein müssen, wenn man die Heilkunst richtig, d. h. erfolgreich betreiben will. Diese Voraussetzungen entwickelt der Verfasser in zwei Ansätzen, zuerst allgemein 56, 1 ff. Zu einer erfolgreichen Heilkunst gehört, daß man die Jahreszeiten, die warmen und kalten Winde (die überall wehenden und die jedem einzelnen Lande eigentümlichen) und die Kräfte der Wasser kennt. Darauf wird dasselbe in spezieller und erweiterter Formulierung Z. 9 ff. wiederholt. Wenn man also in eine fremde Stadt kommt, so muß man überlegen ihre Lage zu den Winden und zum Aufgang der Sonne, weiter wie es mit dem Wasser steht, das die Einwohner gebrauchen, z. B. ob es Sumpfwasser, ob es weich oder hart ist, dann die Beschaffenheit des Bodens (es ist etwa zu unterscheiden, ob der Boden unfruchtbar und trocken oder dicht bewachsen und feucht ist), zuletzt die Lebensweise der Bewohner. Wenn man diese Faktoren kennt, so wird man weder über die epichorischen Krankheiten noch über die Konstitution der Verdauungsorgane im unklaren sein, daher auch bei der Behandlung den rechten Weg wissen und keine Fehler machen. Man wird auch wissen, welche epidemischen und welche Einzelerkrankungen nach Verlauf einer Zeit in der Gemeinde auftreten werden, und wenn man dazu die Bewegungen der Gestirne kennt, welche καιροί in der Therapie einzuhalten sind. Wollte aber einer meinen, dies alles sei leeres Geschwätz, so schließt die Einleitung, der würde, falls er seine Meinung aufgäbe, zur Erkenntnis kommen, daß die Astronomie für die Medizin von größter Bedeutung ist.

Der Gedankenaufbau dieser Kapitel ist eindeutig und übersichtlich. Ich rekapituliere ihn noch einmal in seinen Hauptbestandteilen: Erfolgreiche Therapie ergibt sich aus der richtigen Kenntnis der Faktoren, welche Entstehung und Verlauf der Krankheiten bedingen. Diese Faktoren sind die Jahreszeiten, Winde, Wasser, nach der speziellen Fassung außerdem Bodenbeschaffenheit und Lebensweise. Zwischen diesen und den Krankheiten besteht ein fester Kausalnexus, so daß von ihnen aus auf die Krankheiten geschlossen werden kann. Kommt der Arzt in eine ihm fremde Stadt, so muß er die Faktoren einzeln in Rechnung stellen, damit er richtig vorauswissen und behandeln kann. Die Prognose, von der gesprochen wird, geht also von den meteorologischen, geologischen und anderen Gegebenheiten auf Art und Verlauf der Krankheiten. Ausdrücklich zu bemerken ist, daß nicht angegeben wird, woher die Kenntnis der einzelnen Faktoren stammen soll. Vielleicht hat der Verfasser, den wir uns übrigens am besten als Periodeuten vorstellen, die Frage nicht berührt, weil ihm ihre Beantwortung selbstverständlich schien. Die Auskunft hatte man sich, soweit die eigene Beobachtung nicht ausreichte, bei den Einheimischen zu holen.

Ganz anders hat nun Ludwig Edelstein den Inhalt der Einleitung gedeutet, um dann von hier aus das Ziel der Schrift zu formulieren. Er umschreibt den Inhalt der beiden Kapitel zweimal, zunächst S. 5 folgendermaßen: »Die Schrift will den Arzt, der in eine ihm fremde Stadt kommt, über die Bedeutung der Lage dieser Stadt, über die in ihr zu erwartende (!) Art der Wasser, des Bodens und der Lebensweise der Menschen, über die Krankheiten, die Sommer und Winter der Stadt bringen, belehren.« Noch weiter geht Edelstein in der zweiten Formulierung, in der er an eine von ihm herangezogene Interpretation des Rufus von Ephesos anknüpft (S. 8): »Die Schrift will einem Arzt, der in eine ihm fremde Stadt kommt, die Möglichkeit geben, alle für seine Behandlung wichtigen Gegebenheiten von sich aus vor der Behandlung zu wissen, ohne irgend jemand befragen zu müssen (vgl. Rufus Ἰατρικὰ ἐρωτήματα 218, 1 DB.: μηδένα ἐρωτῶν τῶν ἐπιχωρίων, von mir hinzugesetzt). Das ist ihr Ziel, das ist allein ihr Ziel.« Ganz abgesehen davon, daß das im Proömium ausgesprochene Thema in alter Zeit nicht ohne weiteres für den Gesamtinhalt maßgebend zu sein braucht, im ersten Kapitel von Π. ἀέρων steht nicht, daß die Schrift von der Prognose auf Winde, Wasser und andere Faktoren handeln, also Zeichen vermitteln soll, von denen aus man auf diese Faktoren schließen kann. Auch sind im ersten Kapitel die Faktoren einzeln aufgezählt, ohne daß gesagt wäre, daß Beziehungen zwischen ihnen bestehen, daß sie voneinander abhängig sind, was doch die Voraussetzung der Edelsteinschen Deutung ist. Es ist nicht gesagt, daß mit der Lage der Stadt auch die Art der Wasser und der übrigen Faktoren bekannt ist. Edelstein hat die beiden ersten Kapitel, durch Rufus' Interpretation verleitet, mißverstanden. Es ist nicht von der Prognose der die Krankheiten hervorrufenden und bedingenden Faktoren, sondern von der Prognose der Krankheiten auf Grund der bekannten sie bedingenden Faktoren die Rede, und das ist ein grundsätzlicher Unterschied. Außerdem geht aus keiner Stelle hervor, daß es dem Arzt darauf ankommen muß, ohne Informationen bei den Einheimischen auszukommen. Dieser Punkt ist insofern wichtig, als Edelstein S. 88 den Sinn der Prognose in Π. ἀέρων darin sieht, daß der Arzt von den Fragen an andere unabhängig wird und so die Möglichkeit gewinnt, »Eindruck auf die Menschen zu machen«. Wenn ein letztes Ziel in Kap. 1/2 ausgesprochen wird, so ist es dies, daß der Arzt auf Grund der Prognose imstande ist, sich in der Therapie vor Fehlern zu schützen (56, 24), erfolgreich zu behandeln (57, 5). Ich sehe keinen Grund, diesen Angaben des Autors zu mißtrauen, besonders wenn ich bedenke, daß sonst die psychologische Bedeutung der Prognose offen ausgesprochen wird.

Nach den programmatischen Eingangskapiteln geht der Verfasser zur Behandlung der einzelnen Faktoren und ihrer Bedeutung über (*wie man jeden einzelnen der genannten Faktoren abwägen und prüfen muß, will ich klar und deutlich darlegen* 57, 11), um dann mit der Behandlung des Lageproblems Kap. 3—6 zu beginnen. Es wird über Städte gesprochen, die nach Süden gelegen, solche die nach Norden, solche die nach Osten und solche die nach Westen gelegen sind. Jedesmal wird die Lage zur Sonne beschrieben, werden die Winde, denen die Stadt ausgesetzt ist, die Wasser, die man bei solcher Lage findet, die Lebensweise und die Krankheiten, die sich aus diesen Wind- und Wasserverhältnissen ergeben, kurz dargelegt. Von diesen vier Kapiteln kann man behaupten, daß sie die Wasser-, Lebens- und Krankheitsverhältnisse aus der Lage der Stadt zur Sonne und zu den Winden herleiten, daß also z. B. das Wasser in den Kausalprozeß eingeordnet ist und auf Grund dieses Zusammenhangs seine Eigenschaften erschlossen werden können. Die Form der Sätze ist deshalb die des Lehrsatzes. Es werden feste Gesetze aufgestellt, die sichere Schlüsse ermöglichen. Da es zur Feststellung der Windverhältnisse im allgemeinen besonderer Erkundigungen nicht bedarf, könnte der Arzt allein auf Grund der Lage der Stadt, ohne Auskunft eingeholt zu haben, seine Prognosen aufstellen. Edelstein konnte auf Grund seiner Interpretation der Einleitung diese Kapitel als echt anerkennen. Auch wir brauchen an ihrer Echtheit nicht zu zweifeln, da diese Form der Prognose, der Schluß von einem Faktor auf die anderen Faktoren und auf die Krankheiten durch die Themaformulierung des Eingangskapitels nicht ausgeschlossen ist.

Wie ordnen sich nun die folgenden Kapitel 7—9 in den Zusammenhang ein? Hier hat Edelstein sich nicht anders helfen können, als daß er diese Kapitel als eine nachträglich eingefügte, ursprünglich selbständige Schrift Π. ὑδάτων aus dem überlieferten Zusammenhang aussonderte. Die Kapitel stellen sich das Thema ἅ τέ ἐστι νοσώδεα καὶ ἃ ὑγιεινότατα, καὶ ὁκόσα ἀφ' ὕδατος κακὰ εἰκὸς γίγνεσθαι καὶ ὅσα ἀγαθά, wollen also von der Bedeutung der Wasser für Gesundheit und Krankheit handeln. Edelstein hat mit Recht darauf hingewiesen, daß die Kapitel in vielen Punkten von den vorhergehenden abweichen. In ihnen wird im Gegensatz zu den rein konstatierenden Ausführungen der ersten Kapitelreihe versucht, die Eigenschaften des Wassers mit dem Hinweis auf τεκμήρια, darunter auch Experimente zu erklären. Edelstein weist weiter darauf hin, daß Kap. 7—9 das Gewicht des Wassers erwähnt wird, das in 3—6 unberücksichtigt blieb. Die Wasserkapitel scheinen Edelstein überhaupt eher für den Laien bestimmt zu sein, der wissen will, welches Wasser das gesündeste ist, als für den praktischen Arzt, wie die Kap. 3—6. Diese und weitere Argumente führen Edelstein zu seiner Athetese und noch dazu zur Streichung von 56, 7—9 in Kap. 1, der Erwähnung der Wasser in der zweiten Themaformulierung, die auch die für diese Kapitel charakteristische Kennzeichnung der Wasser durch das Gewicht bringt. Sein Hauptargument ist jedoch, daß der Prognosebegriff dieser Kapitel der Ankündigung in Kapp. 1/2 nicht entspricht: ohne daß man in dem betreffenden Lande selbst gewesen ist oder bei Kennern des Landes Erkundigungen eingezogen hat, kann man nicht wissen, welche Art das Wasser ist, das die Bewohner dieses Landes trinken, welcher Art die Quellen sind, ob das Wasser sumpfig ist usw. Für uns fällt das letzte Argument von vornherein weg, da wir Edelsteins einschränkende Interpretation des Proömiums ablehnen mußten, aber auch die übrigen Argumente haben nicht mehr die ihnen beigelegte Bedeutung, wenn man sich z. B. klar macht, daß physikalische Experimente im Grunde nur hier am Platze sind — in den Kapiteln über die Winde sind sie nicht denkbar —, und daß der Hinweis darauf, das Gewicht des Wassers werde nur hier erwähnt, doch eben nur ein argumentum ex silentio ist. Ob dieses Fehlen des Gewichts damit zusammenhängen könnte, daß der Wind nach Auffassung des Verfassers das Gewicht des Wassers nicht beeinflußt? Grundsätzlich zu beanstanden und methodisch höchst anfechtbar ist Edelsteins Streichung von 56, 7—9, da er doch sonst die Einleitung als Maßstab für Inhalt und Komposition des Werkes verwendet[1].

[1] Edelstein hat 26 schon die ausführliche Formulierung des Themas als ein σημεῖον für die ursprüngliche Selbständigkeit der Schrift gedeutet — m. E. ohne die geringste Berechtigung. Daß sich das Thema sogleich auf die Gesundheit bezöge, und damit den diätetischen Sinn der Ausführungen betone, kann ich nicht einsehen, wenn ich die Formulierung mit den Einleitungen der übrigen Abschnitte vergleiche. Der Abschnitt über die Winde schließt 60, 9 περὶ μὲν πνευμάτων ἅ τέ ἐστιν ἐπιτήδεια καὶ ἀνεπιτήδεια, der über die Jahreszeiten beginnt, 64, 29 ὁκοῖόν τι μέλλοι ἔσεσθαι τὸ ἔτος εἴτε νοσερὸν εἴτε ὑγιηρόν, im übrigen scheinen sowohl Edelstein wie Diller (54) aus dem Zusatz λοιπῶν in V (περὶ τῶν λοιπῶν ὑδάτων) weitgehende Schlüsse ziehen zu wollen. Beide fassen das λοιπῶν falsch. Edelsteins Formulierung »übrig sind nun die Wasser keineswegs« setzt einen Satz voraus, der griechisch anders lauten müßte, etwa λοιπὸν δὲ περὶ ὑδάτων διηγήσασθαι. In Betracht kommt selbstverständlich nur die zweite von ihm gegebene Interpretation, daß, wenn man den Zusatz in V hält, von einem Teil der Wasser die Rede gewesen sein müßte, nun also andere Wasserarten behandelt werden sollten. Der Begriff ist aber damit sinnlos. Denn es ist von den Wassern allgemein die Rede gewesen, und jetzt folgen Ausführungen über sämtliche Wasserarten ausschließlich des diätetisch bedeutungslosen Meerwassers. Daß der Begriff λοιπῶν, wie Edelstein vermutet, ein Versuch des Kompilators sein könnte, die ursprünglich nicht an diese Stelle gehörenden Ausführungen einzupassen, setzt also voraus, daß sich der Kompilator mindestens nicht korrekt ausgedrückt hat. Aber es kommt hinzu, daß das Wort nur in V, nicht auch in der übrigen Überlieferung gegeben ist (Diller a. O.). Ich möchte deshalb der Überlieferung des Archetypus folgen, erinnere aber auch an den pleonastischen Gebrauch von ἄλλος, das manchmal auch dann steht, wenn ein neuer Gegenstand behandelt wird, ohne daß ein Teil des in Frage stehenden Themas schon vorher berührt ist. Genauso ἄλλοι in dem von Wilamowitz athetierten Abschnitt 68, 17; vgl. Z. 22 oder 59, 19, wo νοῦσος ἄλλη richtig sein dürfte; es liegt eine Kontamination zweier Ausdrücke, »ein anderer Faktor« und »eine Krankheit« vor. Siehe jedoch auch H. Diller 33. Man vergleiche auch Havers, Handbuch der erklärenden Syntax, Heidelberg 1931, S. 34 und die dort angegebene Literatur, insbesondere Kühner-Gerth II 1 S. 275.

Aber nun ein letztes Argument Edelsteins, das ich für das Hauptargument ansehen muß. Edelstein hat wohl als erster darauf aufmerksam gemacht, daß die Lagebewertung der Wasser in diesem Wasserkapitel anders ist als in den Kap. 3—6. Leider ist seine Formulierung der Frage nicht exakt genug, um als Ausgangspunkt für die Behandlung des Problems dienen zu können. »In den Kap. 3—6 ist die Lage nach Osten die beste, nach Westen die schlechteste. Die Wasserkapitel stufen den Wert des Wassers so ab, daß am schlechtesten das nach Süden fließende Wasser ist (61, 22ff.). Das ist also eine andere Lagebewertung.« An dieser Stelle hat Edelstein den Text in einer nicht unwichtigen Einzelheit mißverstanden. Der Satz, auf den das von Edelstein angeführte Beispiel zurückgeht 61, 16: μάλιστα δὲ ἐπαινέω, ὧν τὰ ῥεύματα πρὸς τὰς ἀνατολὰς τοῦ ἡλίου ἐρρώγασι καὶ μᾶλλον πρὸς τὰς θερινάς, wird erläutert durch den Satz 61, 22: ὁκόσων μὲν αἱ πηγαὶ πρὸς τὰς ἀνατολὰς ἔχουσι, ταῦτα μὲν ἄριστα αὐτὰ ἑωυτέων ἐστί, dem sich die übrigen Bemerkungen über die Lage anschließen. Es kann kein Zweifel sein, daß die Lage der Quelle gemeint ist, nicht die Richtung des Flußlaufes: der Satz φαυλότατα δὲ τὰ πρὸς τὸν νότον τὰ μεταξὺ χειμερινῆς ἀνατολῆς καὶ δύσιος ist zu übersetzen: »am schlechtesten ist das Wasser, dessen Quelle im Süden, genau zwischen SO und SW gelegen ist«. Das war zunächst in Ordnung zu bringen, obwohl das Problem bestehen bleibt. Die Lagebewertung der Wasser bleibt auch jetzt eine andere als in den Kapp. 3—6. Aber nun ist doch die Frage zu stellen, ob man für diese Wasser dieselbe Lagebewertung fordern darf wie für die Wasser in den ersten Kapiteln. In den Wasserkapiteln werden zunächst die stagnierenden Gewässer und ihre furchtbaren Wirkungen behandelt bis 61, 7. Dann folgen in einem zweiten Abschnitt, der zugleich zu den fließenden Wassern überleitet, die zweitbesten Wasser. Es sind die, deren Quellen aus Felsen entspringen. Zuletzt 61, 13 beginnt mit ἄριστα δὲ ὁκόσα ἐκ μετεώρων χωρίων ῥέει καὶ λόφων γεηρῶν der dritte Abschnitt, der also ebenfalls von Quellwasser handelt. Daran schließt sich etwas unvermittelt in der Form, gedanklich jedoch durchaus verständlich, die vierfache Lagebewertung der Quellen an, in die noch die Bewertung verschiedener Arten des Quellwassers eingeflochten ist. Nur um Quellwasser handelt es sich also in diesen Darlegungen, und muß man dann erwarten, daß die Lagebewertung mit der allgemeinen Bewertung in den ersten Kapiteln, die von den Winden ausgeht, übereinstimmt? Müssen die speziellen Angaben über Quellwasser mit den allgemeinen Angaben der ersten Kapitel übereinstimmen? Edelstein hätte darauf hinweisen können und vielleicht auch sollen, daß wieder Rufus von Ephesos in dem aus Buch 2 seiner Schrift Π. διαίτης ἢ π. πομάτων stammenden Kapitel über die Wasser bei Oribasius CMG VI 1, 1 S. 118, 16, in dem Rufus durchgehend Hippokrates folgt (Wellmann, Hermes 35, 1900, 352ff.; H. Diller 145), die Beurteilung der Quellwasser den Bemerkungen der ersten Kapitel angeglichen hat. So ist das Wasser, dessen Quelle im Westen liegt, das schlechteste, ebenso wie Π. ἀέρων 6. Daß man sich hüten muß, aus dieser Umgestaltung des späten pneumatischen Eklektikers und Logikers einen Maßstab für Π. ἀέρων herzuleiten, ist selbstverständlich; die Tatsache, daß Rufus von Ephesos es gewesen ist, der die ursprüngliche Bewertung geändert hat, eine Warnung für jeden Hippokratesforscher, sich das dieser Änderung zugrundeliegende Postulat zu eigen zu machen[1].

[1] Auch ein Widerspruch zwischen der Auffassung von Kap. 3/4 und 7 Schluß über die Kräfte des salzhaltigen Wassers, den H. Diller 145 andeutet, löst sich m. E. bei genauerer Betrachtung der in Frage stehenden Abschnitte.

Ausschlaggebend für die Lösung der Echtheitsfrage des zweiten Abschnittes von Π. ἀέρων ist für mich ein Satz aus dem auch von Edelstein als echt anerkannten dritten Abschnitt der Schrift über die Jahreszeiten: 66, 4 καὶ ὁκόσαι μὲν τῶν πόλεων κέονταί τε καλῶς τοῦ ἡλίου καὶ τῶν πνευμάτων ὕδασί τε χρῶνται ἀγαθοῖσιν, αὗται μὲν ἧσσον αἰσθάνονται τῶν τοιούτων μεταβολέων, ὁκόσαι δὲ ὕδασί τε ἐλείοισι χρέονται καὶ λιμνώδεσι κεῖνταί τε μὴ καλῶς τῶν πνευμάτων καὶ τοῦ ἡλίου, αὗται δὲ μᾶλλον (vgl. 60, 13). Es kann doch kein Zweifel sein, daß der Arzt, der diesen Satz geschrieben hat, und das ist auch nach Edelstein der Verfasser des ersten Abschnittes und der Einleitungskapitel, Eigenschaften der Wasser kennt, die vom Winde völlig unabhängig sind. Man kann sogar die Anschauung vertreten, daß dieser Satz je einen besonderen Abschnitt über die Winde und die Wasser voraussetzt[1]. Diese Kapitel ordnen sich also harmonisch in den Zusammenhang der meteorologischen Anschauungen des Verfassers ein. Alle Wasserarten sind, so könnte man den Zusammenhang fixieren, von der Lage zur Sonne und den Winden abhängig. Darüber hinaus aber hat jede Wasserart ihre besonderen Eigenschaften und Bedingungen, und es macht einen Unterschied, ob das Wasser, das unter dem Einfluß des Ostwindes steht, Sumpf- oder Quellwasser ist, und wenn es das letzte ist, ob die Quelle aus einem Felsen entspringt oder aus einem Erdhügel, und dann auch noch, in welcher Himmelsrichtung sie liegt, ob im Osten oder im Westen usw. Die speziellen Eigenschaften der einzelnen Wasserarten mußten deshalb in einem besonderen Abschnitt behandelt werden[2].

Nach Kap. 7 Schluß besteht die besondere Kraft des Salzwassers nicht so sehr in der Fähigkeit, etwas zum Schmelzen zu bringen, als in der Adstriktion, die von ihm ausgeht. Kap. 3 dagegen, in dem zunächst aufgeführt wird, daß die Lage der Stadt nach Süden das Vorhandensein großer Mengen von ein wenig salzhaltigem und leicht veränderlichem Wasser mit sich bringt, ist nur von Krankheiten die Rede, die durch hohen Feuchtigkeitsgehalt des Körpers verursacht sind, umgekehrt in Kap. 4, in dem die Wasser als süß, hart und kalt bezeichnet werden (es muß mit Rücksicht auf Rufus a.O. 118, 19 καὶ γλυκέα statt γλυκαίνεται bzw. γλαυκέαται heißen), von trockenen Krankheiten, es hat den Anschein, als ob der erste Abschnitt der Schrift das salzhaltige Wasser als schmelzend, das Süßwasser als adstringierend betrachtet. Die Lösung scheint mir durch die ausführliche Darstellung des auch die Mitkomponenten berücksichtigenden Kap. 4 gegeben zu sein, das die Beziehungen zwischen Wind, Wasser und Krankheit genauer darlegt. Daraus erkennt man, daß die hier genannten Krankheiten sämtlich durch die Härte und Kälte, nicht durch den Süßigkeitsgehalt des Wassers verursacht sind. Sollte in Kap. 3 der Salzgehalt ebenfalls keine Rolle spielen?

[1] Ein zweiter Satz aus dem ethnographischen Teil der Schrift liefert eine weitere Bestätigung für die Echtheit der Wasserkapitel. Vgl. S. 121.

[2] Edelstein hat sogar den Beweis antreten wollen, daß noch in der hellenistischen Zeit eine selbständige Schrift Π. ὑδάτων gelesen wurde. Bei Erotian 9, 17 und in dem Schriftenverzeichnis der Brüsseler Hippokratesvita Rh. Mus. 58, 1903, Z. 67 wird eine Schrift dieses Titels genannt, außerdem teilt Athenaeus II 46b aus einer Schrift Π. ὑδάτων des Hippokrates eine Art Glosse mit, die leider korrupt überliefert ist und eine völlig sichere Herstellung nicht zuläßt: ἐν τῷ περὶ ὑδάτων 'Ιπποκράτης καλεῖ τὸ χρηστὸν ὕδωρ πολύτιμον. πολύτιμον ist nicht, wie Edelstein irrtümlich annimmt, ein spätes Wort, sondern steht schon Π. φύσιος παιδίου in der Erzählung von der μουσοεργὸς πολύτιμος VII 490, aber an dieser Stelle ist das Wort unmöglich, am ersten kommt πότιμον (Casaubonus) in Frage. Im allgemeinen hat man die Stelle auf den Anfang von Π. ὑγρῶν χρήσιος CMG. I 1 S. 85, 2 bezogen: ὕδωρ ποτόν, ἁλμυρόν, θάλασσα. ποτὸν μὲν κατ' ἰητρεῖον κράτιστον, wobei nur darauf hinzuweisen ist, daß völlige Übereinstimmung erwünscht wäre, wenn nicht (mit Edelstein) verlangt werden muß. Durch die Annahme einer Variante πότιμος, die der Glossator gelesen hatte, würde diese Schwierigkeit behoben sein, und man muß schon deshalb zu diesem oder einem ähnlichen Mittel greifen, da die von Erotian aus der Schrift Π. ὑδάτων mitgeteilten Glossen sämtlich in Π. ὑγρῶν χρήσιος enthalten sind (daß die Erklärung von αἰθόλικες aus Π. ὑγρῶν χρήσιος selbst genommen ist, also aus dem Zusammenhang, der erklärt werden sollte, ist kein Argument dafür, daß Erotian die Schrift nicht gelesen hätte, vgl. Nachmanson, Erotianstudien 265/66). Π. ὑδάτων und Π. ὑγρῶν χρήσιος sind identisch; der unrichtige Titel erklärt sich wie so häufig bei Schriften disparaten Inhalts durch die Anfangsworte der Schrift. Vgl. jetzt auch H. Diller 177. — An dieser Stelle scheint mir ein kurzes Wort über die in den Hss. erhaltenen Titel vorhellenistischer und besonders archaischer Werke angebracht. Wir bemerkten schon früher ein paar Fälle, in denen der Titel aus den Anfangsworten der Schrift stammte. Man erinnert sich dabei der Form, in der Kallimachos in seinem Pinakes zu zitieren pflegte, der doch wohl, um jeden Irrtum auszuschalten, jedesmal das Incipit einer Schrift

Im Anschluß an die referierten Teile fährt der von uns also als echt betrachtete Abschnitt der Wasserkapitel fort mit der Behandlung der Regen- und Schneewasser (Kap. 8), den Abschluß bildet Kap. 9 mit dem Thema, daß Wasser, die aus allen möglichen Arten gemischt wären, besonders schädlich seien und u. a. Blasenleiden verursachen. Hier wird übrigens noch einmal darauf hingewiesen, daß die Winde die Qualität des Wassers beeinflussen. Dann folgt ein neuer Abschnitt, der das in der Einleitung formulierte Thema der Jahreszeiten näher ausführt: 56, 26 τοῦ δὲ χρόνου προϊόντος καὶ τοῦ ἐνιαυτοῦ λέγοι ἄν, ὁκόσα τε νοσήματα μέλλει πάγκοινα τὴν πόλιν κατασχήσειν ἢ θέρεος ἢ χειμῶνος ... εἰδὼς γὰρ τῶν ὡρέων τὰς μεταβολὰς καὶ τῶν ἄστρων τὰς ἐπιτολάς τε καὶ δύσιας καθότι ἕκαστον τουτέων γίγνεται. 64, 29 περὶ δὲ τῶν ὡρέων ὧδε ἄν τις ἐνθυμεύμενος διαγιγνώσκοι, ὁκοῖόν τι μέλλοι ἔσεσθαι τὸ ἔτος (vgl. 67, 1). In diesem Abschnitt sind die Gesetze über den Einfluß der Witterung der einzelnen Jahreszeiten fixiert, die in der späteren griechischen Medizin zu einem festen, nie erschütterten Dogma geworden sind. Zuerst begegnen sie wieder in den Aphorismen, dann in den peripatetischen Problemata, und so geht die Linie weiter durch über die hellenistische und Kaiserzeit bis nach Byzanz. Ich weise darauf hin, daß der Ausgangspunkt ihrer Darstellung das gesunde Normaljahr ist (64, 30), und daß sich daran die Hauptgesetze über den unnormalen Verlauf der Jahreszeiten in klarer Disposition anschließen, zwei über Winter- und Frühlingswitterung und ihre Bedeutung für die Krankheiten des Sommers, wobei Voraussetzung ist, daß der Sommer normal verläuft (65, 4 und 19), ebenfalls zwei über die Witterung des Sommers und Herbstes und deren Wirkung auf den Gesundheitszustand der Menschen im Winter (66, 13ff.). An diese Gesetze schließen sich jedesmal Einzelausführungen an, die den Geltungsbereich der Gesetze einschränken. Mit allgemeinen praktischen Hinweisen über die Bedeutung der καιροί, die in der Einleitung 57, 5 angekündigt sind, schließt dieser dritte größere Abschnitt der Schrift. Ihm folgen die bekannten ethnographischen Ausführungen über Europäer und Asiaten, die uns hier nur, soweit

---

mitangab. Auch Galen hat einmal, um Verwechslungen zu vermeiden, als er das dritte Buch Π. νούσων zu zitieren hatte, den Anfang mitangegeben: XVII A 888. Von größter Bedeutung ist die Erkenntnis, daß ein Titel rein äußerlich aus dem Buchanfang aufgenommen sein kann, wenn es darauf ankommt, den Inhalt von Werken zu bestimmen, aus denen nur Titel und Fragmente erhalten sind, und besonders, wenn man nicht sicher ist, daß das Werk in Geist und Inhalt einheitlich war. Da ist die Frage nach der Bedeutung des Titels — gehört er nur zum ersten Satz oder zum ganzen Werk — nicht zu umgehen, und die Entscheidung ist mit äußerster Vorsicht zu treffen. Niemals würde ich es wagen, Fragmente aus Π. εὐθυμίης des Demokrit auszuscheiden, weil sie den εὐθυμίη-Begriff nicht berücksichtigen, wie es Friedländer, Hermes 48, 1923, 608 getan hat. Erst müßte nachgewiesen werden, daß Π. εὐθυμίης einen bestimmten Aufbau, ein bestimmtes alles beherrschendes Zentrum gehabt hat, damit solche Schlüsse gerechtfertigt wären. Die ersten Worte von Π. εὐθυμίης lauten: τὸν εὐθυμεῖσθαι μέλλοντα χρή ..., und wir wissen verschwindend wenig über den Aufbau der Schrift. Bei den Schriften des Corpus ist der ursprüngliche Titel stellenweise erhalten: Beispiele sind: π. τῆς ἱρῆς νούσου καλεομένης ὧδε ἔχει; π. δὲ τῆς γυναικείης φύσιος καὶ νοσημάτων τάδε λέγω [vgl. Hekataios von Milet 1 F 1a Ἑκαταῖος Μιλήσιος ὧδε μυθεῖται. τάδε γράφω ὥς μοι δοκεῖ ἀληθέα εἶναι]; τάδε ἀμφὶ γυναικείων νούσων φημί [vgl. Diels, Hermes 22, 1888, 436. Vgl. weiter die Rekonstruktion des Anfangs einer Schrift des Demokrit: λέγω τάδε περὶ τῶν ξυμπάντων B 165 Diels]. Hier ist in allen Fällen der Autorname entfernt. Wie wir das Verlorengegangene zu ergänzen haben, lehren die erhaltenen Titel älterer Werke, außer Hekataios noch Herodot, Thukydides, Alkmaion, der dazu noch eine Widmung gibt [B 1 Diels], und der Historiker Antiochos, der beginnt: Ἀντίοχος Ξενοφάνους τάδε ξυνέγραψε περὶ Ἰταλίας. Im allgemeinen beginnt darauf der erste Satz so wie in den vorgelegten Beispielen aus dem Corpus ohne Partikel [vgl. auch Alkmaion, Diogenes von Apollonia, Protagoras B 1, Metrodor von Chios], aber auch ein δέ findet sich z. B. bei Philolaos, der beginnt: ἁ φύσις δ' ἐν τῷ κόσμῳ ἁρμόχθη ἐξ ἀπείρων τε καὶ περαινόντων oder bei Ion von Chios: Ἀρχὴ δέ μοι τοῦ λόγου; bei diesem Satz dürfte etwa vorausgegangen sein: Ἴων ὁ τοῦ δεῖνα Χῖος λέγει τάδε. Auch die pseudoxenophontische Ἀθηναίων πολιτεία könnte einen entsprechenden Titel gehabt haben. Zur Gesamtfrage vgl. auch Wilamowitz, Einleitung in die griechische Tragödie[2] S. 125

sie Medizinisches enthalten, interessieren. Daß diese, wie überhaupt die zweite Hälfte stilistisch und inhaltlich zu der ersten Hälfte der Schrift paßt, und so paßt, daß nur der Verfasser der ersten als ihr Autor in Frage kommt, steht für mich fest, und muß nach meiner Ansicht jedem einleuchten, der das Vergleichbare einmal nebeneinander hält. Wir wollen jedoch, bevor wir diesen Vergleich vornehmen, zunächst die medizinischen Lehren des ersten Abschnitts aufbauen, um so eine sichere Grundlage für diesen Vergleich und den Vergleich der ganzen Schrift mit Π. ἱρῆς νούσου zu gewinnen.

Die grundlegende Voraussetzung für das medizinische System von Π. ἀέρων ist die Erwägung, daß die Witterungsverhältnisse, und zwar sowohl das Landesklima wie die Witterungsverhältnisse des einzelnen Jahres, Lebensweise und Gesundheitszustand der Menschen in bestimmter Weise beeinflussen. Der erste Faktor bringt die endemischen oder, wie es hier heißt, die epichorischen, der andere die epidemischen Krankheiten (vgl. z. B. 58, 4). Die Zusammenhänge zwischen Klima und Gesundheitszustand werden aber auch im einzelnen dargelegt, so daß sich sehr schön zeigen läßt, wie die Beeinflussung gedacht ist. In Städten, die nach Süden gelegen und damit warmen Winden ausgesetzt sind, gibt es große Mengen Wassers, das zudem ein wenig salzhaltig und leicht veränderlich ist. Deshalb haben die Menschen in diesem Lande feuchte und mit Phlegma gefüllte Köpfe, und das Phlegma fließt bei ihnen in den Magen, wo es Verdauungsstörungen herbeiführt. Auch die Frauen leiden an Flüssen, die Kinder an Krämpfen, asthmatischen Anfällen und an der sogenannten »heiligen Krankheit«, während bei den Männern Dysenterie, Diarrhöe, Fieber, z. B. der Epialus, und andere Krankheiten auftreten. Da jedoch bei allen der Magen feucht ist und die phlegmahaltigen Stoffe abführt, in der Sprache der Epidemien Apostasis eintritt, kommen Pleuritis, Lungenentzündung und Brennfieber, wie überhaupt alle akuten Krankheiten weniger häufig vor. Auch wenn Augenentzündungen auftreten, handelt es sich um Erkrankungen, die mit Absonderungen feuchter Stoffe verbunden sind. Eine besondere Krankheit stellt sich bei Patienten über 50 Jahren ein; wenn der Kopf plötzlich der heißen Sonne oder auch größerer Kälte ausgesetzt wird, gibt es κατάρροι, bei denen Phlegmastoffe vom Kopf herabfließen und Lähmungen verursachen. Dies ist in den Hauptzügen der Inhalt des dritten Kapitels, das für die Erkenntnis der physiologischen Grundlagen dieser Klimatheorie von nicht zu unterschätzender Bedeutung ist. Der Salzgehalt und das große Quantum des Wassers, die für die klimatischen Verhältnisse bezeichnenden Faktoren, sind auch für die Bewohner des Landes charakteristisch. Es entspricht diesen Wasserverhältnissen eine besonders große Menge der salzhaltigen Feuchtigkeit im Körper, d. h. des Phlegmas, das nun eben infolge seiner Menge vom Kopf herabfließt und nur deshalb keine akuten Krankheiten hervorbringt, weil es in der Form der Diarrhöe sofort abgegeben wird. Es ist schon aus diesem Abschnitt festzustellen, daß das Phlegma seinen Sitz im Kopf hat, und daß es durch den ganzen Körper fließt, falls es in übergroßer Menge vorhanden ist. Auch die Epilepsie, hier mit den Worten ἃ νομίζουσι τὸ θεῖον ποιέειν καὶ ἱερὴν νοῦσον εἶναι umschrieben, die besonders Kinder und Jugendliche befällt, hat ihre Ursache in einem solchen Phlegmastrom.

Im Gegensatz dazu stehen die Witterungs- und Krankheitsverhältnisse in den Städten, die entgegengesetzt liegen und also auch entgegengesetzten Winden ausgesetzt sind. Die Wasser sind hart, kalt und süß, die Menschen sehnig und hart, als solche eher χολώδεες ἢ φλεγματίαι, dementsprechend lauten auch die übrigen Angaben dieses Abschnittes.

Der Kopf ist hart, so daß Risse entstehen[1]. Es gibt die Pleuritis, überhaupt akute Krankheiten, weiter trockene Augenentzündungen, die ebenfalls Risse verursachen. Die Geschwüre enthalten kein Phlegma (Eiter), die sogenannte Heilige Krankheit ist selten, aber dann von außerordentlicher Heftigkeit. Die Frauen konzipieren schwer und können ihre Kinder nicht nähren, da die Milch versiegt. Auch dieses Kapitel zeigt damit dieselbe einfache Auffassung vom Wesen der Beeinflussung des Körpers durch das Klima wie Kap. 3. Infolge der Härte und Kälte des Wassers überwiegt im Körper der harte und kalte Stoff über den weichen und feuchten, die Galle über das Phlegma. Gegenüber dem dritten Kapitel ist dieses nur insofern instruktiver, als es genauer ausführt, welche Wirkungen die einzelnen Faktoren, z. B. die Organe innerhalb des Krankheitsprozesses, ausüben. So ist die Gespanntheit des Körpers und die Härte des Magens die Ursache der Pleuritis, die relative Trockenheit des Körpers und die Kälte des Wassers die Ursache der Risse. Die Härte des Wassers bewirkt auch, daß die Frauen ihre Kinder nicht nähren können[1].

Ein zweites Gegensatzpaar folgt mit dem fünften und sechsten Kapitel, in denen die beste Lage, die nach Osten, und die schädlichste, die nach Westen, mit allgemeinen Strichen dargestellt wird. Die in dem letzten Abschnitt enthaltenen Angaben über Krankheiten sind auffallend kurz. Es wird nur gesagt, daß sämtliche bisher genannten Krankheiten auftreten und die Menschen infolge der schlechten Luftverhältnisse eine tiefe Stimme haben und heiser sind. Beide, sowohl die günstigste wie die ungünstigste Lage werden mit Jahreszeiten, dem Frühling und dem Herbst, verglichen, entsprechend der harmonischen Mischung der Temperatur die erste, die zweite entsprechend dem häufigen Witterungswechsel im Verlaufe des einzelnen Tages.

In dieser Anschauung ordnen sich die medizinischen Begriffe der Wasserkapitel zwanglos ein. Stagnierende Wasser, sumpfiges Seewasser bewirken im Sommer die Zunahme der Galle, im Winter die Zunahme des Phlegmas und dazu Heiserkeit. Die Krankheitserscheinungen, die sich ergeben, sind über das ganze Jahr Anschwellung der Milz, harter und warmer Magen, Abmagerung der Schulterteile und des Gesichts. Die fleischigen Teile geben ihre Substanz in einem Schmelzprozeß an die Milz ab. Im Sommer treten Dysenterie, Diarrhöe und Quartanfieber mit nachfolgender Hydrops auf, bei den älteren Brennfiebern wegen der Härte des Magens. Die Frauen leiden an Schwellungen und an weißem Phlegma (Fluß), konzipieren und gebären schwer. Das Wesentliche ist für uns, daß auch hier zwischen den beiden Säften des Phlegma und der Galle unterschieden wird. Die Brennfieber haben Kap. 7 ihre Ursache in der Härte des Magens, ebenso wie die anderen akuten Krankheiten in Kap. 4 (58, 15, 57, 29). Man könnte sich nur fragen, wie es möglich ist, daß im Sommer, wenn die Galle ihren Einfluß ausübt, ebenso wie bei den Männern in der nach Süden gelegenen Stadt, die unter dem Einfluß des Phlegmas steht, Dysenterie und Diarrhöe entsteht. Diese »Inkongruenz« wird verständlich durch den Abschnitt über die Jahreszeiten in dem ausgeführt wird, wie bestimmte Witterungsverhältnisse nebeneinander trockene Augenentzündung, d. h. eine χολή-Krankheit (58, 22) und Dysenterie, die Phlegmakrankheit verursachen. Bei den φλεγματίαι gibt es Dysenterien, während bei den χολώδεες trockene Augenentzündungen entstehen. Daß die Wassersucht sich aus Quartanfiebern entwickeln kann, ergibt sich ebenfalls aus den Kapiteln über

[1] Vgl. zum Ganzen Epid. VI 3, 6 τὸ ψυχρὸν πάνυ φλεβῶν ῥηκτικὸν καὶ βηχῶδες οἷον χιὼν κρύσταλλος καὶ συστρεπτικὸν οἷον τὰ φηρεῖα καὶ αἱ γογγρῶναι· συναίτιον καὶ αἱ σκληρότητες.

die Jahreszeiten: 65,18 τούς τε περιγενομένους ἐς τεταρταίους ἀποτελευτᾶν καὶ ἐκ τῶν τεταρταίων ἐς ὕδρωπας.

Ein zweiter für die Krankheitsätiologie nicht unwichtiger Abschnitt der Wasserkapitel ist das Stück über die Entstehung der Blasensteine. Hier erfahren wir, daß Galle den Magen und die Blase erwärmt und den Harn darin erhitzt. Die Galle hat also die Fähigkeit des Brennens.

Im dritten Abschnitt der Schrift kommen folgende neue Gesichtspunkte und Begriffe hinzu. Außer dem Phlegma und der Galle sowie den dazugehörigen Konstitutionen erscheinen hier als wesentliche Faktoren das Blut und die schwarze Galle. Diese entwickelt sich, wenn die feuchtesten und wässerigen Teile der Galle aufgezehrt werden und das Dicke und Scharfe zurückbleibt. Mit dem Blut kann ein ähnlicher Prozeß vor sich gehen (66, 25). Die Nachrichten über die beiden Konstitutionstypen werden ergänzt durch die Bemerkung, daß die χολώδεες warmes und trockenes Fleisch (65, 29), und weiter damit, daß die Frauen eine feuchte phlegmahaltige Natur haben (65, 28), und daß bei den alten Leuten die Adern dünn werden und infolgedessen Flüsse eintreten, die zum Tode oder zur Lähmung der rechten Seite führen (65, 32). Von großer Bedeutung ist ferner, daß der normale Körper bei normaler Witterung im Frühling eine Reinigung durch Schnupfen und Auswurf vornehmen muß und daß ihm, wenn dies infolge der Enge der Adern und des Gehirns nicht möglich ist, bei plötzlicher Erhitzung Katarrhoi befallen (65, 32). Nur günstiges Klima und besonders gute Wasserverhältnisse können diese Wirkungen einigermaßen paralysieren (66, 4). Die Katarrhoi können ihren Weg zur Lunge nehmen (65, 26).

Zuletzt mögen die Medicinalia folgen, die der ethnographische Teil von Π. ἀέρων bringt. Dieser geht wieder von Begriffen aus, die uns schon in den früheren Teilen begegnet sind. Als ein Hauptfaktor, der den Charakter der einzelnen Völkerschaften bedingt, nennt der Verfasser die κρᾶσις τῶν ὡρέων bzw. μεταβολὴ τῶν ὡρέων, und da ist wieder die μετριότης τῶν ὡρέων das Kennzeichen der günstigsten Lage. Auch darin besteht wieder Übereinstimmung, daß die Lage nach Osten (67, 22) in der Mitte zwischen der warmen und der kalten Zone (67, 27) als die fruchtbarste mit den besten Wassern bezeichnet wird, und daß sie mit dem Frühling verglichen wird (68, 6), ebenso gehen die Einzellehren ausgezeichnet mit den früheren Ausführungen zusammen. Besonders interessiert etwa, daß die stehenden Gewässer in diesem Abschnitt ebenso eingeschätzt werden wie vorher. Die Völker, welche ὕδατα λιμναῖά τε καὶ στάσιμα καὶ ἑλώδεα trinken, haben einen vorstehenden Magen und eine geschwollene Milz (77, 9 vgl. 60, 13 ἑλώδεα καὶ στάσιμα καὶ λιμναῖα usw.), und daß die Unterscheidung der phlegmatischen und gallischen Konstitutionen wiederkehrt (77, 4). Die Wasser, die als μετέωρα bezeichnet werden, sind 77, 24 genau so wie 57, 16 im Sommer warm, im Winter kalt. Zu diesen Übereinstimmungen kommen andere mehr oder weniger ausschlaggebende Bemerkungen hinzu, z. T. auch wörtliche Anklänge[1]. Soweit die Lehren vergleichbar sind, findet man dieselben Anschauungen wie in den ersten Teilen der Schrift, und zwar Übereinstimmungen sowohl mit den Pneuma- wie mit den Wasserkapiteln[2]. Die letzte Beobachtung ergibt ein neues

[1] 69, 26 die Bewohner des Landes am Phasisflusse τὰ δὲ ὕδατα θερμὰ καὶ στάσιμα πίνουσιν ὑπό τε τοῦ ἡλίου σηπόμενα καὶ ὑπὸ τῶν ὄμβρων ἐπαυξόμενα ~ 60, 15 über stehende Wasser τοῦ ὀμβρίου ὕδατος ἐπιτρεφομένου ἀεὶ νέου τοῦ τε ἡλίου καίοντος.

[2] Das beweist wieder die enge Zusammengehörigkeit der Klima- und Wasserprobleme. Ich komme bei dieser Betrachtung zu demselben Ergebnis wie Mewaldt DLZ 1932, 256, der noch weitere Argumente für die Einheit des Werkes bringt.

Argument für die Echtheit der Kap. 7—9. Außerdem darf man auf Grund dieser Übereinstimmung der vergleichbaren Lehren des ethnographischen Teils mit dem ersten Teil der Schrift erschließen, daß auch noch folgende, in letzter Zeit z. T. oft behandelte Anschauungen in die medizinischen Anschauungen des Autors einzuordnen sind: 1. daß der Same aus dem ganzen Körper, nicht aus einem bestimmten Teil des Körpers kommt (πανταχόθεν ἔρχεται, ἀπό τε τῶν ὑγιηρῶν ὑγιηρὸς ἀπό τε νοσερῶν νοσερός usw.), 2. die eingehend begründete Lehre, daß alle Krankheiten, auch die sogenannte heilige Krankheit ihre natürliche Ursache haben: οὐδὲν ἄνευ φύσιος γίγνεται (74,17). Zuletzt ist eine Einzelheit zu nennen, die aber nicht als belanglos beiseite gelassen werden darf, daß es an den Ohren entlang führende Adern gibt, deren Verletzung den Verlust der Zeugungsfähigkeit zur Folge hat (74, 25).

An dieser Stelle werden wir vorerst halt machen, um nun zu der Schrift überzugehen, die man immer wieder mit Π. ἀέρων verglichen hat und die Wilamowitz demselben Verfasser wie Π. ἀέρων glaubte zuweisen zu können: Π. ἱρῆς νούσου. Wir werden die Medizin der Schrift mit der von Π. ἀέρων vergleichen und, nachdem wir erkannt haben, daß in beiden Schriften dieselben Anschauungen vertreten werden, auf die Beziehungen zu den Epidemienbüchern eingehen. Bei der Vergleichung der beiden Schriften wird sich für die Einheit der in den verschiedenen Teilen von Π. ἀέρων enthaltenen medizinischen Lehren ein außerordentlich wichtiges Argument ergeben. Auf die Komposition von Π. ἱρῆς νούσου näher einzugehen, erübrigt sich bei dem einfachen Aufbau der Schrift. Die Schrift besteht aus zwei Teilen, einem negativ-kritischen und einem positiv-aufbauenden. Wir haben es in erster Linie mit dem zweiten umfangreicheren positiven medizinischen Teil zu tun[1].

Voranzustellen ist, daß der Gedanke aus Π. ἀέρων, auch die sogenannte heilige Krankheit habe eine natürliche Ursache, als Hauptthese erscheint. In Π. ἱρῆς νούσου wird der Gedanke mit aller Entschiedenheit verfochten — und eben um den Nachweis der Berechtigung dieser Auffassung handelt es sich in der Schrift —, daß jede Krankheit und ebenso die sogenannte heilige Krankheit ihre πρόφασις und φύσις habe. Aber auch in den Argumenten, mit denen die populäre Auffassung widerlegt wird, stimmen beide Schriften überein, so etwa in dem Gedanken, daß eine von den Göttern gesandte Krankheit alle Menschen in gleicher Weise befallen müßte, nicht nur bestimmte Gruppen, Konstitutionen, Stände und Berufe, die durch eine besondere Tätigkeit gekennzeichnet sind. Wenn nur die vornehmsten und reichsten Skythen von dieser Krankheit befallen werden, so kann sie nicht von den Göttern gesandt sein. Π. ἀέρων 75, 5 ἐχρῆν ἐπεὶ θειότερον τοῦτο τὸ νόσημα τῶν λοιπῶν ἐστιν, οὐ τοῖς γενναιοτάτοις τῶν Σκυθέων καὶ τοῖς πλουσιωτάτοις προσπίπτειν μούνοις, ἀλλὰ τοῖς ἅπασιν ὁμοίως. Dasselbe wirkungsvolle Postulat ist in Π. ἱρῆς νούσου ausgespielt: 364 unten ἕτερον δὲ μέγα τεκμήριον ὅτι οὐδὲν θειότερόν ἐστι τῶν λοιπῶν νοσημάτων. Τοῖσι γὰρ φλεγματώδεσι φύσει γίνεται, τοῖσι δὲ χολώδεσιν οὐ προσπίπτει· καίτοι εἰ θειότερόν ἐστι τῶν ἄλλων, τοῖσιν ἅπασιν ὁμοίως ἔδει γίνεσθαι τὴν νοῦσον ταύτην καὶ μὴ διακρίνειν μήτε χολώδεα μήτε φλεγματώδεα. Als erstes Tekmerion hatte der Verfasser die Erblichkeit der Krankheit angeführt und dabei die Samentheorie herangezogen, die auch Π. ἀέρων bringt. Π. ἱρῆς νούσου 364 u.:

[1] In der Frage der Echtheit der Schlußkapitel schließe ich mich Max Wellmann an, der die Unhaltbarkeit einer Athetese der Kap. 14—17 erwiesen hat, Archiv f. Geschichte d. Medizin 22, 1929, 307.

ὁ γόνος ἔρχεται πάντοθεν τοῦ σώματος· ἀπό τε τῶν ὑγιηρῶν ὑγιηρὸς ἀπό τε τῶν νοσερῶν νοσερός. Π. ἀέρων 69, 14: ὁ γόνος πανταχόθεν ἔρχεται τοῦ σώματος, ἀπό τε τῶν ὑγιηρῶν ὑγιηρὸς ἀπό τε τῶν νοσερῶν νοσερός. Ebenso sind die jedesmal folgenden Begründungen in Gedankengang und Form völlig gleich.

Wenden wir uns nun dem positiven Teil von Π. ἱρῆς νούσου zu, so folgen wir den übersichtlich disponierten Ausführungen des Verfassers. Ursache der Epilepsie, so führt er in Kap. 3 Anfang aus, ist das Gehirn, das Gehirn, das beim Menschen wie beim Tier aus zwei Teilen besteht, die durch eine feine Haut getrennt sind. In beide Teile geht je eine Ader, in den rechten die Hepatitis, in den linken die Splenitis. Die Hepatitis geht von der Leber aus als Hohlvene in die rechte Niere und den rechten Schenkel und Fuß, nach oben durch das rechte Zwerchfell und die Lunge nach Abzweigungen in das Herz und den rechten Arm, durch das Schlüsselbein und unter der Haut des Halses entlang, wo sie sichtbar wird, mit einem besonders dicken und weiten Strang in das Gehirn, einem zweiten dünnen Zweig in das rechte Ohr und einen weiteren in das rechte Auge und die Nase. Die Splenitis geht analog auf der linken Seite nach unten und nach oben, ist aber dünner und zarter als die Hepatitis. Die Aufgabe dieser Ader ist, das Pneuma aufzunehmen, es in einem ununterbrochenen Prozeß dem Körper als kühlende Kraft zuzuleiten und wieder abzugeben (Kap. 3/4). Mit der Bemerkung περὶ μὲν τῶν φλεβῶν καὶ τῶν λοιπῶν οὕτως ἔχει schließt dieser Abschnitt.

Mit einem neu ergänzenden Gedankengang setzt das folgende Kapitel ein. Es macht zunächst von neuem die bedeutsame Feststellung, daß die Epilepsie nur bei dem φλεγματίαι, nicht bei dem χολώδεες eintritt, und beschäftigt sich dann mit der Entstehung der phlegmatischen Konstitutionen. Dabei wird ausgeführt, daß das Phlegma schon im Embryo entsteht, falls das Gehirn nicht gehörig gereinigt wird, und daß es im Körper bleibt, wenn es nicht auf dem Wege über die Ohren (Ohrenschmalz) und Hautgeschwüre oder auf anderen Wegen ausgeschieden wird. Falls das Phlegma, das seinen Sitz im Gehirn hat, den Körper nicht verläßt, in der Sprache der Epidemien würde es heißen, keine Apostasis nach außen erfolgt, entsteht die Gefahr, daß der Mensch von der Epilepsie befallen wird. Das Phlegma kann nämlich verschiedene Wege einschlagen. Der Fluß kann zum Herzen gehen, das gibt dann Herzklopfen und Asthma (das Herz ist außer mit Blut mit Pneuma gefüllt, da es mit dem Adernsystem verbunden ist) — oder in die Lunge oder in den Magen und hier Diarrhöe verursachen. Eine letzte Möglichkeit ist, daß das Phlegma, falls diese Wege verschlossen sind, in die Adern strömt, dann schließt es das Pneuma ein, das nun seinen gewöhnlichen Weg, zunächst in das Gehirn, dann in den Magen, die Lunge und die Adern nicht mehr ziehen und den Gliedern die Bewegung nicht mehr zuführen kann. Dieser Zustand führt letzten Endes zur Bewußtlosigkeit und zu Wahnsinnsanfällen. Jetzt treten all die Symptome auf, die die Epileptiker kennzeichnen: Krampf der Hände, Verdrehen der Augen, Schaum vor dem Munde usw. Erst wenn das warme Blut über das kalte Phlegma Herr geworden ist, kehrt der Normalzustand zurück (7)[1].

Die Kinder werden vor allem dann von der Krankheit befallen, so wird in den folgenden Abschnitten hinzugefügt, wenn das Rheuma in besonders großen Mengen herabströmt und südliche Winde wehen (vgl. Π. ἀέρων 57, 12ff., 19, 25). Die älteren werden von der Krank-

[1] Der Aufbau von Kap. 7: Zunächst Zusammenstellung der Symptome, darauffolgend ihre Erklärung hat eine vollständige Parallele in dem Aufbau der Kap. 1—11 von Π. νούσων II (VII 8).

heit nicht befallen, weil die Adern weit und mit warmem Blut gefüllt sind und das Phlegma daher leicht überwältigt wird. Bei noch älteren tritt eben deshalb Tod oder Lähmung ein, weil die Adern nur wenig feines wasserhaltiges Blut führen. Der Tod tritt ein, wenn im Winter das Phlegma in beiden Hauptadern den Lauf des Blutes absperrt, Lähmung, wenn es in nur eine der Hauptadern fließt. Daß dann besonders die rechte Ader, die Hepatitis, das Phlegma aufnimmt und somit die rechte Körperhälfte gelähmt wird, liegt an der Stärke dieser Ader (vgl. Π. ἀέρων 65, 32). Vervollständigt werden diese Angaben durch eine Aufzählung der äußeren Ursachen, die diese Krankheit zur Folge haben. Bei Kindern tritt die Krankheit ein, wenn das Gehirn, durch Sonne oder Feuer erhitzt, plötzlich der Kälte ausgesetzt wird. Dann hat sich infolge der Wärme das Phlegma im Kopf ausgedehnt, es ist geschmolzen, die Kälte zieht darauf das Gehirn wieder zusammen und bewirkt so eine Ausscheidung des Phlegmas (vgl. Π. ἀέρων 58, 2). Eine andere Ursache besteht darin, daß, wenn auf nördliche Winde plötzlich Südwind folgt und umgekehrt, das zusammengezogene Phlegma plötzlich schmilzt. Auch infolge unsichtbarer Ursachen (ἐξ ἀδήλου) tritt das Rheuma ein, z. B. wenn der Atem angehalten wird beim Erschrecken oder bei Furcht. Bei den älteren ist der Winter die gefährlichste Jahreszeit; wenn einer sich am Feuer übermäßig gewärmt hat und sich nun plötzlich der Kälte aussetzt oder umgekehrt, tritt die Krankheit auf (~ Π. ἀέρων 63, 15; 62, 19). Im Frühling kann sie eintreten, wenn der Kopf den Sonnenstrahlen ausgesetzt wird (~ Π. ἀέρων 58, 2), am gesündesten ist der Sommer, da er keine plötzlichen Witterungsumschläge zu bringen pflegt (10).

Die Krankheit pflegt selten aufzutreten bei solchen, die älter sind als 20 Jahre. Wenn sie jedoch zu dieser Zeit noch eintritt, dann besonders wenn der Wind umschlägt, und wieder besonders bei Südwinden, da dann das Gehirn über den normalen Stand feucht ist (11). Erst in zweiter Linie kommt als Ursache der Nordwind in Frage (vgl. Π. ἀέρων 4). Während der Südwind das Gehirn feucht macht und die Adern weitet, zieht der Nordwind das Gesunde im Kopf zusammen und bewirkt die Ausscheidung des Ungesunden (13).

Damit haben wir die Lehren genannt, die für unsere Untersuchung allein in Frage kommen. Ich glaube nicht, daß es nötig ist, nun noch alle Parallelen und Übereinstimmungen mit den Lehren von Π. ἀέρων im einzelnen hervorzuheben. In Π. ἱρῆς νούσου, so erkennt jeder Vorurteilslose, liegt die Physiologie und Ätiologie zu Π. ἀέρων vor; als semiotische Schrift beschrieb Π. ἀέρων wieder in erster Linie die Symptome und Krankheiten, ohne den Kausalprozeß in jedem Fall genauer darzulegen. Die Schrift steht wenigstens mit ihren medizinischen Anschauungen unter den Büchern des Corpus nicht für sich, sie stimmt mit den Anschauungen von Π. ἱρῆς νούσου völlig überein[1]. Jetzt wird auch, worauf

[1] Es ist mir immer ein Rätsel gewesen, daß man diese Übereinstimmungen bisher niemals für die Zusammengehörigkeit der Schriften ins Feld geführt hat. Auch Willerding, Studia Hippocratica, Diss. Göttingen 1914, hat in dem Kapitel De ratione quae intercedit inter libros Π. ἀέρων et Π. ἱρῆς νούσου nur die nächstliegenden Übereinstimmungen berücksichtigt. Ebenso leicht ließe sich die Zusammengehörigkeit der beiden Schriften in Komposition und Stil nachweisen. Man muß dann nur Medizinisches mit Medizinischem, Physikalisches mit Physikalischem, Ethnographisches mit Ethnographischem vergleichen, um zu dem erwünschten Ergebnis zu kommen. Dazu kommt insbesondere auch die Übereinstimmung in formelhaften Wendungen im Wortschatz (z. B. Π. ἀέρων 67, 16 ~ Π. ἱρῆς νούσου 354, 11) u. v. a. — Es geht aus dem Zusammenhang hervor, daß ich Regenbogens Unechtheitserklärung des Abschn. 364, 16—366, 4 nicht anerkenne. ἀρχή ist hier erster Anfang, nicht die Ursache. Die Vererbung schafft die Disposition, nicht die akute Krankheit. — [Korrekturzusatz: Inzwischen hat auf meine Anregung Georg Hanfmann, Mitglied des Philologischen Seminars Berlin, Stil und Komposition der beiden Schriften in einer umfassenden Untersuchung sorgfältig verglichen. Ich möchte wünschen, daß die wertvolle Arbeit später einmal allgemein zugänglich wird.]

ich hinwies, klar geworden sein, daß die medizinischen Anschauungen der zweiten Hälfte von Π. ἀέρων, die sich nur auf Grund der Übereinstimmung der übrigen in ihnen enthaltenen Lehren mit denen der ersten Hälfte verbinden ließen (siehe oben S. 121), also auch die Samen- und Vererbungstheorie mit den Lehren der ersten Hälfte eine feste Einheit bildet. Wenn ich sehe, daß in zwei selbständigen Schriften, deren Lehren im allgemeinen miteinander übereinstimmen, auch solche Teile kongruieren, die man unschwer herauslösen könnte, so muß ich annehmen, daß diese Lehren beide Male einen festen Bestandteil des Anschauungskreises ausmachen, und es ist unmöglich, in einer der Schriften diesen Gedankengang als Zusatz zu entfernen. Die völlige Analogie in den Lehren der beiden Schriften sichert die Einheit der Säfte- und der Vererbungs- und Samenlehre auch für Π. ἀέρων. Mag der zweite Teil von Π. ἀέρων sich kompositionell nicht gerade leicht an den ersten anschließen, Teil 1 und 2 der Schrift gehören wenigstens inhaltlich zusammen, und das wiegt m. E. in archaischen Schriften schwerer als gewisse Härten der äußeren Form. Hinzuzufügen ist dann aber, daß die Übereinstimmung von Π. ἱρῆς νούσου und von Π. ἀέρων sich zugleich auch wieder auf die Wasserkapitel erstreckt. Wenigstens stimmt die eine kurze Bemerkung über das Feuchte, die Π. ἱρῆς νούσου enthält, wörtlich zu dem entsprechenden Satz aus Π. ἱρῆς νούσου 384, 19: ἐν οἷσιν ὑγρὸν ἔνεστιν. ἔστι δὲ ἐν παντί. Π. ἀέρων 62, 16: ὁκόσοισι ὑγρόν τι ἔνεστι. ἔνεστι δὲ ἐν παντί. Die letzte Folgerung, die sich aus diesem Vergleich ergibt, dürfte jetzt keiner weiteren Begründung bedürfen. Auf Grund der nachgewiesenen Tatsachen ist anzunehmen, daß beide Schriften aus demselben Kreis, wenn nicht gar, wie Wilamowitz und Regenbogen glauben und wie auch ich annehmen möchte, von demselben Verfasser stammen.

Erst jetzt, nachdem diese Vorfragen erledigt sind, können wir zu dem Problem übergehen, das als Hauptproblem unserer Untersuchung zu gelten hat, in welchem Verhältnis die beiden Schriften zu den bisher behandelten Gruppen der Corpusschriften stehen. Beides, sowohl Übereinstimmungen wie Abweichungen lassen sich aufzeigen und müssen näher fixiert werden.

Die wesentliche Übereinstimmung der beiden Schriften und der Epidemien besteht, wie etwa Fredrich hervorgehoben hat, in der meteorologischen Grundlegung der Medizin. Die Hauptfaktoren, die in Epid. I 23 aufgezählt werden, sind in der Einleitung von Π. ἀέρων sämtlich genannt und bilden überhaupt das Grundgerüst der gesamten Ausführungen von Π. ἀέρων und Π. ἱρῆς νούσου. Die κάταστασις ὅλη καὶ κατὰ μέρεα τῶν οὐρανίων καὶ χώρης ἑκάστης, die Diaita, die als zweiter wichtiger Faktor hinzukommt, die Konstitutionen, dann die Lebensalter, alle diese in Epid. I 23 aufgezählten Momente werden in den beiden Schriften berücksichtigt. Die Unterscheidung des Allgemeinen und Individuellen ist ebenfalls das Kennzeichen der beiden Programme und ihrer praktischen Durchführung. Sonst ist etwa hervorzuheben, daß in beiden Schriften und ebenso in den Epidemien der plötzliche Witterungsumschlag als eine der Hauptursachen für die Entstehung der Krankheiten gilt. Das sind zunächst allgemeine Übereinstimmungen, die als solche naturgemäß nicht das größte Gewicht haben. Ausschlaggebend für die Zuordnung der beiden Schriften zu dem Kreis der Epidemien sind vielmehr die Angaben der mit Epidd. II, IV und VI zusammenhängenden Schrift Π. χυμῶν, die in einer einheitlichen Kapitelreihe 12—14 von der Einwirkung der klimatischen Verhältnisse auf den Körper handelt. H. Diller glaubt aus dem Inhalt dieser Abschnitte sogar den Schluß ziehen zu können, daß der Verfasser den medizinischen Teil von Π. ἀέρων schon im Zusammenhang gelesen habe, er hält diese Ausführungen für kompiliert. Da ich, wie ausgeführt, Π. χυμῶν für eine Zusammenstellung mehr oder weniger durchgeformter Notizen halte, aber auch unter Berücksichtigung des Inhalts von Π. χυμῶν 12ff. selbst, würde ich nur das als sicher feststellen, daß die Probleme und zum Teil auch die Lösungen von Π. ἀέρων hier wiederkehren. In Π. χυμῶν 12 haben wir sofort eine Übereinstimmung mit Kap. VII von Π. ἀέρων, wo gesagt wurde, daß die Witterung des Herbstes durch häufigen Wechsel an ein und demselben Tage gekennzeichnet wäre. In Π. χυμῶν wird gesagt, daß, wenn das Klima eines Landes durch schnell wechselnde Temperaturen gekennzeichnet ist, herbstliche Krankheiten entstehen, z. B. Gelbsucht, und daß Ähnliches von den übrigen Jahreszeiten gilt. Dann folgen die schon angeführten Notizen über den Einfluß des stagnierenden Wassers, daß es Blasenkrankheiten, insbesondere Blasensteine und Milzkrankheiten, verursacht, wobei zugleich auf die Wirkungen der Winde hingewiesen wird. Diesen letzten Satz hat schon Galen in seinem Kommentar zu Π. ἀέρων (Diller 161) höchstwahrscheinlich, wie ich mit Diller annehmen möchte, zur Einführung in bestimmte Gedankengänge von Π. ἀέρων benutzt. Im Zusammenhang dieses Kapitels von Π. χυμῶν erfährt man übrigens auch nebenbei, daß man von der Beschaffenheit des einzelnen Landes und der angeborenen Eigenart der Menschen auf dem Wege der Erkundigung erfährt (εἰδέναι πυθόμενον 492,7), was ja für die Interpretation der Absicht des Verfassers von Π. ἀέρων nicht ohne Bedeutung sein dürfte. Ausdrücklich wird noch in einer Nebenbemerkung hinzugefügt, daß es möglich sei, diese Erkundigung einzuziehen, da der größte Teil der Bewohner eines Landes dort seinen festen Wohnsitz habe, und die überwiegende Anzahl Auskunft geben könne (οἰκέονται γὰρ οἱ πολλοὶ ὥστε καὶ πλέονες ἴσασιν). Diller hat auch darauf hingewiesen, daß die Anweisung am Schluß von 13, man solle in Rechnung stellen, in welchem Zustande sich der Körper befinde, wenn die neue Witterung auf ihn einwirkt, dem Inhalt der Kap. 10—12 von Π. ἀέρων entspricht. Auch hat Diller schon betont, daß zwischen der Gegenüberstellung der Nord- und Südwinde in Kap. 13 und in Π. ἀέρων 3 und 4 eine gewisse Verwandtschaft festzustellen sei. Das sind die spezielleren Übereinstimmungen, die zu den allgemeinen Übereinstimmungen in den Grundbegriffen noch hinzukommen. Daraus geht jedenfalls hervor, daß der Kreis der Verfasser der Epidemien in den Fragen der Meteorologie gleichen oder ähnlichen Anschauungen huldigt wie der Verfasser von Π. ἀέρων.

Diesen Übereinstimmungen sind die Differenzen gegenüberzustellen; hier ist zunächst festzustellen, daß die schematische Physiologie der beiden Schriften sowohl für Epidd. I und III wie für II, IV und VI nicht gilt. Die Säftelehre ist eine andere, diese viel einfacher, die andere komplizierter. Und ebenso steht es mit der Adernlehre. Die Schriften Π. ἀέρων und Π. ἱρῆς νούσου kennen zum Beispiel die Arterie nicht, die in der Adernbeschreibung von Epid. II bedeutsam hervortrat. Im einzelnen ist festzustellen, daß der Theorie von der Erwärmung der im Kopf befindlichen Säfte durch die Lunge, wie sie Epid. II kennt, in Π. ἀέρων und Π. ἱρῆς νούσου eine ganz andere Auffassung von der Entstehung der Rheumata gegenübersteht. Es sind Beziehungen zu der Medizin der Epidemien vorhanden, die man dadurch erklären kann, daß man den Verfasser dieser beiden Schriften im Kreis dieser meteorologisch orientierten Mediziner sucht. Aber der Verfasser ist mit dem Verfasser oder einem der Verfasser der Epidemien nicht identisch. Daß er in die Zeit der ältesten Epidemienbücher hineingehört, kann man vielleicht erschließen. Die Pneumatheorie setzt die Philosophie des Diogenes von Apollonia voraus, die Adernlehre ist sehr alt. Sie erinnert ebenfalls sehr stark an Diogenes' Aderntheorie. Man wird also die Schrift vor 400 ansetzen müssen[1].

Zum Schluß noch eine Bemerkung zu der religiösen Haltung des Verfassers. In Π. ἱρῆς νούσου wird die sogenannte heilige Krankheit auf rein medizinische Faktoren zurückgeführt; desgleichen, nur in weniger ausführlicher Begründung in Π. ἀέρων. Es gibt für den Autor beider Schriften keine Krankheit, die auf einen Gott zurückgeführt werden könnte. Der Autor der beiden Schriften läßt es aber mit dieser Kritik abergläubischer Vorstellungen nicht bewenden; er ergänzt seine Kritik durch eine positive Auffassung der »göttlichen« Dinge. Seine Überzeugung findet ihren Niederschlag in dem einfachen, aber inhaltsreichen Wort πάντα θεῖα, und durch beide Schriften zieht sich mehr oder weniger leicht faßbar das religiöse Ethos, das diesem Satz entspricht. Auch wenn man sich die Frage stellt, ob man einem der Autoren der bisher analysierten Schriften diese Worte in den Mund legen könnte, wird klar, daß der Autor dieser Schriften, so leicht und zwanglos sich andere Anschauungen seines Werkes in den von uns behandelten Schriftenkreis einfügen, nicht derselbe sein kann wie der der Epidemien, des Prognostikon oder einer der übrigen Schriften. Das Prognostikon rechnet noch damit, daß in einer Krankheit etwas Göttliches enthalten, θεῖόν τι wirksam sein könnte (79, 1). In den Epidemien und den übrigen Schriften wird diesem Problem keine Aufmerksamkeit geschenkt, und auch in Epid. VI 5 dringt die Sphäre des θεῖον nicht durch: der sophistische Physisbegriff ist seinem Grundcharakter nach biologisch-kosmisch, aus ihm ist das ὅσιον restlos eliminiert. Wieder anders ist die Haltung den θεῖα gegenüber bei Herodot, bei dem der autonome Aufbau der ἱστορίη vor allem in ihrem Charakter als λόγοι-Kritik durch religiöse Ideen, wie etwa die von der τίσις θεῶν, aufgehoben wird. Nur bei dem Autor von Π. ἀέρων und Π. ἱρῆς νούσου ist die organische Einheit der wissenschaftlichen und der religiösen Betrachtungsweise hergestellt.

Epidd. V und VII

1. Zum Text: Zwei Textversionen. — Wie bei Epidd. II, IV und VI haben wir auch hier vorerst eine Reihe von Überlieferungsfragen und textkritischer Probleme zu erörtern. Die beste Überlieferung der beiden Bücher bietet wieder der Vatic. 276 s. XII, und Littrés Text ist an vielen Stellen nach den Lesarten dieser Hss. zu korrigieren. Dazu kommen der Marc. 269 s. IX (M, der leider den Anfang ausläßt), die sogenannte Vulgata, sowie die Zitate und Glossen bei Galen und Erotian als Korrektiv hinzu. Die Überlieferung dieser Bücher entspricht damit der von Epid. IV und anderer Schriften des Corpus Hippocraticum, bei denen die Hilfe des A oder θ und eines Galen-Kommentars fehlt. Aber damit sind die Hilfsmittel noch nicht erschöpft. Eins der von Littré für die Zusammengehörigkeit der Bücher V und VII angeführten Argumente ist der Hinweis, daß die Krankheitsgeschichten der zweiten Hälfte des fünften Buches (ab V 51) sämtlich bis auf eine (V 86) in Buch VII, teils in derselben, teils in geänderter Reihenfolge wiederkehren. Offenbar, da er diesen Sachverhalt kannte, hat Galen IX 860 sagen können, daß Epid. V nur 50 Krankengeschichten enthielte. Daß die Überlieferung in der Antike die Geschichten

[1] Über politische Voraussetzungen der Schrift Π. ἀέρων Wilamowitz, Sitz.-Ber. Berl. Ak. 1901, S. 19.

ab 51 aufwies, ist aus Erotians Glossensammlung mit Sicherheit zu erschließen[1]. Die Differenzen der beiden Überlieferungen werden wir kennenlernen. Hier stelle ich zunächst nur einige Beispiele zusammen, die zeigen, wie wertvoll die Parallelüberlieferung ist. Schon Littré und vor ihm van Linden haben sie ausgenutzt, aber doch noch längst nicht erschöpfend. Der Dualis τοῖν ὀφθαλμοῖν 238, 7 dürfte einzusetzen sein für τῶν ὀφθαλμῶν 432, 23, vgl. z. B. 210, 20; 226, 14. 240, 8 Ὁ τὴν κεφαλὴν ὑπὸ Μακεδόνος λίθῳ πληγεὶς † καὶ ἔπεσεν (so V: καὶ del. Littré); die durch Homoioteleuton entstandene Lücke ist nach 402, 1 auszufüllen mit ὑπὲρ κροτάφου ἀριστεροῦ ὅσην ἀμυχὴν διεκόπη· ἐσκοτώθη πληγείς. 238, 16 ist θέρμαι λεπτότεραι (statt ον) ἔσχον nach V und 434, 15 zu schreiben, ἔσχον wie 230, 23 πυρετὸς εἶχεν. 240, 5 ist wieder nach V und 436, 19 zu schreiben τρίτῳ μηνὶ ⟨ἢ⟩ τετάρτῳ. 240, 6 zeigt ὑποχωρήσιες αἱ κάτω χαλεπαί, daß 436, 20 für ἑκάστῳ eingesetzt werden muß αἱ κάτω. Vgl. 410, 1 ὑποχώρησις κάτω, 430, 12 τῇ κάτω ὑποχωρήσει. 240, 15 οὐ κόπος διαλιπών: zu schreiben ist ὁ κόπος διαλιπών; vgl. 402, 9 ὁ πόνος διέλειπεν. 240, 15 wie hier dürfte es vielleicht 402, 8 statt ὀδύνη σμικρή heißen müssen ὀδύνη δεινή. 244, 12 ist herzustellen: ἐπιδέειν ⟨μὴ θερμὸν μη⟩δὲ ἐφθὸν ἄγαν (mit van Linden) nach 430, 6. 246, 13 ist wie 364, 8 zu schreiben statt πάλιν : πλήν. 246, 24 ἐξῄει ἰχὼρ ἐπιεικῶς, vgl. 404, 18: ἐπιεικής codd. 248, 14 δ' ἐν νότοισιν, danach ist (mit V) dasselbe zu lesen 424, 7 statt δὲ νότοισιν. 248, 17 l. mit van Linden ἐπὶ τὰ (vgl. 430, 11) τῶν σκελέων τετανώδεα. 248, 22 ist statt κατέρριψε zu schreiben: κατέρρηξε, vgl. 430, 16. 254, 7 l. ἐξαίφνης statt ἐξ αἰτίης, vgl. 452, 25.

Selbstverständlich ist bei Auswertung der Variantenmasse größte Vorsicht geboten. Zuverlässige Gesichtspunkte für ihre Verwendung ergeben sich erst dann, wenn das Verhältnis der beiden Fassungen zueinander nach jeder Richtung geklärt ist. Fehler der handschriftlichen Überlieferung sind von den Abweichungen zu scheiden, die aus der Umgestaltung in der zweiten Fassung zu erklären sind. Es ergibt sich hier die wichtige Frage, welche Veränderungen in Epid. VII vorgenommen sind und speziell, ob diese Veränderungen nach allgemein geltenden, charakteristischen Gesichtspunkten vorgenommen sind. Zu ihrer Beantwortung ist ein sorgfältiger Vergleich der beiden Fassungen nötig.

Gehen wir hier zunächst vom rein Sprachlichen aus, so stellt man in einem Punkte eine Abweichung fest, die für das Problem der Textkritik bedeutungslos ist, die aber Beachtung verdient, da sie als charakteristisch für die Haltung des Arztes gegenüber dem Sprachlich-stilistischen gelten darf. Es ist die Behandlung all der sprachlichen Dinge, die vom Standpunkte des Praktikers aus als ἀδιάφορα zu werten sind. Da sind zuerst etwa die Verbindungspartikeln καί und δέ, die in Epid. VII bald zugesetzt, bald ausgelassen, bald ausgetauscht sind (248, 15 ~ 424, 8). Weiter dürften zum Kreis der ἀδιάφορα gehören: Die Setzung von αὐτός 256, 8; 402, 13; der Zusatz von ἐγένετο 256, 9; 258, 9; von ἔσχε 238, 16; 242, 14; ἦν 240, 15; χρή 242, 15 u. ä.; die Änderung von Zahlenbezeichnungen (τρίτῃ : τριταῖος u. ä.), die für den Inhalt belanglosen Umstellungen, der Ersatz

[1] Vgl. Nachmanson, Erotianstudien 301ff. — Ich mache noch darauf aufmerksam, daß das Verzeichnis der Brüsseler Hippokratesvita (ed. Schoene, Rh. Mus. 58, 1903, 56) nur sechs Epidemienbücher zählt (dementsprechend Vindicianus 234 Wellmann (das Zitat ist nicht auffindbar). Man hielt das siebente Buch für unecht, wie Galen VII 854 zeigt, deshalb ist es auch bei Erotian (vgl. Nachmanson a. O. 307) und Galen IX 852, wo das Material über die kritischen Tage aus den Epidd. so vollständig wie möglich vorgelegt wird, nicht berücksichtigt.

des Singulars durch den Plural (z. B. 244, 3; 426, 19), des Imperfektums durch den Aorist 250, 9 (444, 11); 252, 3 (446, 5); der Gebrauch verschiedener Wortbildungen (244, 4 κωφότης, 428, 10 κώφωσις; 246, 16 ὑποχωρήματα, 364, 12 ὑποχωρήσιες), zuletzt auch die Umwandlung von Sätzen, ganzen Satzteilen, soweit mit anderen Worten dasselbe gesagt wird. Von all dem mag diese oder jene Kleinigkeit noch auf Abschreiber zurückzuführen sein, im ganzen aber werden diese unsystematischen Änderungen dem Verfasser von Epid. VII zuzuschreiben sein.

Dennoch kann man nicht behaupten, daß das Interesse des Verfassers von Epid. VII allein dem Inhalt, nicht auch der Form gegolten hätte. Man ist überrascht, eine Reihe von rein sprachlichen Abweichungen zu finden, die man nur aus formalen Tendenzen erklären kann. In Epid. V 51ff. ist zur Bezeichnung des Exitus durchweg das Simplex ἔθανεν gebraucht, wie auch in den vorhergehenden Geschichten, in denen ἀπέθανεν das viel seltenere ist. Die Parallelfassung von Epid. VII gebraucht dazu ἔθανεν nie, sondern setzt entweder das Kompositum ἀπέθανεν wie in anderen Teilen dieses Buches (ἔθανεν ist auch sonst vermieden) (vgl. Parallelen zu 238, 9; 240, 7; 242, 5; 248, 3, 8, 11; 258, 5 und vgl. 238, 14) oder das gehobenere ἐτελεύτησεν (240, 12; 252, 17; 258, 12, 13, 18, 20), das eigentümlicherweise in den Geschichten des fünften Buches niemals, dagegen in Buch VII bis auf wenige Ausnahmen ständig wiederkehrt. Aber auch sonst ist das Simplex häufig durch das Kompositum oder eine erweiterte Umschreibung ersetzt; für 240, 4 πρόσθεν steht 436, 18 ἔμπροσθεν, für 240, 13 ὄπισθεν 402, 6 ἐς τοὔπισθεν, für 434, 12 ὡς 238, 14 ὥσπερ, für εἶτα (248, 2; 250, 21) ἔπειτα (404, 20), für ἐφλέγμηνε (248, 5) ἐπεφλέγμηνε (404, 23), für κάτω (248, 5) κάτωθεν (404, 23), für ἐρυθρήν (248, 19) ὑπέρυθρον (430, 13), für λήρησις (248, 23) παραλήρησις (444, 1)[1]. Diese Eigentümlichkeiten lassen sich nur von bestimmten Stilprinzipien her verstehen; etwas anders ist es schon, wenn 250, 6 ἔξω ἐγένετο für 444, 7 ἐξ ἑωυτοῦ ἐγ. gesetzt wird. Hier, möchte man annehmen, wollte der Autor den schärferen Ausdruck wählen. Interessant ist auch, daß einzelne Substantive, die zur Bezeichnung der Symptome dienten, doch wohl aus dem gleichen Grunde mit dem Prädikat: δεινός oder σφοδρός versehen werden: 240, 9 πυρετὸς οὐ πάνυ ⟨σφοδρός 402, 2⟩; 246, 13 κάθαρσις κάτω ⟨σφοδρή 364, 7⟩ ἐγένετο; 248, 5 ⟨σφόδρα 404, 23⟩ ἐπώδυνος; 258, 1 ὑπερσάρκωσις ⟨δεινή 462, 1⟩; 254, 11 βάρος ⟨δεινόν 454, 14⟩ ἐς βραχίονα; 240, 16 καὶ ἐς ἥβην καὶ κοιλίην ⟨ὅλην δεινῶς ὁ 402, 10⟩ πόνος. δεινός ist ein Lieblingswort des Verfassers, es ist in Epidd. V und VII oft mehrmals auf einer Seite gebraucht. Daneben gebraucht der Verfasser σφοδρός. Durch solche Zusätze wird die Gefahr der Unklarheit, die in der Brachylogie der Notiz liegt, aufgehoben. Hier handelt es sich um Umgestaltungen nach praktischen Gesichtspunkten.

Auch folgende Abweichungen lassen sich von formalen Gesichtspunkten allein her verstehen. 238, 14 φλέβες ἀμφὶ τὸ πρόσωπον ist 434, 12 durch φλέβες αἱ περὶ τὸ μέτωπον ersetzt. Ähnlich liegen die Veränderungen: 256, 15 ⟨ἤμεε 400, 12⟩ χολώδεα κατακορέα; 256, 17 καὶ ἡ κοιλίη ⟨ὁμοίως ἐπίμπρατο 400, 14⟩; 238, 15 ἀφωνίη, dafür 434, 14 ὁπότε ὀξύτατος, μάλιστα κατεπλήσσετο; 240, 16 ἕδρη ⟨ἔξω 402, 9⟩; 240, 9 λεπτὸς σφυγμὸς ἐν κροτάφοισι, 402, 3 σφ. ἐν κρ. ὡς λεπτῆς θέρμης; 244, 6 Zusatz: λαχάνων ἀπέχεσθαι, ἄρτῳ τρέφεσθαι, ἰχθύσι πετραίοισιν; 250, 16 οὐκ ἂν παρῆλθε παρὰ κρημνὸν οὐδ' ἐπὶ γεφύρης οὐδὲ τοὐλάχιστον βάθος τάφρου διαπορεύεσθαι, ἀλλὰ δι' αὐτῆς τῆς τάφρου οἷός τε ἦν. τοῦτο χρόνον

[1] Ausnahmen: 252, 8 ἔκτοσθεν: 446, 19 ἐκτός 244, 15 ξυνοιδέοντος: 430, 9 οἰδέοντος.

τινὰ ξυνέβη αὐτῷ. 444, 18 οὐκ ἂν κρημνὸν ἔφη παρελθεῖν οὐδὲ ἐπὶ γεφύρης οὐδὲ τοὐλάχιστον βάθος τάφρου τολμῆσαι ἂν ὑπὸ δείματος μὴ πέσῃ διελθεῖν, ἀλλὰ δι' αὐτῆς τῆς τάφρου πορεύεσθαι. τοῦτο χρόνον τινὰ αὐτῷ ξυμβῆναι (besonders interessanter Fall). Diese Beispiele, die sich etwa durch die gleiche Anzahl ähnlicher Abweichungen ergänzen ließen, zeigen, wie der korrektere Ausdruck an die Stelle des unkorrekteren gesetzt wird, die Beobachtung genauer beschrieben oder auch, wie im letzten Fall, noch etwas richtiger beschrieben wird.

Diese Klasse von Abweichungen leitet dann zu den Änderungen über, die unter dem Einfluß bestimmter Schlußfolgerungen stehen, insbesondere zu den Aphorismen, in denen einzelne Beobachtungen zu allgemeinen Regeln ausgewertet werden, Aphorismen gibt es in den beiden Büchern nur sehr wenige, aber ihr Zusammenhang mit den Beobachtungen ist in den meisten Fällen leicht erkennbar. Schon Littré hat auf diese Zusammenhänge hingewiesen und außerdem darauf aufmerksam gemacht, daß diesen Regeln erläuternde und begründende Beispiele beigegeben sind. Besonders instruktiv ist hier Epid. VII 58. Der Aphorismus lautet Οἷσι βῆχες χειμῶνος, μάλιστα δ' ἐν νοτίοισιν παχέα καὶ πολλὰ χρεμπτομένοισι πυρετοὶ ἐπιγίνονται, ἐπιεικῶς δὲ πεμπταῖοι παύονται· αἱ βῆχες δὲ περὶ τὰς τεσσαράκοντα οἷον Ἡγησιπόλει. Dieser Satz geht zurück auf die Notiz V 78: αἱ βῆχες χειμῶνος, μάλιστα δ' ἐν νοτίοισι παχέα καὶ πολλὰ λευκὰ χρεμπτομένοισι πυρετοὶ ἐπεγίνοντο, ἐπιεικέως δὲ (καί: correxi) πεμπταῖοι ἐπαύοντο· αἱ δὲ βῆχες περὶ τὰς τεσσαράκοντα οἷον Ἡγησιπόλει, wo es sich um eine bestimmte Beobachtung handelt. Ein weiteres ausführliches Paradeigma ist VII 59, die Geschichte des Chares, die nur insofern dem vorhergehenden Aph. VII 58 nicht entspricht, als das hinzukommende Fieber am 20. Tage (nicht am 5.) aufhört. Ein zweites für die Arbeitsweise des Arztes ebenfalls charakteristisches Beispiel ist der Aphorismus VII 56, dessen Schluß auf die in V 102 niedergelegte Beobachtung zurückgeht, während der Anfang durch den VII 57 geschilderten Krankheitsfall näher erläutert wird. Nicht minder kommt ein drittes in Betracht VII 82, eine Aufzählung der Ursachen der χολέρη, die offenbar an den in V 71 geschilderten Cholerafall des Bias anknüpft. Alle drei Beispiele zeigen, wie bestimmte Beobachtungen verallgemeinert werden. Vor allem aus ihnen muß man erschließen, daß das Material von Epid. V vorlag, als die Ausführungen von Epid. VII geschrieben wurden. Dasselbe geht m. E. auch noch aus einer anderen Tatsache hervor: Von zwei Krankheitsgeschichten V 88 ~ VII 92, V 73 ~ VII 1 stehen in Epid. V nur die Anfangssätze, eigentümlicherweise aber geht die Geschichte hier jedesmal bis zu einem bestimmten Punkt der Krankheitsentwicklung, dem Zeitpunkt, an dem das Fieber vorübergehend aufhörte (364, 15 ἔληξεν ἡ ὀδύνη, 448, 7 ἔληξε). Es macht den Eindruck, als ob der Arzt, als er die Fassungen von Epid. V (246, 20; 252, 22) niederschrieb, die beiden Patienten für wiederhergestellt hielt.

Nur anhangsweise erwähne ich, daß außerdem eine Umordnung des Materials erfolgt ist: in V stehen die Verletzungen in getrennten Abschnitten 60—62, 74—76, 96—99, in Buch VII füllen sie eine zusammenhängende Geschichtenreihe: 29 (= V 98); 30 (99); 31 (62); 32 (60); 33 (61); 34 (96); 35 (97); 36 (74); 37 (75); 38 (76). Andere Geschichten sind neben ähnliche gestellt: so steht V 63 die Geschichte der Anginakrankheiten neben anderen Krankheitsfällen des Winters (VII 28), V 72, ein Katarrhosfall folgt einem anderen Katarrhosfall (VII 69), ein Fall von Schwindsucht (V 103) folgt einem anderen Schwindsuchtsfall (VII 49); V 104 der Fall eines an Angina Erkrankten ist den περιπλευμονικοί VII 18, 106 den ὑδρωπικοί zugeordnet (VII 21); zwischen den beiden Gruppen steht passend die Geschichte V 105, nun VII 15. Die Fälle 89—91 sind in der Patientenreihe 94—102 (als 95, 99 und 100) untergebracht. V 80—88 eine einheitliche Reihe von psychischen Erkrankungen findet sich 85—92 wieder. Ein anderes sonst erkennbares Ordnungsprinzip, Fälle aus der gleichen Gegend zusammenzustellen, hat dazu geführt, V 101 in die Reihe 114—117 von Fällen aus Abdera einzureihen. Was sonst in VII wiederkehrt, ist nicht weiter geordnet, sondern findet sich bald hier, bald dort wieder (V 92—94 = VII 103—105; 95 ~ 121; 100 ~ 113; 51/2 ~ 70/71; 59 ~ 81; 71 ~ 82; 77/78 ~ 57/58; 79 ~ 67).

Überblickt man die Ergebnisse dieser Vergleichung, so erkennt man, wie eingangs angegeben, daß die 2. Fassung Spuren einer Umarbeitung aufweist. Welchen Weg diese geht, ist ebenfalls klar; es ist die aus der Analyse der früheren Epidemienbücher bekannte induktive Methode, die aus den Beobachtungen allgemeine Schlüsse ziehen möchte, und der Weg zur Ergänzung und Erweiterung der Erfahrungen. Daneben ist das Bestreben nach größerer Eindeutigkeit und der Versuch stilistischer Ausgestaltung der Notiz nach dem Muster der ausführlichen Krankheitsgeschichten erkennbar. Alle diese hier gefundenen Charakteristika sind bei der textkritischen Auswertung der Parallelüberlieferung zu berücksichtigen.

2. Epidemie und Einzelerkrankung. — Die Ordnung des Materials macht bei diesen Büchern insofern große Schwierigkeiten, als den vielen einzelnen Krankheitsgeschichten nur wenige katastasisartige Abschnitte gegenüberstehen und die Aufzeichnungen aus den verschiedensten Poleis stammen. Noch dazu enthält gerade der Teil, der als der wichtigste angesehen werden muß, nur wenige, und auch nicht immer besonders wertvolle Ortsangaben. Andererseits wird sich zeigen, daß das Material einer gewissen Ordnung nicht entbehrt. Wir folgen zunächst den einzelnen Krankheitsgeschichten in Buch V, an denen sich dies sofort aufzeigen läßt.

Epid. V beginnt mit 31 Krankheitsgeschichten, an deren Anfang jedesmal die Heimat des Patienten oder doch der Ort, in dem er behandelt wurde, angegeben ist. So lesen wir zunächst zwei Geschichten aus Elis (1, 2), die Geschichte der Frau des Gärtners, bei der eine harte Stelle unterhalb des Nabels durch Massage und Einreiben mit Öl entfernt wird, dann den interessanten Fall eines Timokrates, der infolge übermäßigen Trinkens wahnsinnig wird und, nachdem er eine Nacht besinnungslos und regungslos wie tot dagelegen hat, als er erwacht, von der Krankheit befreit ist. Es folgen 3—8 Geschichten aus Oiniadai an der Mündung des Acheloos (vgl. Nachmanson, Erotianstudien 302) mit Fällen von Pleuritis, Anschwellung des Kinns bei zwei Brüdern (4), Peripneumonie (7), einer bestimmten, nicht näher benannten Magenkrankheit (ἀνὴρ νούσῳ εἴχετο [6]) und mit zwei Geschichten, die miteinander verknüpft sind, da sie beide von Schmerzen in der Hüftgegend handeln. 9 und 10 berichten über zwei Kranke aus Athen, die leider ohne jede nähere Benennung mit ἄνθρωπος und ἀνήρ eingeführt werden. Als bemerkenswert erwähne ich hier, daß der erste der beiden, der an einer Hautkrankheit leidet (Hautverdickung), erst durch den Besuch der warmen Bäder in Melos davon befreit wird, dann aber an Wassersucht stirbt [1]. Man muß doch wohl annehmen, daß der Verfasser die Geschichte aus dem Bericht eines Verwandten eines anderen Arztes kennt und sie als medizinisch interessant festgehalten hat. Behandelt hat er diesen Kranken wohl nicht. Weiter reihen sich 14 Geschichten aus Larissa an, die nur

[1] Die Thermen von Melos werden sonst erwähnt bei Athen. II 43a; Plin. 31, 6, 61.

durch die 12., eine Geschichte aus Pherai, unterbrochen werden; diese wird eingeschoben sein, da sie wie 11 γυναικὶ Γοργίου die Erkrankung einer Frau schildert. Bei der einen handelt es sich darum, daß sie, nachdem die Menstruation längere Zeit ausgeblieben ist, hintereinander zweimal konzipiert, bei der anderen befreit Menstruation von Kopfschmerzen. Die übrigen Patienten sind: eine weitere Frau, die im zehnten Monat unter großen Beschwerden ein Kind gebiert, dessen Arm an den Rumpf angewachsen ist (13), dann Männer, wie Hipposthenes, der bei einem Sport einen Unfall erlitten hat — die Ärzte haben die Diagnose falsch auf Peripneumonie gestellt — (14), Skamandros, dessen ἰσχίον ἐσφακέλισε (15), Hippokomos, der Sohn des Palamedes, der von einem Pferd geschlagen ist — durch Kauterisation gerettet — (16), der Sklave des Theophorbos, der an einem Blasenleiden erkrankt (17), die Frau des Antimachos, deren Schwangerschaft anormal verläuft (18), eine Sklavin des Ainesidemos, deren Geschichte wieder mit der vorhergehenden zusammengestellt sein wird, da beide Male ein Magengeschwür vorliegt (218, 8, 14). Die nächste, die Geschichte des Eudemos, hängt außerdem mit der der ebengenannten Sklavin des Ainesidemos zusammen, insofern als die Ursache des Leidens beidemal in der Bewegung der schwarzen Galle gesucht wird (20). Dazu kommen die Verletzung eines Mannes durch eine Lanze (21), die Geisteskrankheit des Apellaios (22), der Starrkrampf des Eumelos, der aufhört, als er einmal fällt (23), dann ein Fall von Eiterung bei einer Jungfrau (24) und die merkwürdige Krankheit der Dienerin der Dyseris (25). Alle diese Krankengeschichten scheinen auf die Ausübung der Praxis in Larissa zurückzugehen, wenn man nicht aus 22/23, wo statt ἐν Λαρίσσῃ gesagt wird Λαρισσαῖος, schließen muß, daß diese Patienten außerhalb von Larissa behandelt und ihre Geschichten nur deshalb zu den anderen gestellt sind, weil es sich um Leute aus Larissa handelte[1]. Im Anschluß daran wird ein Mann aus der Landschaft Malis erwähnt, der von einem Wagen angefahren ist. Doch steht diese Geschichte für sich insofern, als ihr keine weitere von Malis folgt. Statt dessen sind an sie anschließend bis 31 Fälle aus Homilos zusammengestellt, die mit Schilderungen von Unfällen und daraus entstehenden Krankheiten beginnen, inhaltlich also an die Geschichte des Maliers anknüpfen. 27 folgt die Geschichte des Autonomos, der durch einen Steinwurf am Kopf verletzt ist, 28 die einer παιδίσκη, die ebenfalls am Kopf verletzt ist (durch eine zugeschlagene Tür). Beide Geschichten müssen zusammen niedergeschrieben sein, da sich zwei auch inhaltlich wichtige Sätze aufeinander beziehen (vgl. 226, 10 Τοῦτο παρέλαθέ με δεόμενον πρισθῆναι· ἔκλεψαν δέ μου τὴν γνώμην αἱ ῥαφαὶ ἔχουσαι ἐν σφίσιν ἑωυτῇσι τοῦ βέλεος τὸ σῖνος. 226, 20 Τοῦτο ἐγνώσθη ὀρθῶς πρίσεως δεόμενον· ἐπρίσθη δὲ οὐκ εἰς τὸ δέον, ἀλλ᾽ ὅσον ὑπελείφθη - - - - -). Erst dann folgen zwei Fälle von Magenerkrankungen (Kyrenios 29 und Hekason 30 ὥσπερ χἄτερος), an letzter Stelle wird von einem Hekason(?) berichtet, der infolge ἀκαθαρσία Hüftschmerzen hat. Zu beachten ist bei diesen Krankheitsgeschichten, daß es sich um Einzel-, nicht um epidemische Erkrankungen handelt; so kommt es wohl auch, daß nur 27 und 28 die Jahreszeit θέρεος μέσου, ἐν μέσῳ θέρει und 29 die Witterung (ἐν θερμοτάτῃ ὥρῃ) erwähnt wird. Daß das Material einmal geordnet worden ist, ist ebenfalls klar erkennbar; als Gesichtspunkte gelten, wie man sieht, die Ortsangaben und sonst die Arten der Krankheiten[2].

[1] Daß die Patienten z. T. aus alten bedeutenden Familien des thessalischen Adels stammen, hat August Meineke gezeigt. Über die Epidemien des Hippokrates, besonders in Rücksicht auf griechische Namenkunde, Sitz.-Ber. Berl. Ak. 1852.

[2] Bei der Reihenfolge der Orte könnte eine Reise vom Peloponnes nach Thessalien und Thrakien zugrunde liegen.

Erst mit 32 folgt ein weiterer Abschnitt, in dem man eine solche Ordnung nur schwer erkennen kann. Eine Folge von z. T. kurzen, z. T. etwas ausführlicheren Geschichten liegt vor, von denen nur ganz wenige Ortsangaben und Personalien enthalten. 32 ist von einem Patienten aus Salamis die Rede, der wegen eines Unfalls behandelt wird; er ist über einen Anker gefallen und hat sich am Leib eine Verletzung zugezogen; weiter wird von einem Kranken erzählt, der aus Euboia kam (34), oder von einer Sklavin, bei der gesagt wird, daß sie eine Barbarin war (35), oder wieder von dem, der an der Rennbahn wohnt (38). Mir fällt dabei auf, daß 32—37 bei jedem Fall von der Wirkung der angewandten Mittel gesprochen und in allen vier Geschichten, 33, 35, 37 und 38, das Symptom des Pnigos berührt wird. Auch hier ist also der Inhalt der Geschichten für ihre Zusammenordnung maßgebend gewesen. Dasselbe Ordnungsprinzip begegnet 45—50. Hier hat man Unfälle verschiedener Art zusammengestellt. Ich hebe nur den Fall eines Schusters hervor, der sich beim Nähen mit der Ahle oberhalb des Knies, etwa einen Finger tief, in den Schenkel sticht, und eine Geschichte, die schon deshalb erwähnenswert ist, weil der Verfasser selbst das παραδοξότατον an ihr betont und ausdrücklich bemerkt, daß er die Sache mit eigenen Augen gesehen hat. Der Patient trägt eine Geschoßspitze im Körper, ohne davon Beschwerden zu haben (ὁ δὲ παρὰ τὸν βουβῶνα πληγεὶς τοξεύματι ὃν ἡμεῖς ἑωράκαμεν, παραδοξότατα ἐσώθη 46). Diese Geschichte schließt mit δέ an die vorhergehende an, ebenso wie 49 an 47, wo wir es mit zwei Fällen einer Verwundung durch Wurfgeschosse zu tun haben. Die dazwischenstehende Geschichte 48 über einen Jüngling, der beim Laufen Schmerzen in der Ferse hat, muß später eingeschoben sein. An letzter Stelle dieses Abschnittes ist der Unfall beschrieben, den ἡ παρθένος ἡ καλὴ ἡ τοῦ Νερίου[1], 20 Jahre alt, erleidet, als sie von einer Freundin beim Spiel mit der flachen Hand gegen die Stirn geschlagen wurde. Sie stirbt einige Tage später. Soweit reicht das Material an Krankheitsgeschichten, das in Buch VII nicht wiederkehrt; der gesamte übrige Inhalt von Buch V ist bis auf die Geschichte V 86, die, wie sich zeigen wird, nicht hierher gehört, in Buch VII wiederholt.

Anders als dieses Buch, das also im wesentlichen eine Sammlung von Einzelfällen darstellt, enthält Buch VII außer den für sich stehenden Einzelfällen, die Darstellung einer Epidemie. Wir müssen deshalb hier ähnlich vorgehen wie bei der Ordnung des Materials von II, IV und VI. Zwar treten die allgemeinen Katastasisschilderungen im Gegensatz zu diesen drei Büchern und mehr noch als in I und III hinter den Schilderungen der Einzelfälle zurück, aber einiges läßt sich mit Sicherheit herausstellen.

Die leitende Nachricht steht VII 105: »*Auf die Zeit des Zephyros folgten Hitzewellen bis zur herbstlichen Tag- und Nachtgleiche. In den Hundstagen Hitze bis zum Ersticken, heißer Atem, mit Schweiß verbundene Fieber* (doch trat, ich ergänze hier sinngemäß, keine Abkühlung ein), *die Temperaturen nahmen wieder zu. Bei vielen traten Ohrgeschwülste auf* (es folgen Notizen über vier Einzelfälle, darunter eine Βησσιακή und einen Eratyllos, über die noch zu sprechen sein wird). — *Die Nordwinde wehten häufig und kalt, und manchmal wechselte klarer Himmel mit Schneefall. Nach der Tag- und Nachtgleiche Südwinde, unterbrochen von Nordwinden, viel Regen. Bei vielen trat epidemischer Husten auf, häufiger bei Kindern. Anschwellungen an den Ohren wie bei den Satyrn. Manchmal war vor dieser Zeit* (d. h. vor dem Winter) *sehr winterlicher Schnee, Regen und Nordwinde*«[2]. In diesen Angaben er-

[1] Λερίου conj. Meineke a. O.

[2] Μετὰ ζέφυρον αὐχμοὶ ἐγένοντο μέχρις ἰσημερίης μετοπωρινῆς. ὑπὸ κύνα δεινὰ πνίγεα καὶ πνεύματα θερμὰ καὶ πυρετοὶ ἱδρώδεες, καὶ πάλιν εὐθὺς ἐπεθέρμαινον· φύματα δὲ παρ᾿ οὖς πολλοῖσιν ἐγένετο (vgl. auch die Fassung

kennt man eine Katastasisschilderung in der Art, wie wir sie in den schon behandelten Epidd.-Büchern fanden, sie weicht nur insofern von diesen ab, als sie mit der Darstellung der Witterung des Frühlings und Sommers beginnt und mit dem Winter endet. Wieder entsprechen der heißen Jahreszeit hohe und langwierige Fieber und der kälteren, unbeständigen die βῆχες. Damit erinnert das Stück an die Epidemie von Perinth.

Es trifft sich nun glücklich, daß wir die ersten Angaben dieser Nachricht auch VII 1 finden, und daß sie hier vervollständigt und wieder mit Beispielen, diesmal aber mit solchen belegt sind, die z. T. aneinander anknüpfen und so die Rekonstruktion der Epidemie ermöglichen. Zunächst die vervollständigte Wiederholung des zweiten Satzes der Katastasis: »*Nach den Hundstagen waren die* (!) *Fieber mit Schweiß verbunden, und die Temperaturen gingen nicht vollkommen zurück nach dem Schwitzen; vielmehr nahmen sie wieder zu und die Fieber wurden langwierig, wie zu erwarten war, und kamen nur schwer zu einer Krisis und waren durstbringend. Bei einigen hörten sie in 7 und 9 Tagen auf, bei anderen in 11, 14, 17 oder 22*[1].« Unverkennbar haben wir es hier mit einer Einzelnotiz zu tun, wie wir sie sonst in Epidd. II, IV und VI fanden. Auch darin besteht eine Ähnlichkeit mit bestimmten Abschnitten dieser Bücher, daß nun ein erstes Beispiel in direkter Anknüpfung an die Notiz folgt: Πολυκράτει πυρετὸς καὶ τὰ τοῦ ἱδρῶτος οἷα γέγραπται, lautet der kurze Hinweis, dem dann der Bericht über die übrigen Symptome der Krankheit dieses Patienten folgt. Uns interessiert in der ausführlichen Darstellung einmal, was auf die Katastasis zurückweist und weiter, was zugleich als Brücke zu weiteren Geschichten dienen kann. Bedeutsam für das erste ist die Schlußbemerkung, daß das Fieber am 22. Tage aufhörte; damit stimmt die Geschichte zu den allgemeinen Angaben. Als wichtig für den Übergang zu anderen Journalen ist der auf die zitierte Einleitungsbemerkung folgende Satz hervorzuheben: καὶ ἀπὸ φαρμάκου κάθαρσις κάτω σφοδρὴ ἐγένετο· καὶ τὰ τοῦ πυρετοῦ οὕτως ἤπια ὡς ἄδηλα καταστῆναι, πλὴν ἐν κροτάφοισιν· καὶ τὰ ἱδρώτια πρὸς δείλην περὶ κεφαλήν, τράχηλον, στήθεα, εἶτ' αὖθις καὶ εἰς ὅλην κοιλίην· καὶ πάλιν ἐπεθερμαίνετο, ein Satz, der, wie man erkennt, die allgemeine Angabe der Katastasisschilderung näher ausführt. Diese Symptomenreihe ist auch für die folgenden Geschichten charakteristisch. So haben wir bei Pythodoros, der »um dieselbe Zeit« erkrankt, also ebenfalls μετὰ κύνα (VII 2), ganz dasselbe Zeichen, zu Anfang: πυρετός, ἱδρώς, πάλιν ἐπεθέρμηνε, dann wieder die Erscheinung, daß das Fieber nach Schlürfen eines χυλός fast verschwindet, um von neuem anzusetzen: δωδεκάτῃ ἐρρύφησε χυλοῦ καὶ μέχρι τεσσαρεσκαιδεκάτης ἄδηλος ἦν, ἐν κροτάφοισι δὲ ἐνῆν (sc. ὁ πυρετός). Dies wiederholt sich mehrmals. Aber auch ein einzelnes Symptom, das bei Polykrates auftauchte, Atembeschwerden (»*wie wenn einer, der durch die Hitze gewandert ist, sich im Schatten niederläßt und nun tief Atem holt*«), auch dieses wiederholt sich: καὶ τὸ πνεῦμα μέτριον, τοιοῦτον δὲ ἐνίοτε οἷον Πολυκράτει. Die zweite Geschichte wird man daher gleichfalls der Epidemie zurechnen müssen.

Dasselbe gilt weiter von den Erzählungen unter VII 3 und 4, zunächst also von der Geschichte des Sohnes des Eratolaos, der um die Herbsttag- und Nachtgleiche an Dysenterie

V 94)... Οἱ ὀρνιθίαι ἔπνευσαν πολλοὶ καὶ ψυχροί· καὶ χίονες ἐξ εὐδίων ἔστιν ὅτε ἐγένοντο· καὶ μετὰ ἰσημερίην νότια διαμίσγοντα βορείοις ὕδατα συχνά· ἐπεδήμησαν βῆχες πολλαί, μᾶλλον δὲ παιδίοισιν· παρὰ τὰ ὦτα πολλοῖσιν, οἷα τοῖσι σατύροισιν. ὁτὲ δὲ πρὸ τούτου τοῦ χρόνου χειμὼν σφόδρα χειμερινὸς ἐγένετο ἐν χιόνι καὶ ὄμβροισι βορείοισιν.

[1] Μετὰ κύνα οἱ πυρετοὶ ἐγένοντο ἱδρώδεες καὶ οὐ περιεψύχοντο παντάπασι μετὰ τὸν ἱδρῶτα, πάλιν δὲ ἐπεθερμαίνοντο καὶ μακροὶ ἐπιεικῶς καὶ δύσκριτοι καὶ οὐ πάνυ διψώδεες. Ὀλίγοισιν ἐν ἑπτὰ καὶ ἐννέα ἐπαύοντο, ἄλλοις ἕνδεκα καὶ τεσσαρεσκαίδεκα καὶ ἑπτακαίδεκα καὶ εἰκοσιδύω.

erkrankt. Auch bei diesem Fall bemerken wir ein Nachlassen des Fiebers: τὸ δὲ πυρέτιον, heißt es, ἐδόκει ἀρρωστέοντι καὶ τοῖσι πολλοῖσιν ὅλως μὴ ἔχειν διὰ παντὸς τοῦ χρόνου μετὰ τὰς πρώτας πέντε ἢ ἓξ ἡμέρας, οὕτως ἄδηλος ἦν, κατὰ κροτάφους δὲ σφυγμὸς ἦν. Außer durch dieses Symptom reiht sich die Geschichte dadurch in die Epidemie ein, daß nun Ohrgeschwülste auftreten (370, 2); davon war in den allgemeinen Angaben von VII 105 die Rede. Voll gesichert werden unsere Kombinationen aber durch die damit gegebene Erkenntnis, daß der in diesem Abschnitt als Beispiel für den Verlauf der epidemischen Krankheit genannte Sohn des Eratyllos — der Name ist bisher, soweit ich sehe, nicht nachgewiesen — mit diesem Sohn des Eratolaos gleichzusetzen und daher statt Eratyllos Eratolaos zu schreiben ist. Die Symptome, die VII 105 angegeben werden, stimmen mit der Darstellung in VII 3 völlig überein, so daß an der Identität der beiden kein Zweifel sein kann. Die Angaben von VII 105 lauten in dem für diesen Abschnitt charakteristischen Notizenstil: φύματα δὲ παρ' οὖς πολλοῖσιν ἐγένετο ... 7 τῷ Ἐρατολάου ἀπεμωλύνθη παρ' ἀμφότερα (ἀμφοτέρων codd.: corr. Ermerins), ἀνιδρώσιες, γλῶσσαν ὑπὸ ξηρότητος ψελλός (ψελλοί codd.: correxi). Daneben stehen folgende Parallelen: 370, 2 ἐγένετο τὸ παρ' οὖς ... παρ' ἑκάτερον ... πάντα ἐμωλύνθη, 370, 10 ἱδρῶτες οὐδέν, 368, 22 γλῶσσα ὑπὸ ξηρότητος ὑπότραυλος. Eine willkommenere Bestätigung für unsere Einordnung von Epid. VII 3 läßt sich nicht denken. Daß die folgende Geschichte, die wieder von einem δυσεντερικός berichtet, mit 3 zusammengehört, ergibt sich schon aus der regelrechten Verknüpfung durch δέ, dann aber auch durch den Inhalt. Bei dieser wird die Diät und nur die Diät angegeben, die anders ist als bei dem Sohn des Eratolaos, der gekochte Eselsmilch bekam; Ktesikrates erhält einen Brei aus Molken von Ziegenmilch und Weizenmehl, dasselbe bekommt Agrianos (? vgl. S. 145, 1), während Kainias' Sohn wieder gekochte Eselsmilch verordnet wird. Die ersten vier Abschnitte von Buch V, das ergibt sich aus dieser Untersuchung, sind zusammenzunehmen.

Bevor wir dann aber die folgenden Geschichten einordnen, die im Herbst und Winter dieser Katastasis liegen, müssen wir aus dem übrigen Material das wenige zusammenlesen, was sonst zu dem ersten Abschnitt dieser Epidemie gehört. Schon Kap. 10 haben wir ein solches Kausosfieber, welches das Symptom aufweist, das für diese Erkrankungen charakteristisch war, das Nachlassen des Fiebers durch Schweißabsonderung und die sofortige Zunahme der Temperatur: καὶ ἱδρώτιον σχεδὸν καθ' ὅλον τὸ σῶμα καὶ τὸ πυρέτιον καταψύχειν ἐδόκει ... προϊούσης δὲ τῆς ἡμέρης ἥ τε ἄση πλείων καὶ ἀλυσμὸς καὶ πνεῦμα σμικρῷ πυκνότερον. Dazu gesellt sich außerdem die Zusammenstellung von Krankheitsgeschichten 12ff., die man unter dem Kennzeichen »Lungenentzündung« zusammenfassen könnte. Auch sie weisen diese Symptome der Fieberentwicklung auf. Damit ist das Material des ersten Abschnittes erschöpft, es reicht aber aus, um die konkreten Einzelheiten zu erfassen. Alle diese Geschichten lassen sich auf Grund der Katastasisschilderung der Epidemie zuweisen [1].

Der zweite Abschnitt der Epidemie war, wie wir sahen, gekennzeichnet durch das Auftreten des Hustens: μετὰ ἰσημερίην μετοπωρινὴν ... ἐπεδήμησαν βῆχες πολλαί, μᾶλλον δὲ παιδίοισιν.

[1] Ganz für sich dagegen stehen einige Fälle von ἡμιτριταῖος πυρετός, bei denen Kombinationen dieser Art unmöglich sind: 94—96. Sie gehören gemäß der erhaltenen Angaben in die Zeit ὑπὸ πληιάδος δύσιν (95) und περὶ ἀρκτοῦρον (96) und sind bis auf die erste mit Kardialgie verbunden. Daß es sich auch hier um eine allgemeine Erscheinung handelt, geht aus der kurzen Notiz (95) hervor: ἀνδράσι σπανιώτερα ἐγίνετο τὰ τοιαῦτα. Dazu stimmt, daß es sich immer um Frauen handelt. Auch 97ff. sind Erkrankungen von Frauen zusammengestellt. Als weitere Fälle von Fieber verbunden mit Ohrgeschwüren registriere ich 42, den der Sklavin des Nikolaos sowie 43 den des Andreas (πρὸ πληιάδος).

Die Krankheitsgeschichten, die in den Herbst gehören, müssen also zunächst einmal dieses Symptom aufweisen, dann vielleicht auch andere, die mit dem Husten zusammenhängen, also Halsschmerzen, Angina usw. Das trifft aber nun schon für die eben behandelten Berichte zu: Die Geschichten 12, 13, 14, 15, 16 erwähnen den Husten und ähnliche Symptome. Eine dieser Geschichten umfaßt außerdem, was die Einordnung bestätigt, die Zeit vom Sommer bis zum Winter. Schon Littré hat diese Zusammenhänge erkannt und bei dem Abschnitt 12ff. charakterisiert. Auch kompositionell bilden sie durch die Verwendung von Partikeln (δέ, καί) eine Einheit.

Wieder ist dann das übrige Material über das ganze siebente Epidemienbuch zerstreut. Eine erste geschlossene Reihe, bei der die Einordnung evident durchführbar ist, findet sich 48—51; ich hebe daraus die Geschichte 51 hervor, die eine zweite Tochter des Polemarchos betrifft, bei der sich das Fieber des Sommers drei Monate lang hinzieht, bis dann der Husten im Zusammenhang mit ähnlichen Beschwerden auftaucht (βὴξ πολλή, ἀπόχρεμψις φλέγματος). An zweiter Stelle nenne ich, bevor ich die Einzelgeschichten zusammenstelle, die Journale 6, 7, 8 und 9 dreier Patientinnen und eines Mannes, der Tochter des Harpalides, der Tochter des Polykrates und einer älteren Frau, »die oberhalb des Tores wohnte«, und des Salbers bei Harpalides. Von diesen ist besonders die zweite Geschichte bemerkenswert, da wieder im Sommer während der Zeit der Hundssterne Fieber auftritt, worauf dann der Husten folgt; die Krankheit dauert $2^1/_2$ Monate. Bei der dritten und vierten finden wir außerdem die Zeitangabe ξυνέβη δὲ τελευτῶντος τοῦ μετοπωρινοῦ καιροῦ bzw. περὶ φθινόπωρον, die beide unseren Zeitansatz bestätigen. Sonst sind es einzelne für sich stehende Berichte, die hierher gehören, z. T. sehr instruktive, wie z. B. 39 die Geschichte des Deinon, der zur Zeit des Bärenhüters, also im September, erkrankt, nachdem er schon vorher durch das Fieber des Sommers und die Diarrhöe geschwächt ist.

Leider läßt uns auch hier die Katastasisschilderung für den weiteren Verlauf des Jahres im Stich; welche Krankheiten im Winter auftraten, können wir nur durch z. T. recht unsichere Kombinationen zu erschließen suchen. Als Ausgangspunkt dürften dabei außer der Nachricht der Katastasis 105, daß die Witterung schon vor Beginn des Winters durchaus winterlichen Charakter trug, zunächst drei Krankheitsgeschichten in Frage kommen, die im einzelnen ausgeführte Geschichte des Sohnes des Antiphanes (26), dessen Krankheit nach der Erblindung zunächst des linken, dann des rechten Auges mit dem Tode endet, dann die wenigen Angaben über Thessalion, die an diese anschließen (ὅμοια δὲ καὶ ἐξ ὁμοίων τὴν ὥρην τὴν αὐτὴν ξυνέβη Θεσσαλίωνι) und 28 der Bericht über die Krankheit der Tochter des Polemarchos. Alle Fälle gehören in den Winter (χειμῶνος 26, τὴν ὥρην τὴν αὐτήν 27, χειμῶνος 28), die Hauptsymptome sind Husten, Auswurf, Heiserkeit. Diese Geschichten müssen hierhergehören; auch 18, die Geschichte einer Anginakranken, möchte hier einzuordnen sein. Dazu gesellt sich weiter 20, die Geschichte des Ktesiphon, der V 105 als Beispiel für Fieber und Ohrgeschwülste angeführt ist, und der jetzt mit dem Satz ὑδρωπικὸς ἐκ καύσου πολλοῦ eingeführt wird. Bei ihm stellt sich der Husten kurz vor dem Exitus ein. Noch weiteres Material gewinnen wir durch Berücksichtigung der Abschnitte V 78 ~ VII 58/59, die fest zusammenhängen. V 78 liegt folgende Notiz vor: Βῆχες χειμῶνος, μάλιστα δ' ἐν νοτίοισι, παχέα καὶ πολλὰ λευκὰ χρεμπτομένοισι, πυρετοὶ ἐπεγίνοντο, ἐπιεικῶς δὲ πεμπταῖοι ἐπαύοντο. αἱ δὲ βῆχες περὶ τὰς τεσσαράκοντα οἷον Ἡγησιπόλει. Dieser Satz ist, wie oben erwähnt, VII 58 zum Aphorismus umgestaltet und durch eine Krankheitsgeschichte illustriert, wie schon deren Anfang zeigt: Χάρητι χειμῶνος ἐκ βηχίου ἐπιδημίου προσγενόμενος πυρετὸς ἐπέλαβεν ὀξύς. Dazu kommt das Symptom heller, klebriger dicker Auswurf, der bis zum 40. Tage anhält. Nur darin weicht eigentümlicherweise das Beispiel von der Regel ab, daß die Fieber statt am 5. Tage erst am 8. nachlassen. Mit dieser allgemeinen Angabe und der Krankheitsgeschichte sind wir insofern etwas weiter gekommen, als die allgemeine Formulierung zeigt, daß dieser Krankheitsfall nicht vereinzelt war, und die Krankheitsgeschichte eine Vorstellung davon gibt, welche Symptome für das Fieber charakteristisch waren. Wir wissen jetzt, daß im Winter weiterhin Husten herrschte, und daß dieser mit hohen Fiebern verbunden war.

Völlig analog liegt die Sache bei der Notiz V 102, die wieder VII 56 in einen Aphorismus verwandelt ist, und der auf sie folgenden Krankheitsgeschichte: Ἐκ κατάρρου κατὰ τὸ ἥμισυ τῆς κεφαλῆς ἐπόνεον καὶ κατὰ ῥῖνας ὑγροῦ χωρέοντος ἐπυρέταινον, ἐπιεικέως ἐν τῇσι πέντε ἡμέρῃσι περιεψύχοντο. Daneben steht der erweiterte Aphorismus, dem noch drei andere Bemerkungen vorangehen, z. B. daß bei Kopfschmerzen die Absonderung ins Ohr und den Schlund als günstiges Zeichen, Trockenheit und Brand dagegen als gefährlich anzusehen sind, und daß andere Zeichen, wie Verlust der Stimme, geradezu den tötlichen Ausgang der Krankheiten oder das Eintreten von Krämpfen bedeuten. Daß dieses Material in den Winter gehört, ergibt sich aus der folgenden Geschichte des blinden Echekrates, bei dem heftige Kopfschmerzen durch Abfluß einer Flüssigkeit ins Ohr aufhören. Für den dritten Fall dürfte die fünfte Krankheitsgeschichte ein bestätigender Beleg sein. Der Sohn des Kydis, der schon immer an diesen Krankheiten litt, bekommt in der Zeit der winterlichen Sonnenwende die heftigsten Kopf- und Ohrenschmerzen mit vielen Begleiterscheinungen, die in dem Aphorismus als Zeichen für das Eintreten des Todes oder von Krämpfen bezeichnet werden: χολώδης ἔμετος 422, 18 ~ 372, 19; κατάπληξις ὀμμάτων 422, 18 ~ 376, 4; παραλήρησις 422, 19 ~ 372, 21; 374, 16. Die Krankheit endet dann auch mit dem Tode des Patienten. Eine zweite Geschichte finde ich sonst in Nr. 11, einem Journal wieder aus dem Winter, in dem ebenfalls Kopfschmerzen das Hauptsymptom darstellen und auch sonst zum Teil dieselben Zeichen auftauchen.

Zuletzt erwähne ich noch einige Geschichten, die mit einer gewissen Wahrscheinlichkeit hier anzuschließen sind: 25 die Geschichte der Tochter des Theodoros, die im Winter Fieber bekommt, 23 das Journal des Leophorbeides, der nach der winterlichen Sonnenwende heftige Fieber bekommt — die Bemerkung βὴξ οὐκ ἐνῆν weist darauf hin, daß auch bei diesem Krankheitsfall Husten erwartet wurde. Ebenso möchte ich die Geschichte des Aristokrates 44, die dieselbe Bemerkung enthält, und den Vermerk περὶ ἡλίου τροπὰς χειμερινάς hier einordnen, sowie 98, eine Geschichte, die nun schon bis in den Frühling reicht (περὶ ζεφύρου πνοάς). Vielleicht sind dann noch 92 und 83 zu nennen, ebenfalls Geschichten aus der Zeit um die Wintersonnenwende, zwei Fälle von Fiebern.

Soweit reicht das Material, das ich der Epidemie zuweisen zu können glaube. Daneben hat es naturgemäß zu gleicher Zeit Krankheiten gegeben, die mit der Epidemie in keinem direkten Zusammenhang standen. Über sie wird in gleicher Weise ausführlich berichtet. Daß diese Berichte in dieselbe Gegend gehören wie die Epidemie, entnehme ich daraus, daß einige Namen, die bei den epidemischen Erkrankungen genannt werden, hier wiederkehren. So begegneten uns schon mehrere Angehörige des Polemarchos, eine Tochter VII 28, eine zweite 51, eine dritte 100. Die letzte leidet an Arthritis, einer Krankheit, die in den Ausführungen über die Epidemie nicht berührt wird. Zweifelhaft ist mir jedoch, ob man die Geschichte 107 des Sohnes des Polemarchos zu den Einzelerkrankungen rechnen soll. Zur Not könnte sie mit den Hustenerkrankungen in Verbindung gebracht werden. Als Beispiel für das Nachlassen von Husten und Fieber bei dickem Auswurf war Hegesipolis erwähnt (58); die Geschichte ihres Kindes 52, das 4 Monate lang an Magenschmerzen leidet, steht für sich.

Bei einer weiteren Gruppe ist es jedoch leichter festzustellen, daß es sich um Erkrankungen handelt, die von der Epidemie unabhängig sind. Dazu gehören alle die Fälle, bei denen eine äußere Ursache die Erkrankung bewirkt, auch z. B. alle Unfälle, Verletzungen, Verwundungen im Krieg und vieles der Art, etwa folgende Fälle: 47 Kleochos, Anschwellung am Knie infolge von Überanstrengung beim Sport, 102 die Tochter des Pausanias, die einen giftigen Pilz gegessen hat, 77 das Mädchen, das von einem Abhang herabgestürzt ist, 64 die Zahnschmerzen der Tochter des Aspasios, 49 die Tochter des Simus, die ποιοῦσά τι ἢ αὐτόματον abortiert. In diesen Zusammenhang gehört auch der Aphorismus 73: *bei Schwangeren, die infolge eines Sturzes oder von Krämpfen oder eines Schlages Schmerzen haben, zeigt sich am 3. Tage, ob sie abortieren.* Dieser Satz wird weiter mit einem Beispiel belegt, bei dem wirklich der 3. Tag die Entscheidung bringt. Ebenfalls sind hier einzuordnen die zahlreichen Verletzungen, von denen wieder ein großer Teil Kriegsverletzungen sind. Bei diesem Material besteht selbstverständlich kein Zusammenhang mit der Epidemie. Ein Teil davon ist auch außerhalb des Gebietes, das von der Epidemie heimgesucht wurde, zu lokalisieren oder stammt aus früherer Praxis und ist schon deshalb aus den Krankheitsgeschichten der Epidemie auszuscheiden, z. B. bilden verschiedene Krankheiten aus Abdera eine größere Reihe, in die auch andere der Ähnlichkeit wegen eingefügt sind, z. B. eine aus Thasos. Am Schluß dieser Reihe knüpft τὸ παιδίον τὸ Πύθωνος τὸ ἐν Πέλλῃ an die Reihe aus Abdera an, die mit dem Krankheitsfall eines Kindes schließt.

Neben diesen beiden großen Gruppen der sicher epidemischen und sicher nichtepidemischen Erkrankungen steht die große Masse der Geschichten, die eine einigermaßen sichere Einordnung in die eine oder die andere Gruppe nicht zulassen. Hinweisen möchte ich nur noch auf eine Reihe von Krankheitsgeschichten, die das Interesse des Psychiaters finden sollten. Es handelt sich um die sieben Geschichten 84 bis 91, sämtlich ohne Ortsangabe, bis auf 89, einen Bericht, der aber auch nicht in Olynth niedergeschrieben ist, wo der Fall beobachtet wurde. Es sind Berichte von Geisteskrankheiten, alle gleich interessant, da sie verhältnismäßig ausführlich und mit größtem Interesse für das Eigenartige des einzelnen Falles beschrieben sind. Nur die Mitteilung des Textes oder eine Übersetzung könnte davon eine richtige Vorstellung geben.

Ich fasse zusammen: Das Material von Epidd. V und VII zerfällt in Schilderungen von Einzelerkrankungen und solche, die sich in eine Epidemie einordnen lassen. Die Rekonstruktion der Epidemien ist möglich. Entsprechend der Witterung, die im Sommer durch übergroße Hitze, im Herbst und Winter durch kalte Winde, Schnee- und Regenfälle gekennzeichnet ist, gibt es im Sommer das Brennfieber, im Herbst und Winter Grippe unter den bekannten Symptomen, auch die Kopfgrippe. Der Gesamtverlauf läßt sich durch viele Einzelfälle belegen. Zu fragen ist nur, wo wir die Epidemie zu lokalisieren haben. Während bei den selbständigen von der Epidemie unabhängigen Krankheitsgeschichten Ortsangaben mitgeteilt sind, fehlt bei den zur Epidemie gehörigen Geschichten jeder Anhalt für die Lokalisierung. Man hat sogar den Eindruck, als ob der Schauplatz der Epidemie erst bei der Ausarbeitung und Zusammenfassung des Materials angegeben werden sollte, und daß jetzt nur dort Ortsangaben vorliegen, wo der Schauplatz ein anderer ist als der der Epidemie. Nur so viel scheint mit sicher zu sein, daß die Epidemie in der thrakischen Küstengegend anzusetzen ist, vielleicht sogar auf Thasos, wie die drei Epidemien des ersten Buches. Dafür scheint mir zu sprechen, daß zu den Patienten der Epidemie auch eine Βησσιακή gehört, d. h. eine Frau aus dem thrazischen Volksstamm der Besser (VII 105). Diese Bezeichnung und einige Namen führen nach Thrakien, wenn auch eben nicht in das Land der Besser selbst, da sonst diese Frau schwerlich als Βησσιακή eingeführt wäre.

3. Theorie und Praxis der Medizin in V und VII. — Vergleicht man die Krankheitsgeschichten von Epidd. V und VII mit denen von I und III sowie von II, IV und VI, so ergibt sich als der wesentliche Unterschied, daß hier die Therapie viel ausgiebiger berücksichtigt ist als in den übrigen Büchern. Das Material der übrigen Bücher hat, wie es in Epid. I ausgesprochen war, seine Hauptbedeutung in dem Wert für die Prognose. Diese ist auch in V und VII ein ausschlaggebender Gesichtspunkt, aber die Therapie nimmt in diesen Geschichten einen so breiten Raum ein, daß man nicht umhin kann, die Berücksichtigung, die sie hier findet, als ihr besonderes Charakteristikum zu bezeichnen. Es ist charakteristisch für den Rückgang des prognostischen Interesses, daß die Zahlen- und Krisentheorie sowohl in den Aphorismen wie in den Schilderungen der Krankheitsverhältnisse stark in den Hintergrund tritt[1]. Aus einem großen Teil der Krankheitsgeschichten gewinnt man den Eindruck, als ob sie aus einem ausgesprochen praktischen Interesse niedergeschrieben sind (z. B. 63), und es ergibt sich dadurch, daß nun auf die Darstellung der Semiotik die der Therapie folgt, ein Dispositionsschema, wie wir es in den für die Diagnose und Therapie, also die reine Praxis bestimmten Krankheitsschilderungen von Π. νούσων II Kap. 12ff. finden. Ich mache besonders auch darauf aufmerksam — schon Littré hat dies hervorgehoben —, daß verhältnismäßig häufig solche Fälle erwähnt werden, bei denen die Heilungsversuche vergeblich gewesen sind, der behandelnde Arzt Fehler begangen und sich getäuscht hat. Erwähnt wird die falsche Anwendung von kathartischen Mitteln, die in zu starken Dosen gegeben werden (204, 18; 216, 17 τούτῳ ἡλκώθη ἡ κοιλίη ἰσχυρῶς ὑπὸ ἰσχύος τοῦ φαρμάκου ἄγαν; 218, 2 ταύτῃ ἐδόθη ἐλατήριον κατάποτον ἰσχυρότερον τοῦ δέοντος, dazu Z. 8; 218, 21; 228, 5, 10; 380, 4; 418, 11; 460, 18). An anderen Stellen teilt der Verfasser mit, mit Hilfe welcher Mittel oder allgemein unter welchen Umständen der Kranke hätte gerettet werden können. Bei dem Malier, so gibt er V 26 an, sammelte sich σηπεδὼν τοῦ δέρτρου (verschiedene Erklärungen des Worts bei Erotian) πολλὴ καὶ ἄλλων σαρκῶν ἃς ἔδει αὐτίκα ἐκβάλλειν εἴ τις ἠδύνατο ξηρῷ φαρμάκῳ, ἕως ἰσχύν τινα εἶχεν ὁ ἄνθρωπος. Eine ähnliche Vermutung steht am Schluß der Krankheitsgeschichten V 7 Eupolemos von Oiniadai: οὗτος ἐδόκεεν ἂν εἰ ἐτμήθη εὔροον μίην τομὴν καὶ πρὸς τόμον ἀφίετο τὸ πῦον καὶ εἰ προσέδει τομῆς ἑτέρης ταμεῖν εὔροον, ταῦτα παθὼν ἐν τῇ ὥρῃ ἐδόκεεν ἂν ὑγιὴς γενέσθαι. Wer die Fehler macht, ob der Verfasser selbst oder ein anderer Arzt, ist nicht in jedem Fall klar erkennbar, nur einmal ist in interessanter Weise eine eigene Unterlassung notiert, V 27. Autonomos aus Homilos ist durch einen Steinwurf an der

[1] Eine Krisis erwähnt VII 118 (464, 11): 14. Tag, 120 (466, 12): 7. Tag.

Stirn, genauer an den Nähten der Stirn, verletzt: τοῦτο, erzählt der Arzt, παρέλαθέ με δεόμενον πρισθῆναι. ἔκλεψαν δέ μου τὴν γνώμην αἱ ῥαφαὶ ἔχουσαι ἐν σφίσιν ἑωυτῇσι τοῦ βέλεος τὸ σῖνος. ὕστερον γὰρ καταφανὲς γίνεται. Diesem Fall stellt der Verfasser den folgenden, ebenfalls in Homilos notierten Fall einer παιδίσκη gegenüber, die auch eine Kopfwunde hat. Es heißt wieder: καὶ ἐν τῷ ἕλκει αἱ ῥαφαὶ ἦσαν, dann aber weiter: τοῦτο ἐγνώσθη ὀρθῶς πρίσεως δεόμενον· ἐπρίσθη δὲ οὐκ εἰς τὸ δέον, ἀλλ' ὅσον ὑπελείφθη, πῦον ἐν αὐτῷ ἐγένετο ... ἐνάτῃ δὲ τὸ λοιπὸν ἐξεπρίσθη. Man sieht, daß der Verfasser den Wert des negativen Materials für die Praxis erkannt hat. Das ist ein bedeutender Fortschritt in der methodischen Arbeit[1].

Sonst bringt die Methode der Bücher V und VII gegenüber den übrigen Epidemienbüchern wenig Neues. Allgemein wurde sie als induktive Methode gekennzeichnet. Das Meiste ist schon deshalb mit dem vergleichbar, was für die übrigen Epidemien herausgearbeitet ist. Wir finden wieder, daß die Subjektivität der Angaben betont wird (z. B. 398, 15; 408, 22; 462, 23). Wieder werden, wenn auch seltener, Fragen gestellt (436, 2). Das Material sieht man, wird nach bestimmten Gesichtspunkten geordnet, Übereinstimmendes und voneinander Abweichendes vermerkt, jede Krankheit auf bestimmte Ursachen allgemeiner oder spezieller Art zurückgeführt. Neu ist wohl gegenüber den anderen Epidemienbüchern die weitgehende Berücksichtigung solchen Beobachtungsmaterials, das nur indirekt mit der eigenen Praxis des Verfassers zu tun hat. Es werden mehr als einmal Krankheitsfälle geschildert, die der Verfasser nicht selbst behandelt hat; ein Beispiel ist V 25 die Geschichte einer Frau aus Larissa, die auf die Mitteilung der Patientin selbst oder einer dritten Person zurückgehen muß. Auch der in Daton verwundete Krieger wurde von einem anderen Arzt behandelt, nicht von ihm selbst. Wenn diese Mitteilungen bemerkenswert waren, muß der Arzt sie mit ganz besonderem Interesse festgehalten haben. Andererseits betont er die Autopsie, wenn er ein παραδοξότατον selbst erlebt hat: V 46 ὁ δὲ παρὰ τὸν βουβῶνα πληγεὶς τοξεύματι ὃν ἡμεῖς ἑωράκαμεν, παραδοξότατα ἐσώθη. Auch das darf noch als charakteristisch für diese Bücher festgehalten werden, daß dieses Interesse für den außergewöhnlichen Fall auch in anderen Krankheitsgeschichten deutlich faßbar ist.

Verglichen mit diesem im ganzen ausreichenden Nachrichtenmaterial, das uns für die Rekonstruktion der Methode zur Verfügung steht, geben die erhaltenen Notizen für die Darstellung der Ätiologie und Physiologie außerordentlich wenig aus. Man erkennt nur einige Hauptbegriffe; der Zusammenhang zwischen den einzelnen Lehren ist bei den wenigen zur Verfügung stehenden Nachrichten, oder sagen wir lieber Indizien — denn um mehr handelt es sich nicht —, nur unter Zuhilfenahme des Materials der anderen Bücher aufzeigbar. Am besten läßt sich noch die Ätiologie darstellen, da wenigstens die Hauptkategorien von Ursachen erkennbar sind. Schon die Analyse der Krankheitsgeschichten läßt erkennen, daß zwischen epidemischer und Einzelerkrankung und dementsprechend zwischen allgemeinen, auf mehreren zugleich wirksamen und den speziellen Ursachen unterschieden wurde; konkret gesprochen, den Witterungsverhältnissen und den äußeren Ursachen, wie unregelmäßiger Diät, Unfällen u. ähnl. Darin stimmen V und VII wieder mit den übrigen Epidemienbüchern überein. Ebenfalls in Übereinstimmung mit den übrigen Büchern treten als Zwischenglieder im Kausalprozeß die Säfte hinzu. Dafür ist V 2 ein

[1] Vgl. VII 97. — Spätere Zitate bei E. Nachmanson, Hippocratea 197, vgl. oben S. 52, 1.

Beispiel, die Geschichte des Timokrates aus Elis, der ὑπὸ χολῆς μελαίνης in Wahnsinn fällt. Außerdem erscheinen das Phlegma, die bittere Galle, πικρὰ χολή, wie hier statt ξανθὴ χ. gesagt wird (222, 1), und das Blut. Daß die Säfte dieselben Funktionen haben wie in den übrigen Epidd., zeigte sich insbesondere in ihrer Beziehung zu den einzelnen Jahreszeiten. Im Sommer ist die Galle der überwiegende Saft, er bringt Kausos, im Herbst, und vor allem im Winter, herrscht das Phlegma. Das Zuviel der Einzelsäfte, so sieht man, ist das Wesen der Krankheit. Zu der Jahreszeit kommt wieder als weiterer Faktor die Konstitution des Menschen hinzu, sie kann z. B. von sich aus ἐπίχολος sein (224, 19). Sehr erwünscht wäre es, zu wissen, wie sich der κάταρρος-Begriff in dies System einordnet. Immerhin, glaube ich, kann man aus dem vorhandenen Material so viel erschließen, daß das καταρρεῖν das spezielle Symptom einer einzelnen Krankheit, nicht für jede Krankheit charakteristisch ist. In den vorhandenen Einzelfällen ist Husten und Auswurf konstitutiv für den Fluß, der selbst aus Phlegma zu bestehen scheint. — Daß die Phänomene der Apostasis und des Pepasmos wiederkehren, vermerke ich, ohne diesen Punkt weiter auszuführen. Als negative Kennzeichen hebe ich hervor, daß weder sophistische Einflüsse, wie in Epidd. II, IV und VI, noch auch Zusammenhänge mit späteren medizinischen Theorien, z. B. der Säftelehre der Praxagoras, faßbar sind.

Die therapeutische Methode, die sich aus diesem mit dem der übrigen Epidemienbücher übereinstimmenden System ergibt, ist naturgemäß im ganzen die gleiche wie in diesen Büchern. Von den übermäßigen Säftemengen reinigt sich der Körper selbst durch Abgabe in der Form der Apostasis, ebensolche Entleerungen des Krankheitsstoffes hat die Therapie zu bewirken. Prinzipiell ist das nirgends ausgesprochen; aber z. B. aus dem Aphorismus Epid. VII 60 läßt sich dieser Grundsatz leicht ableiten: wenn der Körper selbsttätig arbeitet, soll der Arzt auf Reinigungen verzichten (μὴ ἐν ἀρχῇσι καθαίρειν, ὅτι ἀπὸ τοῦ αὐτομάτου ἐν τοῖσι χρόνοισι τούτοισι [αἱ κοιλίαι καθαίρονται])[1]. Auch für das Bild der Ätiologie und Physiologie ist es wichtig, daß alle therapeutischen Angaben, sei es nun aus der Praxis oder auch aus der Theorie, diesem Prinzip folgen.

Gleichwohl gibt es noch zwei wichtige Charakteristika, durch die sich die Therapie von V und VII von der der übrigen Epidd. abhebt. Das erste betrifft die große Zahl der erwähnten Heilmittel. Obwohl die übrigen Bücher die Therapie bewußt zurückstellen, kann man behaupten, daß die Anzahl der in V und VII bekannten Mittel die der übrigen Epidd. bei weitem übersteigt. Ich gebe nur einen Ausschnitt, der dies illustriert. Dem Abziehen allzugroßer Blutmengen dient, wie zu erwarten, in erster Linie wieder die Phlebotomie u. a., an den Händen bei Verdauungsstörung (V 6), dem Knöchel bei Schmerzen in der rechten Weiche (7 vgl. 8), unter der Zunge bei Angina (VII 28). Andere Fälle sind 444, 5; 446, 5; 460, 18; 464, 14. Auch der Schröpfkopf kann diesem Zweck dienen (208, 17). Dagegen werden gallehaltige Stoffe durch Entleerung »nach unten« oder »nach oben« entfernt mit Hilfe der schlechthin sogenannten φάρμακα, ἐλατήριον κατάποτον, wo man auch einfach κατάποτον (216, 8; 230, 11) oder ἐλατήριον sagt (208, 1; das nach unten abführende Mittel ist: φάρμακον κατωτερικόν, z. B. 204, 17). Der Helleboros kommt hier in Betracht, etwa mit dem φακῶν χυλός, einer Linsensuppe (210, 6), sonst auch ein mit bestimmten φάρμακα bestrichenes Zäpfchen (βάλανος 406, 20; 410, 18; 424, 16 usw.). Erbrechen sucht man mit

[1] Hinzuweisen ist auch auf 212, 5, wo gesagt wird, daß Kopfschmerzen bei Frauen durch Menstruation gelöst werden.

Wassertrinken zu erreichen, oder indem man auch eine Feder in den Hals steckt (232, 4). Als Beispiele für weitere Mittel, die Anwendung finden, nenne ich: Bibergeil (428, 14), Sesamsamen, Pfeffer (428, 14), Kümmel, Mohnsamen (464, 9), Mangold (374, 2), Saflor (644, 8), Zwiebel. Als ein viel gebrauchtes Abführmittel mag auch noch der Saft des Bingelkrautes (λινοζώστιος ὕδωρ 426, 4) genannt sein (372, 22; 374, 9; 410, 7). Daß auch bei der Reinigung nach unten Klystiere genannt werden, versteht sich von selbst; ein ἐκ τῆς σικύης κλυσμός ist 428, 8 bei Nephritis angewandt. Eine besondere Gruppe bilden die von altersher verwandten diätetischen Mittel, etwa Wasser, Wein und Milch, und zwar Rotwein und Weißwein, Ziegen-, Esels- und Kuhmilch, auch Molken, gekochte und ungekochte (418, 11; 368, 16), 454, 8 auch ein herber mit Milch gemischter Wein, Süß- und Salzwasser (444, 5). Sehr häufig sind ῥυφήματα, Schlürftränke, genannt, etwa aus Linsen (428, 4) oder Suppen aus Gerstenschleim (458, 16), Apfelsaft (368, 6; 430, 15; 436, 14; 454, 7). Nicht weniger häufig wird den Kranken Honig gereicht, und zwar μέλιτος ἔκλειξις 380, 14 oder das bekannte μελίκρητον (366, 3; 378, 24); auch das ὀξύμελι (380, 14). Je nach der vorliegenden Krankheit werden bestimmte Brotarten empfohlen, daneben Brei aus Hülsenfrüchten (428, 5) und Kleien (428, 3); auch Manna bzw. τὸ μαννῶδες (368, 9; 416, 11). Selbstverständlich gibt es auch Vorschriften, in denen vor bestimmten Nahrungsmitteln gewarnt wird, etwa, daß salzhaltige Nahrungsmittel zu vermeiden sind (432, 2). — Wieder eine besondere Gruppe von Heilmitteln bilden Umschläge, kalte und warme (364, 14), dann warme Bäder (410, 21; 452, 11), natürliche und künstliche, auch Schwitzbäder werden angewandt (394, 12 vgl. 418, 5), wobei unter dem Bett Schläuche und Gefäße mit heißem Wasser aufgestellt werden, aus denen die Dämpfe ausströmen (414, 1), außerdem Bähungen (434, 7)[1].

Man sieht, die Zahl der angewandten Mittel ist, auch mit hippokratischem Maßstab gemessen, sehr groß. Daneben muß noch ein zweites für Epidd. V und VII geltendes Kennzeichen genannt werden. Hier zum erstenmal finden wir ein Interesse für die Feststellung der richtigen Menge und Stärke der dem Körper entzogenen und zugeführten Stoffe. Gemessen wird beides nach attischen Kotylen: vier Kotylen Blut verliert der Patient Hipposthenes aus Larissa durch Nasenbluten (214, 2). Fünf Kotylen Exkremente werden durch eine künstliche Katharsis abgeführt (218, 10). Mehr als ein Choeus, also 12 Kotylen = $3^1/_4$ Liter Blut, gehen unten ab bei Chartades (218, 10). Aber auch die Menge des abgegangenen Eiters wird eingeschätzt (236, 16). Von einem Patienten heißt es, daß er neun bzw. vier Kotylen Milch getrunken hätte (370, 23; 372, 1). Ein Rezept nach Teilen steht 428, 10. Dieses Interesse für das richtige Maß tritt sonst gerade auch bei der Kritik in den Schilderungen unglücklicher Ausgänge hervor.

Soweit die Pharmazie und was damit zusammenhängt. Interessant sind die Bücher V und VII auch dadurch, daß außer ihr auch die Chirurgie darin eine Rolle spielt. Oft wird mit dem Brenneisen gearbeitet, besonders bei Vereiterungen (208, 6; 228, 5. 10), dann beim Sphakelos (214, 7). VII 111 rühmt sich der Verfasser, ein Karzinom im Schlund durch Brennen entfernt zu haben: Ὁ τὸ καρκίνωμα τὸ ἐν τῇ φάρυγγι καυθεὶς ὑγιὴς ἐγένετο ὑφ᾽ ἡμέων. Sonst findet man außer dem Messer, mit dem z. B. Eiter und faules Fleisch entfernt wird, als weitere chirurgische Instrumente die Säge (214, 23) und den Bohrer (402, 21).

[1] πταρμικόν 408, 15; 460, 8.

4. Sprache und Stil. — Der letzte Vergleich der Bücher V und VII mit den übrigen Büchern gilt, nachdem die Analyse des Inhalts abgeschlossen ist, der sprachlichen Form. Wieder wird das Eigentümliche vor den allgemeinen Charakteristika der Epidemienbücher hervortreten müssen.

Aber gerade, wenn man sich die Aufgabe so stellt, ist sofort darauf hinzuweisen, daß die Krankheitsgeschichten und noch vielmehr die wenigen Aphorismen in den wesentlichen sprachlichen Eigentümlichkeiten durchaus mit denen von I und III und in Einzelfällen noch mehr mit II, IV und VI übereinstimmen. Brachylogie, Substantivierung, Verwendung von Partizipien, Formelhaftigkeit des Ausdrucks, das alles kehrt in gleicher Weise wieder. Dasselbe gilt auch von den Erscheinungen der Syntax. Wir begegnen sowohl dem Typus der syndetischen wie der asyndetischen Parataxe überall wieder. Wie die Krankheitsgeschichten oft viel ausführlicher sind als in den übrigen Büchern, sind auch die einzelnen Sätze umfangreicher — das ist das Hauptmerkmal der sprachlichen Form dieser Bücher, aber Periodisierung findet man nur in den seltensten Fällen und dann nicht in der glücklichsten Form. Statt dessen wird die alte Form der losen Aneinanderreihung weiter benutzt und mit oder ohne Verbindungspartikel, mit oder ohne καί, ein Symptom neben das andere gesetzt. 210, 14 ist ein Beispiel für die Aneinanderreihung mit καί· αὕτη ἡ γυνὴ ἐκύησε καὶ ἐπεκύησε καὶ ἀπελύθη τὸ παιδίον ἐνάτῳ μηνὶ ζῷον, θῆλυ, ἕλκος ἔχον ἐν τῷ ἰσχίῳ καὶ τὰ ὕστερα ἑπόμενα καὶ αἵματος ῥεῦμα πολὺ πάνυ ἐπεγένετο καὶ τῇ ὑστεραίῃ καὶ τῇ τρίτῃ καὶ τῇ τετάρτῃ καὶ θρόμβοι πεπηγότες καὶ πυρετὸς εἶχε μέχρις ἡμερέων δέκα τῶν πρώτων καὶ ὑπεχώρεε τὸ λοιπὸν αὐτῇ αἷμα ἔρυθρον· καὶ ᾤδεε τὸ πρόσωπον ἰσχυρῶς καὶ τὰς κνήμας καὶ τὼ πόδε καὶ τὸν ἕτερον μηρόν· καὶ σιτία οὐ προσίετο. Dies ist das umfangreichste Beispiel eines solchen Satzes, das nur mit manchen Symptombeschreibungen aus einer so ausführlich berichtenden Schrift wie Π. *νούσων* II (z. B. in Kap. 48 Anfang, VII 72) verglichen werden kann. Die Form geht, wie wir schon oben sahen, auf die knidischen Gnomen zurück. Die andere gelöstere Form der Parataxe ist ebenso häufig. Wir finden sie z. B. VII 84 πρωὶ ἐξανέστη καρηβαρικός· ἔφριξεν, ἀπήμεσε, κεφαλὴν ἐβαρύνετο ἐς νύκτα ἀνῆκε μέχρι μέσου ἡμέρης ἐπιεικῶς· ἔφριξε πάλιν· νύκτα χαλεπῶς· τὴν ἐπιοῦσαν δὲ ἡμέρην πυρετὸς ὀξύς· κεφαλῆς σφάκελος· ἔμετος χολῆς πολλῆς, ἡ πλείστη πρασοειδής usw. Außer diesen allgemeinen Kennzeichen finden sich einzelne Charakteristika, die uns schon bei der sprachlichen Analyse der früheren Bücher auffielen, wieder, z. B. die Fortsetzungen der Sätze mit einem Demonstrativpronomen, das im Grunde immer überflüssig ist (Beispiel s. o.). Sonst gibt es selbstverständlich auch Sätze mit δέ, das in manchen Krankheitsgeschichten sogar ebenso häufig gesetzt wird wie in unserem ersten Beispiel das καί. Wenn dagegen einmal ein Satz mit ὥστε erscheint, wie 386, 13, so ist dies eine Ausnahme, und erst recht muß ein so merkwürdiger Satz wie der schon oben mitgeteilte 208, 9ff., als ungewöhnlich bezeichnet werden.

Das einzige, was gegenüber den anderen Büchern als neu erscheint, sind ein paar Wörter bzw. eine Wortklasse. Es ist die Verwendung von Deminutiva an Stellen, wo das gewöhnliche Substantiv erwartet wird. Wir haben es mit einer für den Hellenismus charakteristischen Erscheinung zu tun. Gerade auch häufig gebrauchte Wörter haben jetzt Deminutivformen: πυρέτιον, ἱδρώτιον, βηχίον. Was daneben an neuen Ausdrücken für ältere Ausdrücke eintritt, wie z. B. κάθαρμα oder κατωτερικόν, ist gegenüber dieser Erscheinung fast belanglos. Sie weist darauf hin, daß, während die syntaktische Form im wesentlichen die gleiche geblieben ist, sich hier eine neue Stufe der Sprachentwicklung andeutet, daß die beiden Bücher später sind als alle übrigen Epidemienbücher.

5. Abfassungszeit. — Außer Littrés Datierung der beiden Bücher (V 20ff.), deren Kritik ich mir erspare, da jedem Leser die Unhaltbarkeit ihrer Begründung einleuchten dürfte, liegt von Rudolf Herzog, Heilige Gesetze von Kos (Abh. Berl. Ak. 1928, Nr. 6, S. 38) ein Datierungsversuch vor. Herzog ist es gelungen, den Stammbaum einer koischen Familie zu rekonstruieren, in der sich zwei Namen finden, die in Epid. VII wiederkehren. Drei Inschriften, zwei von ihm selbst im Kastro der Stadt Kos gefundene Grabsteine Τιμόλυκος Μνασιμάχου (Maiuri 538) und Μνασίμαχος Τιμολύκου (Maiuri 515) sowie der auf einer Subskriptionsliste für die koischen Asklepieia (Zeit: um 260) erhaltene Name Φυ[λότι]μος Τιμολύκου bilden dafür die Grundlage. Außerdem zieht Herzog die Nachricht der Brüsseler Hippokratesvita (ed. H. Schöne, Rh. Mus. 58, 1903, 57) heran, daß ein Tymolykos Schüler des Hippokrates gewesen ist. So ist es ihm möglich, folgenden Stammbaum und folgende Daten aufzustellen:

Timolykos I,	geb. um 420,	Blüte um 380,
Mnasimachos,	geb. um 390,	Blüte um 350,
Timolykos II,	geb. um 360,	Blüte um 320,
Phylotimos,	geb. um 330,	Blüte um 290.

Da dann nach Herzog Epid. VII 112 (φλέβα ἐτμήθη κατὰ Μνησίμαχον) der Arzt Mnasimachos und VII 124 (ὁ Φιλοτίμου παῖς) Phylotimos genannt sind, ergibt sich für ihn der Schluß, daß Epid. VII auf etwa 280 anzusetzen sein dürfte. Gegenüber diesen Schlüssen kann ich einzelne Bedenken nicht unterdrücken. Es ist das Verdienst Herzogs, unseres besten Kenners der koischen Inschriften, den Versuch gemacht zu haben, die Inschriften für die Datierung auszuwerten; ob aber die Folgerungen, die er aus dem von ihm benutzten Material gezogen hat, richtig sind, muß ich bezweifeln. Der VII 112 genannte Mnesimachos wird Arzt sein und κατὰ Μνησίμαχον ist zu übersetzen »gemäß der Verordnung (Vorschrift) des Mnesimachos«. Die Gleichsetzung mit Mnasimachos, dem Sohne des Timolykos aus den Inschriften, dürfte richtig sein, da man annehmen kann, daß sich das medizinische Handwerk in der Familie vererbt hat. Soweit und aus diesen ergänzenden Erwägungen glaube ich Herzog folgen zu können, bin mir aber darüber klar, daß diese Kombination keinen Anspruch auf absolute Zuverlässigkeit erheben kann. Ihre Richtigkeit vorausgesetzt, könnten wir behaupten, daß Epid. VII 112 in die Zeit der zweiten Generation nach Hippokrates gehört, und — daß das Buch von einem Arzt stammt, der bei seinen Lesern, einem bestimmten Privatkreis, Mnasimachos als bekannt voraussetzen konnte. Da würde der weitere höchst bedeutsame Schluß am Platze sein, daß die Aufzeichnungen für Kos bestimmt seien. Herzog geht bei seiner Datierung statt von Mnesimachos von Phylotimos aus, in der Erwägung, daß für den Zeitansatz des Buches der jüngste der beiden wiederkehrenden Namen maßgebend sein muß. Aber seine Argumentation setzt die Identität von Philotimos VII 124 und dem Phylotimos des Steines voraus, ohne daß etwas auf diese Identität hinwiese außer der Übereinstimmung im Namen. Aus VII 124 geht insbesondere nicht hervor, daß der hier genannte Phylotimos Arzt gewesen ist, und zudem hat diese Notiz den Nachteil, daß sie ganz für sich und noch an einer Stelle steht, an der sie leicht zugesetzt werden konnte, während sich die über Mnesimachos ohne weiteres in den Zusammenhang einordnet. Wir wissen aus VII 112, daß der Verfasser der Mnesimachosnotiz in Abdera und Thasos praktiziert hat, d. h. mit dem Verfasser der übrigen Krankheitsgeschichten von VII identisch ist. Erst diese Verbindung mit dem übrigen Teil der Schrift macht es wahrscheinlich, daß der Zeitansatz nicht nur für die einzelne Geschichte, sondern auch für das ganze Buch gilt[1].

Gleichwohl würde ich mir auch diese Kombinationen nicht zu eigen gemacht haben, wenn nicht noch andere Indizien und Argumente den Zeitansatz: 2. Drittel des vierten Jahrhunderts ergäben. Sichere Schlüsse auf die Zeit der Niederschrift oder doch die der Praxis, die hier dargestellt wird, ermöglicht die Geschichte VII 121. Sie beginnt mit der Bemerkung, daß ein Mann namens Tychon bei der Belagerung von Daton, genauer wohl, bei den Lagerkämpfen um Daton (so würde ich ἐν τῇ πολιορκίῃ τῇ περὶ Δάτον fassen), von einem Katapultgeschoß getroffen wurde. Da auch andere Nachrichten auf eine Zeit von Kämpfen mit Makedonen hinweisen (vgl. insbesondere VII 32 ὁ τὴν κεφαλὴν ὑπὸ Μακεδόνος λίθῳ πληγείς), muß diese Notiz auf den Feldzug König Philipps gegen die thrakischen Völkerschaften von 358/57 bezogen werden. Mit anderen Ärzten zusammen hat der Verfasser den Fall erlebt, und er kann sich rühmen, daß seine Prognose im Gegensatz zu der anderer Ärzte richtig gewesen ist. Vgl. Regenbogen 69; Diels, Vorsokratiker II 124.

Zuletzt darf ich auf ein drittes Indiz für die Datierung aufmerksam machen, das aber wieder nicht sicher genug ist, um für sich etwas auszugeben, als bestätigender und ergänzender Faktor aber willkommen ist. In dem Kapitel, das auch den Namen des Mnesimachos enthielt, VII 112 ist noch die Geschichte der Sklavin des Eualkides aus Thasos mitgeteilt, bei der man sich daran erinnert, daß auch im ersten Epid.-Buch der Name des Thasiers Eualkides erschien: I β'. S. 203, 11 Σιληνὸς ᾤκει ἐπὶ πλαταμῶνος πλησίον τῶν Εὐαλκίδεω. Das bedeutet doch wieder, daß die Notizen über den Fall VII 112 einem Arzt gehören, der noch zu Lebzeiten des Eualkides, offenbar eines wohlhabenden Thasiers auf Thasos war, also höchstens mehrere Jahrzehnte nach dem Verfasser von Epidd. I und III. Das Material von Buch VII umfaßt somit mindestens die Zeit von 375—350.

[1] Herzog hat auch noch auf anderem Wege Buch VII der koischen Schule zuweisen wollen: VII 4 ist überliefert: καὶ Ἁδριανίῳ (ίῳ V, -ῷ cett) ταῦτα, τῷ δὲ Καινίου.... Für die überlieferten Worte hat Herzog a. O. 50 vorgeschlagen καὶ Ἀγριανίῳ ταῦτα· τῷ δὲ Καρνείῳ, d. h. er hat koische Monatsnamen eingesetzt, da ihm der Zusammenhang Zeitbestimmungen zu fordern schien. Diese Korrektur bringt er als Argument dafür, daß mindestens Epid. VII 1—5 und dann auch das ganze Buch als koisches Krankenjournal bestimmt werden müßte. Die Argumentation geht von einer falschen Auffassung der Notiz aus, so daß ich gegenüber den Konjekturen wieder Bedenken äußern muß. Der Zusammenhang lautet: Κτησικράτει δὲ τὸ ἐν τῷ ἀλεύρῳ μᾶλλον τοῦ αἰγείου ὀρροῦ ξυνήνεγκεν ὀδύνης ἐούσης περὶ ὅλην τὴν κοιλίην καὶ πόνων καὶ ἀναστάσιος πολλῆς καὶ ὑφαίμου καὶ ἐπάρματος περὶ τοὺς πόδας σχεδὸν ἤδη περὶ πέντε καὶ εἴκοσιν ἡμέρας ἐόντι καὶ Ἁδριανίῳ ταῦτα, τῷ δὲ Καινίου τὸ ὄνειον ἑφθόν. Es scheint mir kein Zweifel möglich, daß es sich hier um einen ähnlichen Fall wie 46 handelt, wo die Notiz über einen zweiten Patienten an eine Krankheitsgeschichte mit den einfachen Worten τῷ Ἀνεχέτῳ ταὐτά angeschlossen wird, nachdem ebenfalls ein Satz mit ξυνήνεγκε vorangegangen ist: γαλακτοποσίη βοείου, πρότερον δὲ ὀνείου ξυνήνεγκε καὶ τὰς ὑποχωρήσιας ἔπαυσεν, ὑδροποσίη ἀπ' ἀρχῆς, περίπατοί τε καὶ κεφαλῆς καθάρσιες. Vgl. auch 364, 15 τὸ αὐτὸ δὲ καὶ Κλεοκύδει ξυνήνεγκε, auch an unserer Stelle wird ταὐτά zu schreiben sein (ξυνήνεγκε ... ταὐτά), und es sind wie an den Parallelstellen Eigennamen zu verlangen, wie auch Littré und Ermerins gesehen haben. Littré schrieb mit Rücksicht auf den koischen Monatsnamen Ἀγριάνῳ, und Meineke hat diese Neubildung aufgenommen (Littré VIII 11). Kainias ist aus der Pythagoreerliste als Name eines Pythagoreers bekannt. Ermerins vermutet weniger einleuchtend Andrion und Kleinias. Agrianos ist jetzt wenigstens auf einem ägyptischen Papyrus zu lesen: C. Wessely, Studien XX 106, 8. — Außer Mnesimachos wird noch ein Arzt Pythokles genannt (VII 75); daß Pythokles Arzt ist, geht aus der Notiz klar hervor. Außerdem dürfte Parmeniskos, über dessen Sklaven VII 63 eine kurze Notiz mitgeteilt wird, Arzt gewesen sein. Die Geschichte VII 89 zeigt, daß Parmeniskos dem Verfasser nahestand, und daß dieser ihn schon vor dem Aufenthalt in Olynth gekannt haben muß, während dessen Parmeniskos erkrankte: τῷ Παρμενίσκῳ καὶ πρότερον ἐνέπιπτον ἀθυμίαι καὶ ἵμερος τῆς ἀπαλλαγῆς βίου, ὅτε δὲ πάλιν εὐθυμίη. ἐν Ὀλύνθῳ δέ ποτε φθινοπώρου ἄφωνος κατείχετο κτλ. Die Namen Pythokles und Parmeniskos auf koischen Inschriften häufig.

Mit einer gewissen Sicherheit läßt sich unter Berücksichtigung aller drei Indizien feststellen, daß die Epidd. V und VII aus der koischen Schule stammen und in der Zeit von 375—350, in der Hauptsache wohl um 360, abgefaßt sind[1]. Den Zeitpunkt der Hauptepidemie genauer festzustellen, ist bei dem Mangel an Material nicht möglich. Für die übrigen Bücher ist dann aber ebenfalls anzunehmen, daß sie aus Kos stammen bzw. von koischen Ärzten. Diese Annahme ist durch die äußeren Beziehungen der Bücher V und VII zu II, IV und VI gefordert, dann aber auch durch die Übereinstimmung in Methode und Lehre nahegelegt. Die Tatsache, daß die Sprache der Epidd. I und III und der beiden chirurgischen Hauptschriften einzelne Dorismen aufweist, läßt sich auf Grund dieser Feststellung ohne weiteres verstehen.

Die Nachrichten über Hippokrates und seine Schüler

Unsere bisherige Untersuchung führte zu dem Ergebnis, daß die Epidemienbücher samt den zu ihnen gehörigen Schriften des Corpus Hippocraticum der koischen Schule zuzuweisen seien. In der Zeit vom letzten Drittel des fünften Jahrhunderts bis in das zweite Drittel des vierten sind die einzelnen Schriften von Angehörigen der koischen Schule verfaßt worden. Nachdem wir dieses Ergebnis erarbeitet haben, stehen wir vor der zweiten Frage, die wir in der Einleitung gestellt haben, was die sonstige, insbesondere die doxographische Überlieferung über die koische Schule und ihre Hauptvertreter zu berichten weiß, und wie sich diese Überlieferung zu den Ergebnissen der bisherigen Untersuchung verhält. Wir wollen das leider so spärliche Material einschließlich der Biographica, die sogar jedesmal voranstehen mögen, dem Leser vorlegen und es so eindringlich wie möglich interpretieren, um so ein von den Ergebnissen der vorhergehenden Untersuchungen unabhängiges Kriterium zu gewinnen. Erst dann werden wir das Bild, das sich aus diesen Nachrichten ergibt, mit dem bisher gewonnenen Bild vergleichen. Als Gesichtspunkt für die Auswahl der zu besprechenden Nachrichten kommt allein ihr Alter in Frage. Nachrichten, die in den Schriften von Zeitgenossen des Hippokrates erhalten sind, müssen im Vordergrund stehen, das spätere Material kommt erst in zweiter Linie und nur zum Teil in Betracht. Fast restlos ist die hellenistische und erst recht die nachhellenistische Überlieferung auszuschalten, da für diese Zeit ein Corpus Hippocraticum in der uns vorliegenden Form vorauszusetzen ist. Schon in den Fragmenten des Hippokrateslexikons des Herophileers Bakcheios (etwa 230) werden 19 Schriften des Corpus berücksichtigt, und das sind nicht alle, die Bakcheios vorlagen, da wir doch nur Bruchstücke des Lexikons besitzen[1]. Nachrichten aus der Zeit nach

---

[1] Daß auch die inhaltlichen und sprachlichen Erscheinungen zur Annahme dieser Zeit stimmen, bemerke ich nur nebenbei, da sie höchstens als ergänzende und sichernde Faktoren in Frage kommen.

[1] Folgende Schriften des Corpus sind in den Bakcheios-Zitaten des Erotian berücksichtigt: Prognostikon, Prorrhetikon I, Π. χυμῶν, Π. ἱρῆς νούσου, Π. ἀέρων, Π. ἀγμῶν-Π. ἄρθρων, Π. τῶν ἐν κεφαλῇ τρωμάτων, Κατ' ἰητρεῖον, Π. Μοχλικόν, Π. ὀστέων φύσιος, Π. διαίτης ὀξέων, Π. τόπων τῶν κατ' ἄνθρωπον, Π. ὑγρῶν χρήσιος, 'Αφορισμοί, 'Επιδημίαι α' β' γ' ε' ϛ', Π. τέχνης. Es sind dies im ganzen 17 Schriften, zu denen ich natürlich auch die gerechnet habe, die Bakcheios' Epitomator Epikles heranzieht. Auf weitere Schriften, die Bakcheios bearbeitet hat, führt noch die Bemerkung bei Galen, daß Aristophanes von Byzanz dem Bakcheios die Dichterzitate geliefert habe XIX 129, also stammen auch die Glossen 55, 9 und 93, 15 aus dem Lexikon des Bakcheios. 55, 9 ist also aus Π. γυναικείων παθῶν 93, 15 aus Π. φύσιος παιδίου genommen, einer Schrift, die auch nach dem Fragment in der Brüsseler Hippokratesvita Rh. Mus. 58, 1908, Z. 64 dem Bakcheios bekannt gewesen sein muß. Die letzte, bei der es sich um eine knidische Schrift handelt, soll Hippokrates als erstes Werk nach den Aphorismen veröffentlicht haben. Nun bedenke man aber auch, daß Erotian nur die von ihm als echt anerkannten Schriften berücksichtigte und daß sich unter den uns

275—250 sind deshalb fast ohne Ausnahme wertlos. Unter den vorhellenistischen Nachrichten sind diejenigen von besonderer Bedeutung, von deren Übermittler man nachweisen kann, daß sie einzelne Schriften des Corpus noch nicht als hippokratisch angesehen haben. Es ist bezeichnend für den Stand der Hippokratesforschung, daß man eine solche Zusammenstellung der ältesten über Hippokrates erhaltenen Nachrichten oder gar eine kritische Interpretation derselben bisher nicht versucht hat, geschweige denn, daß man die Nachrichten über die Lehren der Schüler für die Lösung des hippokratischen Problems herangezogen hätte. Nur Wilamowitz, der auch in diesen Dingen das Einfachste und Notwendigste nicht übersah, hat wenigstens auf die unbestreitbar wertvolle biographische Tradition über Hippokrates aufmerksam gemacht und von ihr aus die Echtheit bestimmter Schriften erschlossen. Erst mehrere Jahre später machte Hermann Schöne den Versuch, von der Kritik eines Zeitgenossen des Hippokrates aus echte Lehren und echte Schriften des großen Arztes zu gewinnen. Beide Ansätze wurden nicht ausgebaut. Schönes Aufstellungen insbesondere schienen durch Diels', wie wir sehen werden, in vielen Punkten ungerechtfertigte und übereilte Kritik restlos widerlegt[1]. Wir versuchen also von Grund auf neu aufzubauen und beginnen mit den biographischen Nachrichten über das Haupt der koischen Schule, Hippokrates selbst.

Die biographischen Nachrichten, welche Wilamowitz benutzen konnte, waren im wesentlichen die des Γένος καὶ βίος Ἱπποκράτους κατὰ Σωρανόν (CMG IV 175 ed. Ilberg), die, wie man wohl mit Recht vermutet hat, aus der medizinhistorischen Schrift des Soran von Ephesos Βίοι ἰατρῶν καὶ αἱρέσεις καὶ συντάγματα geschöpft sind. Ihr Kennzeichen ist die für Soran charakteristische Sorgfalt in den Quellenangaben und in der Nennung der Gewährsmänner, unter denen auch ältere und älteste Zeugen erscheinen, über deren Zuverlässigkeit wir uns ein Urteil bilden können. In den Hauptnachrichten stimmt damit überein die anonyme Hippokratesvita im Cod. Bruxell. 1342, die H. Schöne entdeckt und zuerst publiziert hat (Rh. Mus. 58, 1908, 56ff.)[2]. Sie entbehrt zwar ausdrücklicher Angaben über die Gewährsmänner, hat aber dadurch besonderen Wert, daß sie eine Schülerliste bringt[3]. Zu diesen Quellen gesellen sich andere, wie z. B. die Angaben des Stephanus Byzantius unter Kos, des Suidas unter Hippokrates, der erfreulicherweise auch die Söhne, Enkel und Urenkel des Hippokrates berücksichtigt[3], und des Tzetzes Chil. VII 944ff., der sich wieder auf Soran beruft (986) und den Zusatz κατὰ Σωρανόν im Titel unserer Hauptquelle als zu Recht bestehend sichert. Da sein Material, soweit vergleichbar, bis auf eine Einzelheit mit dem der Soranvita übereinstimmt, darüber hinaus aber auch einzelnes bringt, was in dieser fehlt, ergibt sich, daß die Vita κατὰ Σωρανόν nur ein Auszug ist.

Aber was darf nun von diesem so verschiedenartigen Nachrichtenmaterial als zuverlässig gelten? Mir scheinen zunächst zwei allgemeine Nachrichten von Wichtigkeit zu sein, einmal, daß Hippokrates sein Geschlecht auf Asklepios zurückführte, sich somit als Asklepiade fühlte,

vorliegenden in der erhaltenen Fassung nicht berücksichtigten Schriften mehrere befinden, die nur wenige Glossen enthalten, die also schon deshalb in den Lexika zurücktreten müssen. Vgl. jetzt zu Bakcheios M. Wellmann, Hippokratesglossare S. 12.

[1] Wilamowitz, Die hippokratische Schrift Π. ἱρῆς νούσου, Sitz.-Ber. Berl. Ak. 1901, 1ff. H. Schöne, Deutsche Medizin. Wochenschrift 1910 Nr. 9 u. 10. H. Diels, Über einen neuen Versuch, die Echtheit einiger hippokratischer Schriften nachzuweisen. Sitz.-Ber. Berl. Ak. 1910, 1140ff.

[2] Im Nachlaß von Diels fand ich eine griechische Rückübertragung dieser Vita, die nur in einer spätlateinischen wörtlichen Übersetzung erhalten ist.

[3] Quelle Soran? Vgl. M. Wellmann, Hermes 61, 1926, 333.

und weiter, daß er noch dem alten Zunftverband angehört hat. Seine Ahnenreihe begann mit Asklepios und der Tochter des Herakles Epione und enthielt so berühmte Namen wie die der Ärzte des Epos, des Machaon und Podaleirios. Er gehörte dem altdorischen Adel an, wie denn auch seine Muttersprache, da der koische Dialekt dorisch ist, dorisch gewesen sein muß. Dazu kommt die Familientradition des Handwerks, das sich auf ihn vererbt hat wie auf seine Vorfahren, und das sich weiter auf seine Söhne, Enkel und Urenkel vererbte. Durch beides ist Hippokrates Glied einer Traditionskette, die ihm göttliche und menschliche Verpflichtungen auferlegte. Wir können uns durch den »hippokratischen Eid«, mag er nun nach Kos gehören oder nicht, eine Vorstellung machen von dem, was diese Stellung in der Ahnenreihe und die Zugehörigkeit zu einer Zunft bedeutete, sowie welche Verpflichtungen der einzelne empfing. Mag Hippokrates selbst auch in einer Zeit gelebt haben, in der sich eine folgenreiche Wendung der griechischen Kultur anbahnte, so wird er doch die Bindungen des tradierten Zunftbetriebs noch gespürt haben.

Das Datum seiner Geburt wird mit dem Jahre 460 angegeben, und als Tag hat ein später Landsmann des Hippokrates, Soranos, der im koischen Archiv geforscht hat, den 27. des Monats Agrianos mitgeteilt, der noch zu seiner Zeit von den Koern als der Geburtstag ihres einstigen großen Mitbürgers festlich begangen wurde (Soran 175,12)[1]. Den ersten medizinischen Unterricht erhielt Hippokrates traditionsgemäß in der Lehre bei seinem Vater Herakleides — so wieder Soran 175, 7, der damit eine richtige Vorstellung von der Zunfttradition voraussetzt. Auch die Nachricht, daß Hippokrates später bei Herodikos von Selymbria in die Lehre gegangen ist (der Auszug spricht nur von einem Herodikos, Tzetzes und Suidas haben ὁ Cηλυμβριανός gelesen), mag noch zu Recht überliefert sein. Sie ist schwerlich aus der Erwähnung des Herodikos in Epid. VI nachträglich erschlossen. Wenn dann jedoch Gorgias und Demokrit als Lehrer der Rhetorik bzw. der Philosophie genannt werden, so wird man unsicher, da spätere Ausbildungsformen in die Vergangenheit zurückprojiziert zu sein scheinen[2]. Nur in anderer allgemeinerer Form könnte die Erwähnung des Gorgias und Demokrit in der Biographie berechtigt sein, etwa in der Fassung, daß Hippokrates auf seinen Reisen mit beiden zusammengetroffen oder sogar mit ihnen befreundet gewesen wäre. Daß es bei Gorgias der Fall war, hat Pomtow[3] durch eine einleuchtende Kombination glaubhaft gemacht. Er weist darauf hin, daß der Neffe des Gorgias Hippokrates und der Enkel des Hippokrates, der Sohn des Thessalos, Gorgias heißt, was doch kaum Zufall sein kann. Diese Kombination verliert durch die Tatsache, daß der Name Gorgias auch in der Genealogie des Hippokrates erscheint, kaum an Bedeutung.

Völlig unbrauchbar dagegen, historisch nicht gesichert sind die weiteren Ausführungen der Vita des Soran. Alles was in diesem Abschnitt über Hippokrates berichtet wird, stammt, wie Soran auch an einer Stelle ausdrücklich angibt, aus dem Briefroman und ist wertlos, da auch der Roman, was ich hier doch bemerken will, Rückschlüsse auf historische Tatsachen nicht zuläßt. Da ist die Brüsseler Vita zuverlässiger, die all dieses Geschwätz beiseite läßt

[1] Wie es möglich war, eine solche Feststellung zu machen, hat Wilamowitz, Einleitung in die griechische Tragödie S. 3 Anm. 4, gezeigt; er verweist auf Listen aus der Nachbarinsel von Kos, Kalymnos, die Geburtsjahr und Monat von adligen Männern und Frauen verzeichnen. Wilamowitz macht auch mit Recht darauf aufmerksam, daß die Gleichsetzung des von Soran angegebenen Archontenjahres mit einem Olympiadenjahr, wie sie von der Biographie vorgenommen wird, unsicher bleiben muß, da eine Möglichkeit, die Beamtenlisten mit einem uns bekannten festen chronologischen System zu verbinden, nicht vorhanden ist.

[2] In diesem Zusammenhang spricht die Vita sogar von den ἐγκύκλια μαθήματα.

[3] Die Inschriftenuntersuchungen von Pomtow stehen Klio XV 303 ff.

und wenigstens ein paar Einzelheiten bringt, an denen man nicht rütteln kann. Sie erwähnt die Überlieferung, daß Hippokrates von Statur klein gewesen ist, was zu Arist. Pol. VII 1326a 15 stimmt (vgl. Edelstein 122) und deshalb nicht bezweifelt werden darf. Sonst bringen die Biographien übereinstimmend nur noch eine wertvolle Nachricht, deren Bedeutung aber von Wilamowitz mit Recht betont wurde. Es ist die Angabe, daß das Grab des Hippokrates nicht in seiner Heimat, sondern in Thessalien, in Larissa, am Wege nach Gyrton, lag, wo es noch zur Zeit des Soran gezeigt wurde. Damit ist der unabweisbare Schluß gegeben, daß Hippokrates in den letzten Lebensjahren in Thessalien weilte und dort praktiziert hat. Wann er in Larissa gestorben ist, ob 90, 85, 104 oder 109 Jahre alt, wie die verschiedenen Versionen lauten, werden wir mit Pomtow durch den Hinweis präzisieren können, daß wenigstens die beiden letzten Zahlen auszuscheiden haben, da durch diese Wiederholung der für Gorgias verbürgte Lebensrekord an Glaubwürdigkeit verliert.

Dies ist das gesamte in den Biographien erhaltene Material, das Erwähnung verdient. Wie man sieht, ist darunter erschreckend wenig, was uns bei unserer Untersuchung weiterhelfen kann, ganz abgesehen davon, daß wir bei diesen wenigen Daten keine Vorstellung gewinnen von dem Menschen Hippokrates und seiner Persönlichkeit. Die Tatsache, daß er Zeitgenosse so verschiedener Geister, wie Demokrit, Diogenes von Apollonia, der Sophisten, des Sokrates und des jungen Platon gewesen ist, wird man nicht aus dem Auge verlieren. Aber wie erwünscht wäre es uns, wenn auch nur ein sicherer Fingerzeig gegeben würde, daß er mit einer dieser Persönlichkeiten in Verbindung getreten sei. Geburt um 460, Abstammung aus dem dorischen Adelsgeschlecht der Asklepiaden, Lehre bei dem Vater und bei Herodikos von Selymbria, Verkehr mit Gorgias, Tod in Larissa in Thessalien um 375, damit sind die Nachrichten über sein Leben erschöpft, auf denen wir aufbauen. Ich kenne sonst nur eine einzige biographisch nicht unwichtige Nachricht, die man nicht in Zweifel ziehen kann. Es ist der Schluß, der sich aus Platon Prot. 311 bff. ergibt: Spätestens zur Zeit der Abfassung des Protagoras, also noch vor seinem Tod, ist Hippokrates auf dem Gebiet der Medizin für weite Kreise in Athen das, was damals Polyklet für die Malerei, Pheidias für die Plastik, Homer für die Dichtung bedeutete. Um 390 ist er bereits der Repräsentant seiner Kunst, das Vorbild des theoretischen und praktischen Arztes[1].

Soweit also die Biographica; versuchen wir jetzt der doxographischen Überlieferung all das abzugewinnen, was irgendwie für uns von Bedeutung sein könnte:

1. Die älteste Nachricht, die uns über die Lehren des Hippokrates zur Verfügung steht, ist die Darstellung seiner μέθοδος in Platons Phaidros 269eff.

Alle bedeutenden Künste, führt Sokrates hier aus, bedürfen des spitzfindigen und hochfliegenden Geschwätzes über die Natur; der Einsicht in die Natur, wird man übersetzen müssen, wenn man den Ausdruck des Ironischen entkleiden will (ἀδολεσχίας καὶ μετεωρολογίας[2] φύσεως πέρι). Ein Beweis für diesen Satz ist ihm Perikles, der seine rednerischen Erfolge

[1] Vgl. Mewaldt, DLZ 1932, 260. Auch das Bruchstück einer delphischen Inschrift, das eben von Herzog, Quellen und Studien zur Geschichte der Medizin u. Naturwissenschaften 3, 4 S. 54 neu behandelt ist, beweist, daß Hippokrates früh berühmt wurde.

[2] Μετεωρολογία ist soviel wie μετέωρα λέγειν, vgl. Wilamowitz' Lesebuch, Erläuterungen zu Bd. II S. 230 und Edelstein 134, 1. Doch scheint mir an dieser Stelle zugleich die Bedeutung περὶ μετεώρων λέγειν anzuklingen; vgl. Capelle, Hermes 57, 1912, 251 Anm. 2. Was ein Mediziner unter μετέωρα verstehen kann, geht sehr deutlich aus Π. σαρκῶν VIII 584 hervor: περὶ δὲ μετεώρων οὐδὲ δέομαι λέγειν, ἢν μὴ τοσοῦτον ἐς ἄνθρωπον ἀποδείξω καὶ τὰ ἄλλα ζῶα, ὁκόσα ἔφυ καὶ ἐγένετο καὶ ὅτι ψυχή ἐστιν, καὶ ὅτι τὸ ὑγιαίνειν καὶ ὅτι τὸ κάμνειν καὶ ὅτι τὸ ἐν ἀνθρώπῳ κακὸν καὶ ἀγαθὸν καὶ ὅθεν ἀποθνήσκει. Es handelt sich also um die allgemeinen philosophischen Fragen.

letzthin dem Anaxagoras verdankt, der ihn zur Erkenntnis des Nous und seiner Physis geführt hat. Genau so aber wie mit der Rhetorik — so fügt Sokrates hinzu — steht es mit der Medizin. In der Rhetorik kommt es darauf an, die Natur der Seele zu kennen, in der Medizin die des Körpers. Wie man die Natur der Seele nicht erkennen kann, ohne Einsicht zu haben in die Natur des Ganzen, so kommt man auch in der Medizin wenigstens nach dem Urteil des Asklepiaden Hippokrates ohne diese Methode, ohne die Einsicht in die Natur des Ganzen nicht aus (ψυχῆς οὖν φύσιν ἀξίως λόγου κατανοῆσαι οἴει δυνατὸν εἶναι ἄνευ τῆς τοῦ ὅλου φύσεως; εἰ μὲν Ἱπποκράτει γε τῷ τῶν Ἀσκληπιαδῶν δεῖ τι πιθέσθαι, οὐδὲ περὶ σώματος ἄνευ τῆς μεθόδου ταύτης.)

Soweit ist der Gedankengang vollkommen klar und eindeutig. Das erstemal wird durch ein Beispiel aus der praktischen Rhetorik, durch den Hinweis auf Perikles' Verhältnis zu Anaxagoras, das zweitemal durch den Hinweis auf die Struktur und Theorie der Medizin und speziell auf die Methode des Hippokrates die These des Abschnitts begründet, daß die Rhetorik der Einsicht in die Natur nicht entbehren kann. Die Schwierigkeiten ergeben sich erst, wenn nun die hippokratische Methode im einzelnen expliziert wird. Es ist das Verdienst von Edelstein, auf die hier vorliegenden Probleme in aller Deutlichkeit und Entschiedenheit aufmerksam gemacht zu haben (130).

Außer der Autorität des Hippokrates wird nun noch der »wahre Logos« als Kriterium herangezogen: τὸ τοίνυν περὶ φύσεως σκόπει τί ποτε λέγει Ἱπποκράτης τε καὶ ὁ ἀληθὴς λόγος heißt es, und es wird nun entwickelt, wie speziell die Frage nach der Natur eines Dinges gestellt werden muß, die, wie eben betont wurde, nicht lösbar ist ohne Heranziehung der Natur des Ganzen. Der Sinn der Ausführungen ist folgender: Zunächst ist jedesmal die Frage zu stellen, ob etwas einfach (ἁπλοῦν 270d, ἓν καὶ ὅμοιον 271a) oder vielgestaltig (πολυειδές, πλείω εἴδη ἔχῃ 270d; κατὰ σώματος μορφὴν πολυειδές 721a) ist. Die zweite Stufe der Physiserkenntnis besteht darin, daß man sich klarmacht, welche aktiven Kräfte und passiven Möglichkeiten die eine bzw. vielgestaltige Physis besitzt. So hatte Sokrates selbst in seiner Erosrede zunächst das Wesen der Seele als eines πολυειδές erklärt. Die Seele hatte wie der Körper verschiedene εἴδη, Teile, die zugleich die einzelne individuelle Seele konstituieren, je nachdem welcher Teil die Oberhand hat (vgl. auch 271d). Auch hatte er in einer kurzen methodischen Vorbemerkung seine Aufgabe dahin formuliert, daß man ἔργα und πάθη der Seele zu erkennen habe. In der Untersuchung des einen bzw. mehrerer εἴδη liegt nach Platon der Schwerpunkt der hippokratischen und überhaupt jeder Forschung, so insbesondere auch der Rhetorik. Man sieht, auch dieser Gedankenkomplex ist in sich selbst durchaus einheitlich, in jeder Beziehung verständlich. Es fragt sich nur, in welchem Verhältnis er zu dem vorhergehenden Abschnitt steht. Äußerlich gibt er sich als die Explikation des Satzes, daß Erkenntnis der Physis nicht möglich ist ohne die Erkenntnis des Ganzen: Inwiefern ist der zweite Abschnitt — das ist die schwerwiegende Frage — die Erklärung der ersten These, und weiter, was ist unter φύσις τοῦ ὅλου zu verstehen?

Es ist mindestens sehr interessant, wie Edelstein, der das Problem in aller Schärfe formuliert hat, mit der Schwierigkeit fertig wird. Er zieht, was methodisch durchaus zulässig sein dürfte, aus dem erklärenden Charakter des zweiten Abschnittes den Schluß, daß die Worte φύσις τοῦ ὅλου nicht als »Natur des Weltganzen«, wie es bisher geschah, gefaßt werden können. Seine Lösung lautet: »Es kann mit ihm, wie das folgende eindeutig bestimmt, also nur gemeint sein, daß man die Natur der Seele nicht verstehen und richtig untersuchen kann ohne die Natur des Ganzen, das in Frage kommt, also ohne ihre Natur, und die Natur ihrer Beziehungen in der Art zu bestimmen, die Sokrates dann nachher beschreibt«. Edelstein weist in der Anmerkung auf Plato Charm. 156aff. hin, wo als selbstverständlich vorausgesetzt wird, daß ein guter Arzt immer mit Rücksicht auf den Zustand des ganzen Körpers behandelt. Nach Edelstein bezieht sich das ὅλου auf die Seele (vgl. noch Pohlenz, Hermes 53, 1918, 405 unten).

Ich muß gestehen, daß mir damit die Schwierigkeit noch keineswegs gelöst zu sein scheint. Schon der Ausdruck ἄνευ τῆς τοῦ ὅλου φύσεως scheint mir die von Edelstein vorgeschlagene Deutung nicht zuzulassen. Edelstein interpretiert den Satz 270c ψυχῆς οὖν φύσιν ἀξίως λόγου κατανοῆσαι οἴει δυνατὸν εἶναι ἄνευ τῆς τοῦ ὅλου φύσεως, wie wenn an Stelle von ἡ τοῦ ὅλου φύσις dastände τῆς φύσεως τοῦ ὅλου περὶ οὗ ὁ λόγος, oder τῆς τοῦ ὅλου τῆς ψυχῆς φύσεως. Nur so kann ich den wörtlich zitierten Satz, die von ihm gewählte Paraphrase verstehen. Das erste aber steht nicht da, und das zweite scheint mir sprachlich unmöglich. Platon konnte von der ὅλη φύσις der Seele sprechen, auch φύσις τῆς ὅλης ψυχῆς dürfte möglich sein, schwerlich aber ἡ τοῦ ὅλου τῆς ψυχῆς φύσις[1]. Die Forderung, daß man die Natur des Ganzen der Seele erkennen müsse, ist vom Gesichtspunkt der platonischen Diairesis aus sinnlos, da sie eine petitio principii enthielte. Ob die Seele ein Ganzes ist oder nicht, soll ja erst in der Diairesis festgestellt werden. Es ist eben doch so, daß τοῦ ὅλου φύσις als selbständiger Ausdruck gefaßt werden muß, der keine Ergänzung durch einen Genetiv nötig hat, d. h., wie man den Ausdruck versteht, wenn vorher von Anaxagoras die Rede gewesen ist, also im Sinn des Weltganzen. So spricht Aristoteles Met. λ 10. 1075a, 11 von der φύσις τοῦ ὅλου im Sinne von τοῦ κόσμου und Platon selbst Lys. 214b führt die vorsokratischen Philosophen als οἱ περὶ φύσεώς τε καὶ τοῦ ὅλου διαλεγόμενοι καὶ γράφοντες ein. Auch ich muß dann freilich zugeben, daß die Beziehung zu der folgenden Diairesislehre, die sich als die Explikation der Forderung nach der Erkenntnis der Natur des Weltalls gibt, nicht leicht verständlich ist. Aber vielleicht, und das scheint mir ein in jeder Beziehung berechtigter Interpretationsversuch zu sein, zieht man einmal die Methode heran, derer sich Sokrates in praxi, in seiner Erosrede, bedient. Der Mythos spricht zunächst allgemein von der Seele, und zwar in einer Form, die durchaus an vorsokratische Lehren erinnert (245ab). Das ἀεικίνητον der Seele wird geschildert, wie wir annehmen müssen, nach dem Vorbild der anaxagoreischen Darstellung des Nous und erst, nachdem in dieser Weise ein tragfähiger Unterbau errichtet ist (246cff.), wird die Diairesis vorgenommen, werden die ἰδέαι sowie die πάθη τε καὶ ἔργα (245c vgl. 270d) der Seele dargestellt. In der praktischen Durchführung der Methode liegen zwei Operationen vor, die beide ihren ganzen Charakter nach am ὅλον orientiert sind[2]. Für den Platon des Phaidros bedeutet die Diairesis der εἴδη metaphysische Wesenserkenntnis, und deshalb kann durch ihre Darstellung die Forderung, daß man sich an dem Weltganzen zu orientieren habe, expliziert werden.

Was sich für Hippokrates aus diesen Ausführungen ergibt, scheint mir jetzt klar zu sein: Zuerst wird man feststellen dürfen, daß er seiner Medizin einen naturphilosophischen Unterbau gegeben hat, der zugleich das Fundament einer Diairesis darstellte. Weiter kann man auf Grund der Angaben bei Platon sagen, daß Hippokrates gefragt hat, ob der Körper

[1] Vgl. jetzt auch A. Rehm in Gercke-Nordens Einleitung 4 II 26.

[2] Vgl. F. Solmsen, Entwicklung der aristotetischen Logik und Rhetorik, S. 289 und 269, von Arnim, Platos Jugenddialoge 176 und 218ff.

ein ἕν oder ein πολυειδές ist, und was aus dem Zusammenhang hervorgeht, daß er den Körper für ein πολυειδές erklärt hat, daß es für ihn εἴδη bzw. μέρη τοῦ σώματος gab. Er hat weiter die aktiven Kräfte und passiven Möglichkeiten jedes dieser εἴδη unterschieden und vielleicht auch dargelegt. Mit diesen Forderungen und Theorien gehörte Hippokrates für Platon zu den Ärzten, die es ablehnen, ihre Kunst auf Routine zu gründen, und die, wie er sagt, τοῦ φιλοσοφεῖν ἐγγὺς χρῶνται τοῖς λόγοις und als solche περὶ φύσεως πάσης ἐπανίασι τῆς τῶν σωμάτων (Legg. IX 857a). Aristoteles würde Hippokrates zu den Ärzten rechnen, die λέγουσί τι περὶ φύσεως καὶ τὰς ἀρχὰς ἐκεῖθεν ἀξιοῦσι λαμβάνειν (Arist. De respir. 480b, 28).

2. Aus dem Gebiet der Methode in das Gebiet der Physiologie und Krankheitsätiologie führt der zweite uns vorliegende Bericht über Hippokrates, das Referat des Aristotelesschülers Menon in der Εἰσαγωγὴ ἰατρική des Anonymus Londinensis[1]. Die Aufgabe, welche sich für uns ergibt, wenn wir diese Nachrichten verwerten wollen, ist die, die bei jeder doxographischen Nachricht zu stellen ist. Es kommt darauf an, den Bericht soweit wie möglich aus der Sphäre des Doxographen herauszuheben, sein Eigentum von dem Gedankengut des Philosophen oder Mediziners, über dessen Lehren berichtet wird, loszulösen und die ursprüngliche Fassung der Lehren zu rekonstruieren. Da wir es bei dem Referat über die Theorien des Hippokrates mit mindestens zwei Doxographen zu tun haben, einmal mit dem Anonymus, der nach Wellmanns Nachweis in die frühe Kaiserzeit gehört, und weiter mit der Quelle des Anonymus, Menons Ἰατρικά, liegt eine doppelte Aufgabe vor. Sowohl die Arbeitsweise des Anonymus, wie die des Menon muß aufgezeigt werden, wenn wir zu der Originalfassung der Lehre vordringen wollen.

Glücklicherweise läßt sich nun wenigstens bei dem Anonymus verhältnismäßig leicht aufzeigen, wieweit er die originale Lehre verändert, wieviel an der Fassung auf sein Konto kommt. Wir haben in einem Fall die Möglichkeit, seinen Bericht mit dem Original bis ins einzelne zu vergleichen und so seine Arbeitsweise festzustellen. Sein Bericht über die medizinischen Theorien in Platons Timaios erweist sich durch den stoischen Einschlag in der Terminologie als sein eigenes, leider höchst unzulängliches Produkt. Der Anonymus hat, das geht aus einem Vergleich seines Referates mit dem Original deutlich hervor, Änderungen und Zusätze vorgenommen, die nicht nur für das moderne wissenschaftliche Gewissen als unerlaubt gelten dürften. Zusätze, die nicht als solche gekennzeichnet sind, finden wir an drei Stellen. Sie bestehen in einem Sprichwort (XVI 3), in einem Vergleich (XVI 24) und einer Begriffszerlegung (XIV 15), die völlig stoisch ist. Es sind Stücke, die man mit dem isagogischen Charakter der Schrift erklären wird (vgl. auch Wellmann, a. O.). Alle diese Zusätze muß der Leser als platonische Lehre betrachten, da der Verfasser nirgends die Angabe macht, daß Zusätze von fremder Hand vorliegen. Außerdem aber dürfte eine überraschend weitgehende inhaltliche Änderung des Originals für die Interpretation des Referats über Hippokrates von größter Bedeutung sein. In der Distinktion der Krankheitsursachen Tim. 84cd macht Platon folgende Bemerkung: τρίτον δ' αὖ νοσημάτων εἶδος τριχῇ δεῖ διανοεῖσθαι γιγνόμενον, τὸ μὲν ὑπὸ πνεύματος, τὸ δὲ φλέγματος, τὸ δὲ χολῆς. Dann beschreibt er die Erkrankungen, die durch das Pneuma verursacht werden, er schildert, wie das eingeatmete Pneuma, sobald es in seiner natürlichen Bewegung, sei es durch Rheu-

[1] Anonymi Londinensis ex Aristotelis Iatricis Menoniis ed. H. Diels. Supplementum Aristotelicum III 1. Berlin 1893. Vgl. M. Wellmann, Hermes 57, 1912, 396.

mata, sei es sonst irgendwie, gehindert wird, sich an verschiedenen Stellen des Körpers zusammenballt und so Krankheiten verursacht. Dieses Stück wird von dem Anonymus folgendermaßen referiert: XVII 11 λέγει δὲ (Πλάτων) γίνεσθαι τὰς νόσους τριχῶς ἢ ... ἢ παρὰ τὰ τούτων (sc. σωμάτων) περισσώματα ... XVII 44 παρὰ δὲ τὰ περισσώματα συνίστανται αἱ νόσοι ἢ παρὰ τὰς φύσας τὰς ἐκ τῶν περιττωμάτων ἢ παρὰ χολὴν ἢ φλέγμα. Der Anonymus hat das Wort πνεῦμα durch φῦσα ersetzt und den Begriff περίττωμα eingeführt, dies sogar, ohne daß dafür in Platons Theorien ein Substrat vorläge. Woher dieser Begriff stammt, ergibt sich aus den Ausführungen, die der Anonymus an späterer Stelle im systematischen Teil seiner Einführung gibt: Bedenkenlos hat er eigene Begriffe und Formulierungen an die Stelle der ursprünglichen Fassung gesetzt, die in diesem Fall übrigens so einfach und klar ist, daß es unbegreiflich bleibt, warum sie nicht ohne jede Änderung in die Εἰσαγωγή aufgenommen wurde. Die Bedeutung für das Referat über Hippokrates ergibt sich daraus, daß auch hier mit den Begriffen φῦσα, πνεῦμα und περίττωμα gearbeitet wird. Wir müssen mit der Möglichkeit rechnen, daß die Originalfassung des Hippokratesreferates durch Änderungen im Sinne der eigenen Lehre des Anonymus verfälscht ist. Dazu zwingt die Tatsache, daß wir auch im Hippokratesbericht einen Vergleich lesen, zu größter Vorsicht bei der Auswertung des Referats für unsere Zwecke.

Doch gehen wir nun an den Bericht selbst heran und versuchen wir zunächst, ihn aus sich heraus zu verstehen. Erst wenn sich dann Schwierigkeiten ergeben, und die Probleme, die der Bericht stellt, in aller Schärfe formuliert sind, werden wir auf die Ergebnisse der Analyse des Timaiosberichts zurückkommen. Wir finden den Bericht, wie vorausgeschickt werden mag, in einer Reihe mit anderen Ätiologien, welche sämtlich die Krankheiten von Verdauungsstörungen herleiten. IV 26 werden die medizinischen Systeme eingeteilt in solche, nach denen die unverdauten Speisereste (τὰ περισσώματα τὰ γινόμενα ἀπὸ τῆς τροφῆς) und solche, nach denen das Mißverhältnis der den Körper konstituierenden Elemente (στοιχεῖα) als Ausgangspunkt der Krankheiten anzusehen ist. In der ersten Gruppe steht der Bericht über Hippokrates zunächst in der Fassung des Menon, dann in der Form, die der Anonymus für die authentische hält. Die letzte läßt auch trotz der Verstümmelung, in der sie uns vorliegt, noch erkennen, daß der Anonymus die Schriften Π. φύσιος ἀνθρώπου und Π. νούσων I exzerpiert und also auch für echt gehalten hat (vgl. Fredrich 54). Dem Bericht über Hippokrates gehen die diätetisch orientierten Theorien der beiden bedeutendsten Vertreter der knidischen Schule, des Euryphon und des Herodikos, voraus. Von vornherein sind durch diese Stellung die Doxai des Hippokrates allgemein als einseitig diätetisch charakterisiert.

Im einzelnen besagt dann der Bericht über das Referat des Menon zunächst mit Voranstellung des Wichtigsten, Hippokrates habe die φῦσαι, Gase, die als Produkte eines unnormalen Verdauungsprozesses im Körper aufsteigen, als Ursache der Krankheiten angesehen. Bald läge es an der Menge, bald an der Verschiedenartigkeit, bald an der Schwerverdaulichkeit der Speisen, daß die dem Körper eigene Wärme die Stoffe nicht verarbeiten könne und somit Überbleibsel (περιττώματα) entständen, aus denen dann die φῦσαι aufstiegen[1]. — Mit dem Maßstab älterer Ätiologien gemessen, ist diese Grundlegung der

[1] V 37 ὁ γὰρ Ἱπποκράτης λέγει τὰς νόσους ἀποτελεῖσθαι κατὰ λόγον τοιοῦτον· ἢ παρὰ τὸ πλῆθος τῶν προσφερομένων ἢ παρὰ τὴν ποικιλίαν ἢ παρὰ τὸ ἰσχυρὰ καὶ δυσέργαστα εἶναι τὰ προσφερόμενα συμβαίνει περισσώματα ἀπογεννᾶσθαι, καὶ ὅταν μὲν πλείονα ᾖ τὰ προσενεχθέντα, κατακρατουμένη ἡ ἐνεργοῦσα τὴν πέψιν ἡ θερμότης πρὸς πολλῶν ὄντων προσαρμάτων οὐκ ἐνεργεῖ τὴν πέψιν· ἀπὸ δὲ τοῦ ταύτην παραποδίζεσθαι περισσώματα γίνεται. ὅταν δὲ ποικίλα ᾖ τὰ προσενεχθέντα, στασιάζει ἐν τῇ κοιλίᾳ πρὸς ἑαυτά, καὶ κατὰ τὸν στασιασμὸν μετα-

Krankheitstheorie im ganzen durchaus verständlich, man vermißt nur, wenn man andere, z. B. auch die von Menon geschilderten Systeme, vergleicht, eine Bemerkung darüber, wohin die φῦσαι bei dieser Bewegung gelangen. Die Angaben über die φῦσαι-Theorie enthalten hier offenbar eine Lücke.

Schwierigkeiten bereiten dem Verständnis aber auch die folgenden Sätze, ein Abschnitt, der inhaltlich aus dem Zusammenhang herausfällt. Zwar ist er am Anfang und am Schluß durch besondere Überleitungen mit dem Vorhergehenden und dem Folgenden verbunden. Mit den Worten ταῦτα δὲ ἔφησεν ἀνὴρ κινηθεὶς δόγματι τοιούτῳ leitet der Verfasser zu ihnen über, am Schluß sagt er zusammenfassend: τούτων ἐκκειμένων ὅταν γένηται περισσώματα, ἀπὸ τούτων γίνονται φῦσαι, αἳ δὴ ἀναθυμιαθεῖσαι τὰς νόσους ἀποτελοῦσι und kehrt damit zur φῦσα-Theorie zurück. Aber ein so sorgfältiger und feiner Beobachter wie Fredrich konnte die Vermutung äußern, daß dem folgenden Teil des Referats eine zweite von der ersten unabhängige Quelle zugrunde liege. Ebenso haben Blaß in dem nicht immer genügend berücksichtigten Aufsatz zum Anonymus Londinensis (Hermes 36, 1901, 407) und jetzt Edelstein 142 Anm. auf die Eigenart dieses Abschnittes aufmerksam gemacht. Die Hauptthese des Abschnittes besagt nämlich zur Überraschung des Lesers, Hippokrates habe das Pneuma als den notwendigsten und wertvollsten Bestandteil unseres Körpers angesehen[1]. Die Gesundheit habe in dem leichten ungehinderten, die Krankheit dagegen in dem schweren behinderten Fließen des Pneuma ihren Grund. Diese Lehre hat zur Voraussetzung, daß der Körper Pneumakanäle besitzt, in denen die Bewegung der Luft durch irgendwelche Momente — man könnte an bestimmte Stoffe denken, die dem Pneuma entgegentreten, aber auch die Beschaffenheit der Kanäle kommt in Frage — aufgehalten werden kann. Ob nun aber die zu Anfang des Berichts erwähnten φῦσαι dabei eine Rolle spielen, wird nicht gesagt. Wieder konstatieren wir in dem Bericht eine Lücke, es fehlt das Zwischenglied zwischen der φῦσα-Theorie und der Pneumalehre.

Aber auch damit sind die Schwierigkeiten des Berichts noch nicht erschöpft. Noch komplizierter wird das Referat, wenn wir den viel diskutierten Vergleich des Menschen mit einer schwimmenden Wasserblume betrachten, der dem Satz über das Pneuma folgt und ihn erläutern soll. »*Denn mit uns stände es*«, sagt Hippokrates, »*wie mit den Pflanzen. Denn wie jene in der Erde angewurzelt sind, so sind auch wir in der Luft angewurzelt, durch Nase, Mund und den ganzen Körper. Wir gleichen jedoch jenen Pflanzen, die* στρατιῶται *genannt werden. Denn wie jene im Wasser wurzeln und bald zu dieser und bald in jene Richtung treiben, so sind auch wir in der Luft angewurzelt wie Pflanzen und befinden uns in Bewegung, indem wir uns bald hierhin, bald dorthin begeben. Wenn dem aber so ist, so ist offenbar der wichtigste und einflußreichste Stoff das Pneuma*[2]«. Auch in dieser Erläuterung lesen wir etwas, was wir auf Grund der vorhergehenden und besonders der ersten Ausführungen nicht erwarten konnten. Mit

βολὴ εἰς περισσώματα. ὅταν μέντοι γε πάχιστα (ἐλάχιστα P) καὶ δυσκατέργαστα ᾖ, οὕτως παραποδισμὸς γίνεται τῆς πέψεως διὰ τὴν δυσκατεργασίαν καὶ οὕτως μεταβολὴ εἰς περισσώματα. ἐγ δὲ τῶν περισσωμάτων ἀναφέρονται φῦσαι.

[1] τὸ πνεῦμα ἀναγκαιότατον καὶ κυριώτατον ἀπολείπει τῶν ἐν ἡμῖν, ἐπειδή γε παρὰ τὴν τούτων εὔροιαν ὑγίεια γίνεται, παρὰ δὲ τὴν δύσροιαν νόσοι.

[2] δίκην τε ἐπέχειν ἡμᾶς φυτῶν· ὡς γὰρ ἐκεῖνα προσερρίζωται τῇ γῇ, οὕτως καὶ αὐτοὶ προσερριζώμεθα πρὸς τὸν ἀέρα κατά τε τὰς ῥῖνας καὶ κατὰ τὸ στόμα (κ. κ. τ. στ. addidi; vgl. auch Philistion Frg. 4 Wellmann – Anon. Lond. XX 25 ff.) καὶ κατὰ τὰ ὅλα σώματα. ἐοικέναι μέν γε φυτοῖς ἐκείνοις [οἳ] στρατιῶται καλοῦνται. ὥσπερ ἐκεῖνοι προσερριζωμένοι τῷ ὑγρῷ μεταφέρονται νῦν μὲν ἐπὶ τοῦτο τὸ ὑγρόν, νῦν δὲ ἐπὶ τοῦτο, οὕτως καὶ αὐτοὶ οἱονεὶ φυτὰ ὄντες προσερριζώμεθα πρὸς τὸν ἀέρα καὶ ἐν κινήσει ἐσμὲν μεταχωροῦντες νῦν μὲν ἐπὶ τάδε, αὖτις δὲ ἐπ' ἄλλην, εἰ δὲ ταῦτα, φανερὸν ὡς κυριώτατόν ἐστιν τὸ πνεῦμα.

diesem Vergleich ist ausdrücklich gesagt, daß unter Pneuma nicht nur die in uns befindliche Luft, sondern auch die uns umgebende, von uns durch Nase und Mund sowie durch die Perspiration der Haut eingeatmete Luft zu verstehen ist. Das ist aber eine Lehre, die m. E. die notwendige Konsequenz enthält, daß der Körper nicht nur durch die Nahrung, sondern auch durch die atmosphärische Luft von der Umwelt abhängig ist, abhängig auch in dem Sinne, daß bestimmte Eigenschaften der eingeatmeten Luft für den Gesundheitszustand des Menschen mit maßgebend sind. Falls alle diese Nachrichten ein System darstellen sollen, so ist unabweisbar, daß Hippokrates neben der Diät noch eine andere Krankheitsursache angenommen hat.

Eine letzte Schwierigkeit enthält der Schlußabschnitt VI 33ff.: »*Und wenn die Menge der Gase von dem normalen Quantum abweicht, so entstehen Krankheiten. Denn wenn es viel sind, machen sie krank und wenn es wenig sind, führen sie ebenfalls Krankheiten herbei. Auch das Umschlagen der Gase führt zur Entstehung von Krankheiten. Auf zweierlei Art aber schlagen sie um, entweder zum übermäßig Warmen oder zum übermäßig Kalten, und wie auch immer die Veränderung vor sich geht, so führt sie Krankheiten herbei*[1]«. Vergleicht man diese Sätze mit den am Anfang ausgeführten Theorien, so erkennt man von neuem eine Schwierigkeit. Ja, wenn nicht alles täuscht, liegt sogar ein eklatanter Widerspruch vor. Nach diesen Sätzen sind ja die φῦσαι in bestimmter Menge und Temperatur nicht nur unschädlich, sondern, das besagt der Satz mit aller Deutlichkeit, auch notwendig. Dann darf man aber unter φῦσαι nicht mehr die Gase verstehen, von denen der Bericht ausging; denn diese waren in jedem Fall schädlich, genau so, wie in den vorausgehenden Berichten über Euryphon und Herodikos das Volumen der Krankheitsstoffe in der Ätiologie nur eine sekundäre Rolle spielte. Scharf interpretiert ergeben die Worte, daß die infolge von Verdauungsstörungen entstehenden φῦσαι eine Voraussetzung der Gesundheit sind. Hier liegt eine Unklarheit vor, die nur auf einem Versehen beruhen kann. Viel sinnvoller wäre es, wenn man in unserem Schlußabschnitt das Wort φῦσα im Sinne von Pneuma verstehen könnte, dann würde man unter den sehr (allzu) vielen und sehr (allzu) wenigen φῦσαι den allzu großen oder allzu geringen Luftgehalt des Körpers verstehen können. Dieser Gedanke würde sich sehr gut in den Zusammenhang einordnen lassen. φῦσαι im Sinne der aus dem Magen aufsteigenden Gase wären in jedem Fall, φῦσαι im Sinne der eingeatmeten Luft nur dann schädlich, wenn sie in allzu großer oder allzu geringer Menge vorhanden sind oder in allzu hohe oder allzu niedrige Temperatur umschlagen[2]. Daß der Anonymus zu den damit vorausgesetzten Entstellungen der alten Theorien geradezu geneigt ist, zeigte sich uns bei der Behandlung des Timaiosreferats. Schon die Logik erfordert die Annahme, daß auch an dieser Stelle φῦσα für

---

[1] παρά τε τὴν διαφορὰν (sc. τοῦ πλήθους vgl. col. VIII 39) τῶν φυσῶν ἀποτελοῦνται αἱ νόσοι. ἐὰν μὲν γὰρ πολλαὶ ὦσι, νοσάζουσιν, ἐὰν δὲ ἐλάχισται, πάλι νόσους ἐπιφέρουσι· παρά τε τὴν μεταβολὴν τῶν φυσῶν γίνονται αἱ νόσοι. διχῶς δὲ μεταβάλλουσιν ἢ ἐπὶ τὸ ὑπέρμετρον θερμὸν ἢ ἐπὶ τὸ ὑπέρμετρον ψυχρόν. καὶ ὁποίως ἂν γένηται ἡ μεταβολή, νόσους ἀποτελεῖ.

[2] Nur Diels scheint die in diesen Zeilen enthaltene Schwierigkeit gesehen zu haben; er möchte vor αἱ νόσοι das Wort διάφοροι einsetzen (so IV 10ff.), doch übersieht er, daß dann auch an zwei weiteren Stellen dies διάφοροι eingesetzt werden müßte (VIII 38 und 41). Auch Blass geht es nicht anders. Er nimmt διάφοροι auf, um dann folgendermaßen zu paraphrasieren: »Nämlich (!), entweder sind es zu viel φῦσαι für die Gesundheit oder zu wenig oder sie schlagen um entweder ἐπὶ τὸ ὑπέρμετρον θερμὸν oder ἐπὶ τὸ ὑπέρμετρον ψυχρόν.« Man braucht nur vor Augen zu haben, daß nach einer solchen Auffassung φῦσαι, d. h. περιττώματα, d. h. Verdauungsstörungen bis zu einem gewissen Grade für die Gesundheit notwendig sind, um die Sinnlosigkeit dieser Sätze einzusehen. Mit der überlieferten Lehre lassen sich unter den Menoneia die Berichte über Hippon von Kroton (XI 35ff.) und Thrasymachos von Sardes (XII 1) und Dexippos von Kos (XII 15) vergleichen.

πνεῦμα gesetzt ist. Es bleibt schon jetzt nichts anderes übrig, als anzunehmen, daß dem Hippokrates ursprünglich mindestens zwei Krankheitsursachen zugeschrieben wurden, das Pneuma, das eingeatmet wird, und die φῦσαι, die aus der unverdauten Speise entstehen.

Alle diese Feststellungen und Vermutungen werden jedoch noch weiter geklärt, wenn wir uns jetzt den Lehren der alten Ärzte und insbesondere den Schriften des Corpus Hippocraticum zuwenden, deren Gedankenwelt sich mit dem hier bruchstückartig und allem Anschein nach entstellt überlieferten System im wesentlichen deckt. Es ist jetzt unsere Aufgabe, die Lücken des Berichts mit den logisch und historisch geforderten Elementen auszufüllen; dazu, aber nur zu diesem Zweck, nicht um die Echtheit einer Schrift nachzuweisen, ziehen wir jetzt Lehren älterer Ärzte, die auf anderen Wegen überliefert sind, heran. Wir dürfen annehmen, daß, wenn in einer hippokratischen Schrift von einheitlichem Charakter sich eine größere Anzahl der Elemente der von Menon als hippokratisch mitgeteilten Theorie wiederfinden, daneben aber einige andere vorhanden sind, die sich in historisch-logischer Konsequenz aus ihnen ergeben, wir die letzten als konstitutive Bestandteile der Lehre dem Hippokrates ebenfalls zuweisen dürfen. Vor allem gilt dies dann, sobald sich zeigen läßt, daß die Auslassung gerade dieser Lehren von der gesamten Darstellungsweise des Menon-Anonymus her verständlich ist. Die Schriften, die wir hier zu berücksichtigen haben, sind folgende: 1. Π. φυσῶν, ein Vortrag, den schon Diels mit unserem Bericht in Verbindung gebracht hat, und den er sogar für die Hauptquelle des Referats hielt (CMG I 1 S. 95). Blass hat in seiner Auseinandersetzung mit dem Dielsschen Aufsatz zu zeigen versucht, daß in einer Quelle der ihrem ganzen Charakter nach unselbständigen Rede die Grundlage der menonischen Darstellung zu suchen sei. 2. kommt das Kapitel 9 von Π. φύσιος ἀνθρώπου in Frage. Schon Littré hat auf Beziehungen dieses Kapitels zu den entsprechenden von Π. φυσῶν aufmerksam gemacht (VI 53). Weiter sind noch einige Partien aus anderen Schriften, z. B. aus Π. ἀέρων und Π. ἱρῆς νούσου und Π. ὀκταμήνων heranzuziehen.

Wir lasen oben aus dem menonischen Bericht heraus, daß hier nicht nur die Diät, sondern auch der Zustand der atmosphärischen Luft als Ursache der Krankheiten gelten müsse. Wir finden in Π. φυσῶν sowohl wie in dem Kapitel 9 von Π. φύσιος ἀνθρώπου die begründende Überlegung. Bei der Unterscheidung der Fieber sagt der Verfasser der ersten Rede (94,9): ἔστιν δὲ δισσὰ ἔθνεα πυρετῶν ... ὁ μὲν κοινὸς ἅπασιν ὁ καλεύμενος λοιμός, ὁ δὲ διὰ πονηρὴν δίαιταν ἰδίῃ τοῖσι πονηρῶς διαιτεομένοισι γιγνόμενος, ἀμφοτέρων δὲ τούτων ὁ ἀὴρ αἴτιος. Hier und in den folgenden Ausführungen der Schrift finden wir die Ätiologie, die wir suchen: die diätetische, die mit dem Begriff der φῦσα als des πνεῦμα τὸ ἐν τοῖσιν σώμασιν (92, 20) arbeitet, und die »epidemische«, die mit dem Begriff des ἀήρ = des πνεῦμα τὸ ἔξω τῶν σωμάτων (92, 20) operiert, der als ein allgemeines, nicht nur auf den einzelnen Menschen wirksamer Faktor sich für die Erklärung der epidemischen Krankheiten allein eignete. Eine von demselben Gedanken ausgehende Unterscheidung zweier Krankheitsursachen enthält, ohne die Wirkung der Diät im einzelnen zu erläutern, Π. φύσιος ἀνθρώπου 9: αἱ δὲ νοῦσοι γίνονται, αἱ μὲν ἀπὸ τῶν διαιτημάτων, αἱ δὲ ἀπὸ τοῦ πνεύματος ὃ ἐσαγόμενοι ζῶμεν. τὴν δὲ διάγνωσιν χρὴ ἑκατέρου ὧδε ποιέεσθαι· ὅταν μὲν ὑπὸ ἑνὸς νοσήματος πολλοὶ ἄνθρωποι ἁλίσκωνται κατὰ τὸν αὐτὸν χρόνον, τὴν αἰτίην χρὴ ἀνατιθέναι τούτῳ ὅτι κοινότατόν ἐστι καὶ μάλιστα αὐτῷ πάντες χρώμεθα· ἔστιν δὲ τοῦτο ὃ ἀναπνέομεν .. ὅταν δὲ αἱ νοῦσοι γίνωνται παντοδαπαὶ κατὰ τοὺς αὐτοὺς χρόνους, δῆλον ὅτι τὰ διαιτήματά ἐστιν αἴτια ἕκαστα ἑκάστοισι (Text nach O. Villaret, Hipp. De nat. hom., Diss.

Berlin 1911). Nach diesen beiden Stellen und insbesondere nach der ersten bestimmt nicht nur die Diät, sondern auch das eingeatmete Pneuma den Gesundheitszustand des Körpers. Eine übereinstimmende Unterscheidung ist die aus Π. ἀέρων, in der ebenfalls die epidemische Krankheit aus dem Luftzustand, die Einzelkrankheit dagegen aus der individuellen Diät abgeleitet wird (s. o. S. 113). Besondere Beachtung verdient, daß die Unterscheidung der Krankheitsursache zugleich die Unterscheidung der Einzelfälle und der allgemeinen Erkrankungen mit einbegreift. Wenn wir diese Unterscheidung für die Interpretation des Menonberichtes fruchtbar machen — und wir dürfen es, da die Interpretation des Textes selbst schon dahin führte —, so ergibt sich, daß der Hippokrates der aristotelisch-menonischen Doxographie allem Anschein nach mehr als nur Diätetiker gewesen ist. Er ist auch Epidemiker gewesen, um es einmal so zu formulieren. Des Anonymus' Einteilung der Ätiologien in die diätetische und Elementarsysteme ließ nur die Ausführung der einen Seite des hippokratischen Systems zu. Dadurch erscheint jetzt die diätetische als das herrschende Moment; da sich die Pneumatheorie weder in die diätetische noch in die Reihe der von den Elementen ausgehenden Ätiologien einordnen läßt, wurde sie in den Hintergrund gedrängt[1]. Bei dieser Doxographie wird der Versuch gemacht, sämtliche Einzellehren auf einen Nenner zu bringen, wo es in Wirklichkeit zwei einander ähnliche Lehren gewesen sind, zwei Ursachen, die aber nur in bedingtem Sinne identifiziert werden dürfen[2].

Aber auch im einzelnen lassen sich unsere zunächst nur auf Grund des aristotelischen Berichtes als solchem formulierten Vermutungen auf diesem Wege als erwägenswert erweisen. Zunächst mag die letzte behandelt werden, daß in den Schlußbemerkungen mit den φῦσαι nicht die Produkte der unverdauten Speise gemeint sein können, von denen zu Anfang die Rede war. Zu unserer Überraschung erschienen sie als durchaus notwendig für die Gesundheit des Menschen, als ein unentbehrlicher Bestandteil seiner Natur. Der Widerspruch der Volumentheorie mit der allgemeinen φῦσα-Hypothese des Anfangs reicht schon allein hin, um die Erklärung der φῦσαι als Pneumata als die allein mögliche zu begründen. Daß aber auch, wie schon vermutet, die als weitere Ursache der Krankheiten genannte μεταβολὴ τῶν φυσῶν πρὸς τὸ ὑπέρμετρον ψυχρόν und τὸ ὑπέρμετρον θερμόν nur dann richtig verstanden wird, wenn man unter den φῦσαι die Pneumata versteht, läßt sich ebenfalls zeigen, wenn wir das hippokratische Corpus auf diesen μεταβολή-Begriff durchmustern. Es ist zunächst, um dies vorweg zu nehmen, sehr bezeichnend für die im ganzen diätetisch und damit an der Einzelkrankheit orientierte Schrift Π. φυσῶν, daß sie den Begriff einer Veränderung der Pneumata in Richtung des übermäßig Warmen oder übermäßig Kalten n i c h t kennt. Wohl aber wird der Begriff in anderen hippokratischen Schriften in einer Weise verwandt, die für unsere Interpretation wichtig ist. Ich denke dabei zunächst an die Epidemienbücher,

---

[1] Eine ähnliche durch die Einteilung bedingte Entstellung glaube ich, bei dem Bericht über die Doxai des Timotheos von Metapont zu erkennen (VIII 32), wo der Hauptteil, 22 Zeilen, der diätetischen Ätiologie gewidmet ist, während die übrigen nicht minder wichtigen Krankheitsursachen in einem allgemeinen Satz von drei ganzen Zeilen abgetan sind.

[2] Auch Platon Pol. III 405c kennt die Unterscheidung einer diätetischen Ätiologie und einer Art epidemischer bei den »Asklepiaden«. Die Stelle ist auch für das Folgende wichtig: τὸ δὲ ἰατρικῆς . . . δεῖσθαι ὅτι μὴ τραυμάτων ἕνεκα ἤ τινων ἐπετείων νοσημάτων ἐπιπεσόντων, ἀλλὰ δι' ἀργίαν τε καὶ δίαιταν οἵαν διήλθομεν, ῥευμάτων τε καὶ πνευμάτων ὥσπερ λίμνας ἐμπιμπλαμένους φύσας τε καὶ κατάρρους νοσήμασιν ὀνόματα τίθεσθαι ἀναγκάζειν τοὺς κομψοὺς Ἀσκληπιάδας, οὐκ αἰσχρὸν δοκεῖ; vgl. Π. ὀκταμήνου VII 456 καὶ τοῖσιν ἀνδράσι (»*bei den Erwachsenen*«) πολλάκις αἱ μεταλλαγαὶ τῶν χωρίων τε καὶ τῶν διαιτημάτων τὰς νούσους ποιέουσιν.

in denen gerade die μεταβολή unter den Krankheitsursachen eine große Rolle spielte, nur handelt es sich hier nicht um die μεταβολὴ τῶν φυσέων, sondern τῶν ὡρέων, in denen die Pneumata als Winde einen wesentlichen Faktor darstellen. So sprechen auch die Aphorismen und die Schrift Π. ἀέρων von einer μεταβολὴ τῶν ὡρέων. Wichtig ist vor allem der Aphorismus III 1 αἱ μεταβολαὶ τῶν ὡρέων μάλιστα τίκτουσι νοσήματα καὶ ἐν τῇσι ὥρῃσιν αἱ μεταλλαγαὶ ἢ ψύξιος ἢ θάλψιος (vgl. Π. χυμῶν 15. V 496 L), aber auch die Kapitel 10ff. von Π. ἱρῆς νούσου sind hier von Bedeutung. In dieser Schrift ist die μεταβολὴ τῶν πνευμάτων und insbesondere die plötzliche μεταβολή ein fester Begriff. Gemeint sind aber sowohl die Winde wie die Jahreszeiten. Beides wird auch gerade hier unter dem Gesichtspunkt des Temperaturwechsels gesehen. Auch so erscheint die Gleichsetzung des φῦσα-Begriffes der Schlußpartie mit dem Anfangsabschnitt der Doxographie als äußerst gewagt, historisch gesehen, wenigstens nicht naheliegend. Übrigens spielt in den von Menon geschilderten Systemen die Veränderung der Temperatur nur als primäre Ursache eine Rolle, nicht sekundär, wie es der Fall wäre, wenn erst der Temperaturwechsel der im Magen befindlichen Gase Krankheiten verursachte. Die allzu große Luftmenge wird, wie ich dann noch erwähne, Π. ὀκταμήνου VII 456 als Krankheitsursache angegeben.

Es bleiben zwei Punkte, die geklärt werden wollen, das Ziel der φῦσα-Bewegung und die δύσροια-Theorie. Beides läßt sich mit Hilfe der zitierten Schriften erledigen. Bei der Beantwortung der ersten Frage verdient wieder Π. φυσῶν vor allem Beachtung, denn der Verfasser dieser Rede stellt sich selbst die Frage: πῶς οὖν καὶ τὰ ῥεύματα γίνεται διὰ τὰς φύσας (97, 10); er gibt dann die Antwort in der Form einer genaueren Darstellung, wie die Gase in den Kopf gelangen und die Rheumata in Bewegung setzen, das mit beißenden Säften gemischte Phlegma (97, 20). Sie steigen also zum Kopfe empor. Wir fanden bei unserer Untersuchung außer in Π. ἀέρων und Π. ἱρῆς νούσου eine ähnliche Lehre in Epid. II, wo von der Bewegung des warmen Pneuma in den Kopf und den dadurch bewirkten Flüssen die Rede war. Der Anonymus oder schon Menon hat die Rheumatheorie — von ihr hatte er schon bei Euryphon und Herodikos gesprochen — hier nicht noch einmal erwähnt; sie war nicht das Charakteristische des hippokratischen Systems.

Mit der Rheumatheorie ist die zweite Frage ebenfalls der Beantwortung nähergebracht. Sowohl nach Π. φυσῶν wie nach Π. ἱρῆς νούσου sind die Adern außer mit Blut auch mit Pneuma gefüllt. Sobald diese Adern durch den Einbruch von Rheumata verstopft werden, entstehen Krankheiten. Es dürfte in diesem Zusammenhang nicht bedeutungslos sein, daß die δύσροια-Lehre immer im Zusammenhang mit der Rheumalehre und diese wieder im Zusammenhang mit der Pneumalehre erscheint. Weitere wichtige Beispiele sind Philistion 4 Wellmann[1], Platon Pol. III 405c (s. Anm. S. 157), Tim. 84d und Π. ὀστέων φύσιος IX 182, 4, sonst Π. ὀκταμήνου VII 156, 11. Wesentlich ist dies besonders für die Frage, welche Stellung die Säfte (χυμοί) in der Lehre des Hippokrates einnehmen, die doch in jeder Physiologie der vorsokratischen Medizin bald mehr, bald weniger systematisiert erscheinen. Wie viele Hippokrates zugewiesen wurden, läßt sich nicht sagen.

Wir stellen fest: Der Bericht des Anonymus über Hippokrates zeigt eine Reihe von Lücken und Schwierigkeiten. Die Gesamtvorstellung der Lehre des Hippokrates läßt sich nur mit Hilfe von Ergänzungen finden, wie sie die Logik der alten Medizin postuliert. So

---

[1] ὅταν γὰρ εὔπνοῇ ὅλον τὸ σῶμα καὶ διεξίῃ ἀκωλύτως τὸ πνεῦμα, ὑγίεια γίνεται.

tritt neben den Begriff der φῦσα das Pneuma, neben die Einzelerkrankung die Epidemie, neben den Grundbegriff als weitere notwendige Ergänzung eine Reihe anderer, neben die φῦσα und das Pneuma als αἴτια treten gewisse συναίτια (Π. φυσῶν 101, 16) wie die Rheumata bzw. χυμοί. Alle diese Begriffe sind in einem systematischen Zusammenhang eingeordnet, der sich durch folgendes Schema verdeutlichen läßt:

Einzelkrankheit — epidemische Erkrankung

δίαιτα — ὥρα (πλῆθος, μεταβολὴ πνευμάτων)

ῥεύματα χυμῶν

δύσροια πνεύματος ἀνὰ φλέβας

Noch wichtiger aber als die Rekonstruktion selbst ist ein weiteres Ergebnis, das aus diesen Ergebnissen folgt. Jetzt ist das von Aristoteles gezeichnete System des Hippokrates eine historische Möglichkeit. Es stellt sich dar als eine Neufundierung knidischer Lehren, insbesondere der von Euryphon und Herodikos vertretenen Rheumatheorien unter besonderer Berücksichtigung des Problems der epidemischen Krankheiten. Ich würde es verstehen, wenn jetzt noch einmal gefragt würde, wie es möglich ist, daß dieses übersichtliche, fast schematische System nicht mit derselben Klarheit wiedergegeben ist, mit der es entworfen sein muß, und in der wenigstens die einzelnen Teile der Lehre in den Schriften des Corpus erscheinen. Da ist dann eben darauf hinzuweisen, daß der Anonymus den Bericht des Menon offenbar nur verkürzt wiedergegeben hat — schon da er ihn für falsch hielt, hatte er kein großes Interesse an einem ausführlichen Referat — und dann, daß er einem Hauptgedanken die Form des Vergleichs gab, und was zuletzt die Verwirrung vollenden mußte, mit derselben Naivität, mit der er es beim Platonbericht tat, eigene Begriffe und Formulierungen für die Originalfassung einsetzte.

Zuletzt ist jetzt die Frage aufzuwerfen, ob und wieweit wir dem Bericht des Menon, dessen ursprüngliche Fassung wir in dieser Weise wiederhergestellt haben, Glauben schenken dürfen. Gibt es eine Möglichkeit, die Glaubwürdigkeit des Berichts nachzuprüfen? Diese Frage kann bejaht werden, die Analogie des Verhältnisses von Original und Exzerpt bei den Berichten über die Knidier Euryphon und Herodikos zeigt, daß Aristoteles von den Lehren dieser beiden Ärzte offenbar eine durchaus richtige Vorstellung hat. Die auf Grund anderer Kriterien als knidisch gesicherten Schriften des Corpus Hippocraticum Π. νούσων IV und Π. τῶν ἐντὸς παθῶν enthalten die Grundzüge der Lehren des Euryphon und Herodikos, in denen ausschließlich zwei Säfte maßgebend sind, das Phlegma und die Galle. An anderer Stelle läßt sich ebenfalls nachweisen, daß Original und Doxographie miteinander übereinstimmen. Allgemein kann man außerdem sagen, daß das reiche doxographische Material des Menon mit all den Einzelangaben auch über weniger bedeutende Ärzte doch eine exakte Sammeltätigkeit voraussetzt. Wenn immer wieder Zweifel geäußert sind an der Richtigkeit der Angaben über Hippokrates, dann deshalb, weil man die hippokratischen Lehren in der Rede Π. φυσῶν wiederfinden wollte, wozu man, wie schon Blaß gesehen hat, nicht berechtigt war. Nur ein Teil der Lehren stimmt mit den Angaben des Menon überein. Außerdem sind diese, weil sie mit einer gewissen Geschwätzigkeit vorgetragen werden, noch nicht unhippokratisch. Ich kann in der Beurteilung des menonischen Berichts Edelstein nur beistimmen, wenn er sagt, daß die Hippokratesforschung von dem Bericht des Menon auszugehen habe.

3. Eine weitere vorhellenistische Nachricht enthält eine speziellere Angabe. Diokles von Karystos, dessen Lebenszeit mit der des jungen Aristoteles zusammenfällt, hat Hippokrates eine Inkonsequenz vorgeworfen, die er in der Fieberlehre begangen haben soll. Die Polemik, die bei Galen XVII A 222 (= Diokles 97 Wellmann) erhalten ist, hat folgenden Wortlaut: »*Einige Ärzte behaupten, noch niemals hätten sie ein periodisches Fieber beobachtet, das über den vierten Tag hinausgegangen sei. Andere dagegen, wie z.B. Hippokrates, behaupten, es gäbe eine fünf-, sieben-, und neuntägige Wiederkehr* .... πρὸς δ' οὖν τὸν Ἱπποκράτην τάχα καὶ λογικὴν ἄν τις ἀπόδειξιν εἴποι καθάπερ ὁ Διοκλῆς· ἐπὶ τίσι γὰρ ἐρεῖς σηπεδόσιν ἢ χυμοῖς τὴν πεμπταίαν ἢ ἑβδομαίαν ἢ ἐναταίαν γίνεσθαι περίοδον, οὐχ ἕξεις[1]. *Gegen Hippokrates möchte einer aber auch einen logischen Gegenbeweis vorbringen wie Diokles: welches die Fäulnisprozesse oder die Säfte sind, aus denen das fünftägige, siebentägige und neuntägige Fieber entsteht, das wirst du nicht sagen können.* Daraus geht hervor: Diokles kannte eine Theorie des Hippokrates, daß es mindestens sieben Arten periodischer Fieber gäbe, ein halbtägiges, drei-, dreieinhalb-, vier-, fünf-, sieben- und neuntägiges Fieber, und er wandte sich gegen diese Theorie mit einer λογικὴ ἀπόδειξις. Gern möchte man noch weitere Schlüsse aus der Nachricht ziehen, z. B. über die Anzahl der Säfte, die Hippokrates anerkannt hat. Die Frage enthält ja eigentlich erst dann einen Vorwurf für Hippokrates, wenn er wie Diokles vier Säfte angenommen hat. Aber hier könnte eine Lehre vorausgesetzt sein, die für Hippokrates noch gar nicht galt und die erst zur Zeit des Diokles feste Gestalt angenommen hat.

---

[1] Text nach Wenkebach: ἐπὶ τοῖσι (τίσι V) γὰρ ἐρεῖς τοῖσι (τίσι Q: τοῖς M) σημείοισιν ἢ χυμοῖσι MQV edd.: *Denn man kann nicht sagen, aus welchen Fäulnissen oder Säften diejenigen Fieber entstehen, welche am 5. oder 7. oder 9. Tage ihren Anfall haben* H.

[2] Dies ist das einzige Hippokrateszitat des Diokles, welches als solches betrachtet werden und demgemäß ausgewertet werden darf. Frg. 34, schon durch Hiat als unecht gekennzeichnet, ist aus dem Bericht des Galen XVI 560 = Frg. 33 von dem späten Stephanus herausgesponnen und hat deshalb keinen Wert. Wilamowitz hat es, Gesch. der griech. Sprache 29, mit Unrecht zitiert. Die größten Schwierigkeiten bereiten die bei Vindicianus erhaltenen angeblichen Fragmente des Diokles, in denen sich ebenfalls Hippokrateszitate befinden sollen (Wellmann 51ff. 208ff.). Ich mache mich nicht anheischig, all die Probleme, die hier gestellt sind, restlos zu lösen, möchte aber darauf aufmerksam machen, daß die Hippokrateszitate in Kap. 5 keineswegs auf Diokles zurückzugehen brauchen. Der Abschnitt beginnt mit den Worten: *Diocles his assertationibus respondens ait* (Wellmann muß, damit der Leser das Referat richtig auf den vorletzten Abschnitt, nicht auf das vorhergehende Referat über Aristoteles bezieht, hinzusetzen: sc. Diogenis de natura seminis), dann folgen zwei völlig selbständige Zitate aus Π. τροφῆς und Π. ὀκταμήνων (von dem jedoch nur das Erste verifizierbar ist), zuletzt heißt es, überraschend kurz: *ad haec consentiens Diocles ait.* Das macht, besonders wenn man noch hinzunimmt, daß die Zitate in einer Form gegeben werden, die eine Ausgabe sämtlicher Werke des Hippokrates voraussetzt, durchaus den Eindruck, als ob Diokles selbst den Namen des Hippokrates gar nicht erwähnt hätte; der Autor konstatiert ja nur die Übereinstimmung mit »Hippokrates«. Man mußte das Fragment ernst nehmen, wenn dastände ad haec Diocles consentit oder haec Diocles comprobavit. — Zu den Diokleszitaten des Vindicianus selbst ist zu bemerken, daß wenigstens das erste (Kap. 2) in der überlieferten Form nicht richtig sein kann. In diesem Kapitel werden dem Diokles fünf Beweise zugeschrieben, in denen er die fünf Argumente widerlegt, mit denen Herophilus seine Theorie vom Wesen des Samens begründet hatte. Wellmann sucht die Überlieferung dadurch zu retten, daß er dem Diokles nur das erste Gegenargument läßt und die übrigen dem Alexander Philalethes gibt. Aber der Abschnitt beginnt ausdrücklich mit dem Vermerk: *sed his omnibus Diocles assertionibus respondens contra primam dixit*, und in der folgenden Aufzählung ist auch nicht ein einziges Indiz dafür gegeben, daß der Autor nur das erste Gegenargument dem Diokles zuweist. Hier liegen Schwierigkeiten, die ich nicht entwirren kann. — Daß Diokles nachweislich manche Schriften des Corpus benutzt hat — sicher Π. ἀγμ.-Π. ἄρθρ., vgl. Gnomon 1930, 484 —, interessiert in diesem Zusammenhang nicht. Nur möchte ich ausdrücklich betonen, daß man daraus nicht, wie Wellmann, den Schluß ziehen darf, Diokles habe ein Corpus hippokratischer Schriften benutzt oder sogar selbst geschaffen. Diese Hypothese wäre erst dann berechtigt, wenn man nachweisen könnte,

4. Die letzte Nachricht ist wieder viel diskutiert worden. Als Hermann Schöne den Versuch machte, echte Schriften des Hippokrates im Corpus Hippocraticum nachzuweisen[1], ging er von einer Polemik des Ktesias von Knidos gegen Hippokrates aus. Ktesias hat sich als erster gegen Hippokrates' Behauptung gewandt, daß sich der luxierte Oberschenkel wieder einrenken lasse. Die Nachricht, die wieder bei Galen erhalten ist (XVIII A 731), lautet so: *Über Hippokrates haben wegen seines Versuchs, das ausgerenkte Hüftgelenk nachträglich wieder einzurenken, verschiedene, da es ja sofort wieder herausfallen müsse, ein wissenschaftliches Verdammungsurteil ausgesprochen, als erster davon Ktesias von Knidos, sein Verwandter, denn er war auch selbst Asklepiade seiner Abstammung nach, im Anschluß an Ktesias aber auch einige andere*[2]. Schöne hat daraufhin die Schrift Π. ἀγμῶν — π. ἄρθρων ἐμβολῆς, in der die Ansicht des Hippokrates vertreten wird (224, 18 ff.), als von Hippokrates stammend angesehen und das Werk, das unter dem Namen des Hippokrates geht, für echt erklärt. Gegen diesen Schluß meinte Diels als Gegenargument anführen zu dürfen, daß die alte Literatur Zitate und Kritik mit Nennung des Verfassernamens kaum kenne, und daß deshalb Galen wohl nur auf Grund willkürlicher Kombinationen zu seiner Nennung des Hippokrates gekommen sein könne. Die wertvolle Schrift Π. ἄρθρων sei für Galen wie für die alexandrinische und nachalexandrinische Zeit überhaupt ein echtes Werk des großen Hippokrates gewesen; wenn Ktesias eine Theorie in anonymer Form angriff, die sich in Π. ἄρθρων fand, so hätte, meint Diels, sehr leicht die Vorstellung aufkommen können, daß Hippokrates gemeint gewesen sei. Hierzu muß man doch darauf hinweisen, daß gerade Diels' eigene Beobachtungen über die Formen der archaischen Kritik — und um eine Kritik, nicht um ein Zitat handelt es sich — die Möglichkeit einer Kritik des Hippokrates durch Ktesias mit Namensnennung keineswegs ausschließen. Zu seinem Material sind besonders auch die aus Ktesias' historischer Schrift bekannten Stellen hinzuzufügen, an denen er seine Gegner, z. B. Herodot und Hellanikos, ausdrücklich nennt[3] (siehe den ausgezeichneten Artikel Jacobys über Ktesias in der RE XI Sp. 2032 ff., insbesondere 2050). Sehr wohl kann Ktesias nach dem bekannten Gesetz der archaischen Schriftstellerei ohne Namensnennung zitieren; aber in der Kritik seines Gegners wird er gerne den Namen nennen. Die Annahme einer Kombination des Galen ist, von hier aus betrachtet, durchaus nicht notwendig und schwerlich berechtigt. Andererseits ist mir aber kein Beispiel dafür bekannt, daß Ärzte Kombinationen der Art, wie sie hier vermutet sind, vorgenommen haben. Wenn Galen von den Angriffen anderer Ärzte gegen Hippokrates spricht, dann hatte diese Kritik den Namen des Hippokrates nicht verschwiegen; das Parallelmaterial, das Galen vorlag, enthielt gerade Polemik mit Namensnennung[4]. Das bei Apollonios von Kition (ed. Schöne 23, 15 = Frg. 276 meiner Empi-

daß schon zu seiner Zeit die von ihm benutzten Schriften unter dem Namen des Hippokrates gingen, was nicht möglich ist.

[1] Vgl. H. Schöne, Echte Hippokratesschriften, Dtsch. Med. Wochenschrift 1909, Nr. 9 u. 10.

[2] Κατεγνώκασιν Ἱπποκράτους ἐπεμβάλλειν ἐπιχειροῦντες τὸ κατ' ἰσχίον ἄρθρον ὡς ἂν ἐκπίπτον αὐτίκα, πρῶτος μὲν Κτησίας ὁ Κνίδιος ὁ συγγενὴς αὐτοῦ. καὶ γὰρ αὐτὸς ἦν Ἀσκληπιάδης τὸ γένος.

[3] Ktesias hat dem Herodot dieselbe Bezeichnung angehängt wie Herodot dem Hekataios: λογοποιός.

[4] Vgl. Herophilos' Schrift Πρὸς τὸ προγνωστικὸν Ἱπποκράτους (CMG V 9, 2 S. 205, 7), Julians Kritik der Aphorismen XVIII 1 246 ff., Thessalos' Kritik des Aphorismus I 1 (X 7) u. a. — Aber die Sache liegt noch günstiger, da allem Anschein nach die Nachricht über Ktesias nicht von Galen selbst in den Kommentar eingefügt worden ist, sondern aus einer wichtigen Mittlerquelle stammt. Galen zitiert in seinen Kommentaren zu Π. ἄρθρων nur ein Werk, die θεραπευτικά des Herakleides von Tarent, und zwar gerade in unserem Zusammenhang. Aus diesem Werk, dessen Verfasser den Hippokrates verteidigte, wird Galens historische Notiz stammen, d. h. aber aus der Schrift eines Mannes, dessen sorgfältige und zuverlässige Arbeitsweise über jeden Zweifel erhaben ist, und den er

rikerschule) erhaltene Zitat aus der Schrift Π. αἰτιῶν des Herophileers Hegetor, in dem Diels ein Beispiel solcher Kombinationen sehen möchte, ist als Zeugnis nicht zu verwenden. Die Schrift des Hegetor richtete sich gegen die Empiriker, deren Ablehnung der Kausalbetrachtung sich an dem Beispiel ihrer Theorie von der Einrenkungsmöglichkeit des Oberschenkels sehr gut demonstrieren ließ. Hegetor hatte keine Ursache, den Hippokrates zu kritisieren, der in den Augen des Herophileers ja auch nicht Empiriker, sondern Herophileer war. Außerdem sagt Apollonios mit keinem Wort, was Galen von Ktesias behauptet, daß Hegetor gegen Hippokrates polemisiert habe. Wir müssen der Angabe des Galen Vertrauen schenken und daran festhalten, daß wirklich Ktesias den Hippokrates mit ausdrücklicher Namensnennung kritisiert hat. Die Nachricht, daß Hippokrates die Wiedereinrenkung des luxierten Oberschenkels für möglich hielt, läßt keinen Zweifel zu.

Mit dieser Nachricht aus dem Werk des Ktesias, seines Zeitgenossen, ist das aus vorhellenistischer Zeit erhaltene Nachrichtenmaterial über Hippokrates erschöpft. Betrachtet man es jetzt als Ganzes, so drängt sich zunächst unvermeidlich eine tiefe Skepsis gegenüber der Verwendbarkeit des Materials auf, und man ist um so mehr enttäuscht, als jede Nachricht für sich steht, keine die andere bestätigt, sie überschneidet, sich organisch an sie anreiht. Höchstens könnte man in der Pneumalehre, die offensichtlich naturphilosophisch beeinflußt ist und auch noch naturphilosophisch gefärbt ist, eine Theorie sehen, die der naturphilosophischen Methode, wie sie der Phaidros als Lehre des Hippokrates überliefert, voll entspricht. Die dritte Nachricht gehört dann aber in die Lehre von den periodischen Fiebern, die letzte dagegen sogar in ein praktisches Fach, die Chirurgie. Aber dieser Mangel wird doch durch überraschende Feststellungen aufgehoben, die sich mit Hilfe dieses Materials machen lassen und die im Grunde doch das letzte Ziel unserer Arbeit sind. Hippokrates hat nach der sicheren Nachricht der Biographie in Larissa in Thessalien praktiziert im ersten Drittel des vierten Jahrhunderts; Epid. III, wovon mindestens ein Teil um 410 geschrieben ist, enthält einige Krankheitsgeschichten aus Larissa. In Larissa dürfte Hippokrates mit Gorgias zusammengetroffen sein; Epidd. II, IV und VI zeigen eigentümliche Stilkennzeichen, die an gorgianische Figuren erinnern und von gorgianischem Einfluß her verstanden werden könnten. Einfluß der diätetischen Lehre des Herodikos läßt sich nachweisen, der nach der Biographie Lehrer des Hippokrates war. In eben diesen Epidemienbüchern wird ein fünf-, sieben- und neuntägig wiederkehrendes Fieber angenommen, wird das gelehrt, was Diokles an Hippokrates' Fieberlehre auszusetzen hatte. Diese Beziehung hat schon Wellmann in einer Anmerkung zu dem Dioklesfragment vermerkt. Auch eins fehlte nicht ganz, was als Ergänzung so erwünscht wäre: die Pneumalehre. Die Schrift, aus der das Hippokratesreferat des Menon stammt, befindet sich nicht unter den besprochenen Schriften, sie ist nicht erhalten. Man darf aber wohl daran erinnern, daß die Epidemien prognostische Zeichen sammeln, im Grunde also nur das geben, was Π. ἀέρων gibt, dessen pneumatische Physiologie erst durch die Lehren von Π. ἱρῆς νούσου bekannt wird. Aber wir können auch darauf hinweisen, daß in den physiologischen Aphorismen von Epid. II eine Pneumatheorie sichtbar wurde; es sind Gedanken, aus denen sich mindestens so viel ergibt, daß in bestimmten Fällen das Pneuma zum Kopf steigt und dort Rheumata in Bewegung setzt. Zuletzt findet sich die Theorie, daß der Oberschenkel wieder eingerenkt

selbst gerne als Zeugen für die Richtigkeit seiner eigenen Angaben anführt. Bei dem Gesamtcharakter der Schriftstellerei des Herakleides liegt es wirklich nicht nahe, daß er von sich aus eine Kombination vorgenommen hätte.

werden könnte, in Π. ἄρθρων. Das ist doch ein überraschender Befund, der seine Erklärung verlangt. Wir hatten oben herauszustellen versucht, daß die Epidemien der koischen Schule gehören und dies mit der nötigen Zurückhaltung zunächst einmal als wahrscheinlich bezeichnet. Wenn jetzt die Lehren, die von den ältesten Zeugen und von der Doxographie dem Hippokrates beigelegt werden, mit denen der Epidemien und der mit den Epidemien zusammenhängenden Schriften übereinstimmen, ohne daß man behaupten kann, daß etwas, was da sein müßte, fehlt, glaube ich mit Recht, wenn auch wieder mit der nötigen Zurückhaltung, die aufgestellte Hypothese als verifiziert ansehen zu können. Ich muß dabei jedoch noch einmal betonen, daß ich damit nicht sage, die eben genannten Schriften und Notizensammlungen stammten aus der Hand des Meisters Hippokrates, sondern nur, daß hier Lehren vorliegen, die auch Hippokrates vertreten hat und die nach Kos gehören. Nur als wahrscheinlich möchte ich es bezeichnen, daß Hippokrates einen Teil dieser Werke selbst verfaßt hat. Epidd. I und III gehören in die Zeit der koischen Schule, in der es Hippokratesschüler kaum gegeben haben kann; sie werden somit dem Hippokrates gehören. Ich kann mir auch die Erhaltung der Epidd. II, IV und VI, des »achten« Epidemienbuches und der Kolleghefte eigentlich nur dadurch erklären, daß sie von einem Arzte stammen, der wie Hippokrates als Autorität in der koischen Schule galt. Nur die Hochachtung vor der großen Leistung, wie sie bei Hippokrates schon zu seinen Lebzeiten nachweisbar ist, konnte dieses Material, das in den letzten Jahrzehnten der Lebenszeit des Hippokrates entstanden ist, schützen und seine Überlieferung sichern.

Doch ist damit unsere Argumentation noch nicht zu Ende geführt, und die Ergebnisse können noch weiter gesichert werden. Außer über Hippokrates liegen uns über mehrere seiner Schüler Nachrichten vor, die ergänzen und weiterführen. Ausgehend von der Schülerliste der Brüsseler Vita wollen wir diese Nachrichten zusammenstellen. Die Schülerliste nennt an erster Stelle Drakon und Thessalos, die beiden Söhne, die Hippokrates selbst unterrichtet habe. Nur über den einen der beiden, Thessalos, ist eine Nachricht erhalten und leider auch nur eine biographische Einzelheit überliefert, nämlich, daß er am Hofe des Königs Archelaos von Makedonien (410—399) gelebt hat (Gal. CMG. V 9, 1 S. 8, 28). Als der Sohn des großen Arztes wird Thessalos wie andere berühmte Männer, vor allem die Vertreter der modernen Dichtung Euripides, Agathon, Timotheos von Milet, an den Hof des Makedonenkönigs gekommen sein. Was wir sonst von Thessalos wissen, ist interessant als Bestätigung des Zeitansatzes, der sich aus dieser biographischen Nachricht ergibt. Es liegen uns zwei inschriftlich erhaltene Epigramme oder doch Bruchstücke von solchen vor, die den Namen des Thessalos nennen. Es ist zunächst der schon oben S. 149, 1 erwähnte Stein aus Delphi, auf dem außer Hippokrates Thessalos genannt wird, und ein zweiter ebenfalls von Herzog a. O. behandelter Stein aus Kos, eine Grabinschrift, beide aus der 1. Hälfte des 4. Jahrhunderts. — Von den Nachkommen des Hippokrates ist sonst nur noch ein Urenkel, der auch nach ihm benannt ist, mehr als nur dem Namen nach bekannt. Hippokrates IV., Sohn des Drakon, Enkel des Thessalos, war nach Suidas Leibarzt der Königin Roxane; ihn ließ Kassander, der Sohn des Antipatros, vielleicht zu gleicher Zeit mit Roxane, also 310/9, ermorden[1]. So viel läßt sich über die Söhne und

[1] Gegen die Richtigkeit dieser Notiz sind Bedenken nicht am Platze. — Hippokrates III. hat Max Wellmann Hermes 61, 1926, 329ff. die Schrift Π. φυσῶν zugewiesen. Wellmann geht dabei von der richtigen Annahme aus, daß die Quelle des Menonischen Hippokratesreferates den Namen des Hippokrates an der Spitze getragen haben

Enkel des Hippokrates aussagen. Uns interessiert, daß die koischen Ärzte noch ein Jahrhundert nach Hippokrates in Makedonien zu finden sind, da doch Epidd. V und VII ebenfalls nach Makedonien bzw. Thrakien und in die makedonische Zeit gehören.

Außer diesen nennt die Brüsseler Vita ein volles Dutzend weiterer Namen, die sich schon dadurch als zuverlässig erweisen, daß mehrere auf koischen Inschriften und Münzen zu finden sind. Vorangestellt werden zwei, Polybos, der Schwiegersohn des Hippokrates und Philion, dann werden genannt Dexippos, Apollonios, die beide auch von Erasistratos als Schüler des Hippokrates bezeichnet werden (Gal. CMG V 9, 1, 703 s. weiter unten), und der ältere Praxagoras. Auf Polybos, Dexippos und Apollonios kommen wir zurück. Zuletzt werden die Schüler genannt, die Hippokrates unter den Koern und ihren Sklaven sowie unter seinen eigenen Sklaven gehabt hat. Die Namen Timolykos und Syennesis (von Kypern) begegneten uns schon; auf koischen Inschriften erscheinen außer Timolykos die Namen der Schüler Archepolis und Poliarchos. Von den noch übrigbleibenden Thymbraios, Manailos und *Bonus* — der diesem Worte zugrunde liegende Name ist nicht wiederzugewinnen — erscheint Thymbraios ebenfalls bei Suidas, wo dann berichtet wird, daß er zwei Söhne Hippokrates genannt hat. Mindestens als Zeichen für die Konstanz in der Tradition der alten Zunftform sind alle diese Einzelheiten von größter Bedeutung. Doxographische Nachrichten und Zitate liegen uns nur über die zuerst genannten drei Schüler Polybos, Dexippos und Apollonios vor.

Was an Nachrichten über Polybos' Lehre erhalten ist — die biographische Überlieferung erwähnt nur, daß er zeit seines Lebens Kos nicht verlassen hat —, wurde schon im Laufe unserer ersten Untersuchung auf seine Zuverlässigkeit und Bedeutung geprüft. Das Zitat aus Aristoteles' Tiergeschichte und der übrigens wieder keineswegs geschickt angefertigte Auszug im Menon-Anonymus wurden herangezogen. Die Untersuchung ergab, daß Π. φύσιος ἀνθρώπου eine echte Schrift des Polybos ist. Nachdem wir jetzt über die Lehre des Hippokrates sicher unterrichtet sind, können wir noch einen Schritt darüber hinausgehen und daran erinnern, daß die Fragen, die nach den Angaben in Platons Phaidros von Hippokrates gestellt worden waren, hier in den ersten Kapiteln behandelt werden; schon die antike Exegese machte auf diese Übereinstimmung aufmerksam. Im Kommentar zu Π. φύσιος ἀνθρώπου am Schluß des ersten Buches bringt Galen ein besonderes Kapitel mit der Überschrift »*Über die Methode, die in diesem Buche befolgt wird, und daß es zu den echten Werken des Hippo-*

muß, dann aber zieht er eine Vermutung, denn mehr ist es nicht, des Hippokratesherausgebers Dioskurides (Zeit des Hadrian) heran, der die ersten Sätze von Π. φύσιος ἀνθρώπου Kap. 9 mit einem Obelos versehen und die Randnotiz gebracht hatte, diese Sätze stammen vielleicht von dem Enkel des Hippokrates, dem Sohn des Thessalos. Wellmann hat dann mit Recht darauf hingewiesen, daß die allopathische Theorie, die hier verkündet wird, in Π. φυσῶν wiederkehrt und nun den Schluß gezogen, daß Menon in der Sphragis der Rede Π. φυσῶν Ἱπποκράτους τοῦ Θεσσαλοῦ π. φυσῶν καὶ αἵματος ἐπίδεξις oder ähnlich gelesen haben müßte, dann seien in der doxographischen Überlieferung die Worte τοῦ Θεσσαλοῦ, die auch Menon gehabt habe, ausgefallen. So folgerte Wellmann, Π. φυσῶν stamme von Hippokrates, dem Sohn des Thessalos. — Ich weise demgegenüber nur darauf hin, daß Dioskurides' Vermutung eben eine Vermutung ist, deren Grundlage nicht sicher angegeben werden kann, besonders wenn man mit Wellmann annimmt, daß die Schriften des Corpus seit Alexandreia die ursprüngliche Sphragis nicht mehr aufwiesen. Dioskurides kann nicht von Π. φυσῶν, das dem Enkel des Hippokrates zugewiesen war, darauf gekommen sein, in seiner Ausgabe besagte Randnotiz anzubringen. Er hat eine solche Sphragis nicht gelesen. Seine Vermutung hat denselben Wert wie die der übrigen hellenistischen Ärzte, die sich mit der Echtheitsfrage beschäftigt haben, nämlich keinen. Damit bricht die ganze Hypothese Wellmanns, auf der auch seine späteren Arbeiten Bezug nehmen, zusammen. Wie Dioskurides dazu kam, gerade den Sohn des Thessalos als Autor der ersten Sätze von Kap. 9, die auch andere für unecht erklärten, anzunehmen, erklärt sich wohl daraus, daß er die Schrift dem Polybos gab, und diese lose aneinandergereihten Notizen einem Angehörigen der zweiten nachhippokratischen Generation glaubte geben zu müssen.

krates gehört«. Er hat dann in recht interessanter Weise gezeigt, daß der Verfasser dieses Buches zunächst die Frage nach dem ἓν ἢ πολυειδές stellt und wie sie dann dahin beantwortet wird, daß der Körper εἴδη hat. Darauf zeige der Verfasser, welche aktiven Kräfte und passiven Möglichkeiten das einzelne εἶδος aufweist. Galen sagt ebenfalls mit Recht, daß der Verfasser das Ganze, d. h. das Weltall, in dem Aufbau seiner Lehre nicht außer acht gelassen habe (vgl. oben S. 108)[1]. Ich bin fest davon überzeugt, daß Polybos in dieser Schrift mit seiner μέθοδος dem Hippokrates folgt und ein schematisches System nach dem Vorbild seines Lehrers aufbaut. Galen, für den diese Schrift mit ihrem logischen Grundcharakter ein Werk des großen Hippokrates sein mußte, weil auch er dieser μέθοδος folgte, hat sie auf Grund dieser Übereinstimmung dem Hippokrates zugewiesen, was genau so wenig statthaft war, wie wenn moderne Forscher die Echtheit einer Schrift allein auf Grund einer doxographischen Nachricht erschließen, ohne andere Momente, etwa die chronologischen, zu berücksichtigen.

Eine zweite Bemerkung ist außerdem über die Stellung dieser Schrift zur Pneumalehre nötig: Eine Pneumalehre, die von der Diät und der uns umgebenden Luft ausgeht und von dieser Unterscheidung aus Epidemie und Einzelkrankheit zu begreifen suchte, lag in Kap. 9 vor. Aber diese Pneumalehre tritt doch wohl nicht nur infolge des schlechten Überlieferungszustandes der Schrift hinter der Säftelehre stark zurück. In dieser liegt in der Lehre des Polybos der Schwerpunkt, so daß man annehmen möchte, daß Polybos die Entwicklungslinie, die sich von Π. ἱρῆς νούσου über die Epidemien ergibt, fortgesetzt hat. Zum Bericht des Anonymus ist noch zu bemerken, daß in diesem Fall die Pneumalehre einfach ausgefallen ist. Das Referat erstreckt sich ja nur auf die ersten vier Kapitel von Π. φύσιος ἀνθρώπου. Noch dazu hat der Anonymus oder auch schon Menon den Gegensatz des Feuchten und Trockenen, der neben dem des Kalten und Warmen steht, ausgelassen. Man sieht auch hier wieder, wie er vereinfacht und dadurch verfälscht. Bei seinem eigenen Bericht über Hippokrates hat der Anonymus das Kap. 9 berücksichtigt.

Weiter stehen uns für Polybos zwei Nachrichten aus dem Gebiet der Gynäkologie zur Verfügung, die, obwohl bei Schriftstellern späteren Datums erhalten, besondere Berücksichtigung verlangen. Sie beschäftigen sich mit der Frage, ob das Achtmonatskind lebensfähig ist und wann das Siebenmonatskind geboren werden könnte, Probleme, die innerhalb des Corpus Hippocraticum u. a. in den Exzerpten Π. ἑπταμήνου und Π. ὀκταμήνου (VII 436ff.) behandelt sind. Das Interessante ist nun, daß die dem Polybos zugeschriebenen Theorien sich z. T. in beiden Exzerpten finden und daß allem Anschein nach einmal bei Clemens

[1] Ich weise noch darauf hin, daß die Verbindung der Diairesis und des ὅλον-Prinzips innerhalb des Corpus sich nur hier nachweisen läßt. Sonst findet sich die Theorie, daß die Erkenntnis der Natur des Alls Vorbedingung ist für die Erkenntnis des Körpers, und zwar in zwei Formen. Einmal ist der Mikrokosmos Mensch ein Abbild des Makrokosmos, er ist eine ἀπομίμησις τοῦ ὅλου, Beispiele Π. διαίτης 10, durchgängig auch in Π. ἑβδομάδων. In anderer Form findet sich die Theorie ebenfalls in Π. ἑβδομάδων (vgl. Ilberg, Griech. Studien für H. Lipsius, Leipzig 1894, 26 u. 31), dann in Π. φυσῶν und den von uns behandelten Schriften: Der Körper ist von den μετέωρα und ἀστρονομικά abhängig. Ich zitiere nur Π. ἑβδομάδων 33, wo oft (auch von Ilberg a. O.) übersehen ist, daß das in Betracht kommende Stück in der Exzerptenschrift Π. κρισίμων ἡμερῶν 12 (IX 298) griechisch erhalten ist: μέγιστον σημεῖον τοῖσι μέλλουσι τῶν καμνόντων βιώσασθαι ἐὰν μὴ παρὰ φύσιν ᾖ ὁ καῦσος... δεύτερον δὲ ἐὰν μὴ αὐτή γε ἡ ὥρη τῷ νουσήματι συμμαχήσῃ. ὡς γὰρ ἐπὶ πολὺ οὐ νικᾷ ἡ τοῦ ἀνθρώπου φύσις τὴν τοῦ ὅλου δύναμιν. — Das von Schöne in den S. 161, 1 erwähnten Vorträgen zum erstenmal ans Licht gezogene Fragment des Hippokrates aus Ps. Gal. De decubitu ex math. scient. XIX 530, enthält die Lehre, daß, wer der Naturerkenntnis nicht teilhaftig ist, ewig im Finstern tappt: ὁκόσοι ἰατρικὴν ἀσκέοντες φυσιογνωμίης ἀμοιρέουσι, τουτέων ἡ γνώμη ἀνὰ σκότον καλινδουμένη νωθρὰ γηράσκει. Ob aber das Stück echt ist oder nicht, wage ich nicht zu entscheiden.

Alexandrinus das erste Bruchstück unter dem Titel Π. ὀκταμήνων als eine Schrift des Polybos zitiert wird. Auch daß die Exzerpte bei Erotian nicht genannt werden, könnte damit zusammenhängen, daß sie unter dem Namen des Polybos ging. Ich lege das gesamte in Frage kommende Material vor, damit der Leser die Möglichkeit hat, die Sache sofort nachzuprüfen. Dies dürfte auch um so zweckmäßiger sein, da der Text des Aetius, wie mir Hermann Schöne zeigte[1], an vielen Stellen der kritischen Nachhilfe bedarf: Aet. Plac. V 18, 3 Πόλυβος Διοκλῆς (Frg. 174 Wellmann) οἱ Ἐμπειρικοὶ (Frg. 133 Deichgräber) καὶ τὸν ὄγδοον μῆνά φασι γόνιμον, ἀτονώτερον δέ πως τῷ πολλάκις διὰ τὴν ἀτονίαν πολλοὺς φθείρεσθαι, καθολικώτερον δὲ μηδένα βούλεσθαι τὰ ὀκτάμηνα τρέφειν, γεγενῆσθαι δὲ πολλοὺς ὀκταμηνιαίους ἄνδρας. Diese Theorie widerspricht der Auffassung von Π. ἑπταμήνου und Π. ὀκταμήνου. Beide Schriften leugnen die Lebensfähigkeit des Achtmonatskindes. Aet. Plac. IV 18, 5 Πόλυβος ἑκατὸν ὀγδοήκοντα δύο καὶ ἥμισυ ἡμέρας γίνεσθαι εἰς τὰ γόνιμα. εἶναι γὰρ ἑξάμηνα ὅτι καὶ τὸν ἥλιον ἀπὸ τροπῶν ἐν τοσούτῳ χρόνῳ παραγίνεσθαι. λέγεσθαι δὲ ἑπταμηνιαῖα, ὅτι τὰς ἐλλειπούσας ἡμέρας τοῦ πρώτου [corr. Schoene: τούτου τοῦ] μηνὸς ἐν τῷ ἑβδόμῳ (corr. Schoene: ἑπτά) προσλαμβάνεσθαι. τὰ δὲ ὀκταμηνιαῖα μὴ ζῆν, ὅταν προκύψῃ μὲν τῆς μήτρας τὸ βρέφος, ἐπὶ πλέον δὲ ὁ ὀμφαλὸς βασανισθῇ (*stärker als gewöhnlich in Anspruch genommen wird*). ἄτροφον γὰρ γενέσθαι (corr. Schoene: γίνεσθαι) ὡς τοῦ τρέφεσθαι ὄντος αἰτίου (corr. Schoene: ὡς τοῦ τρέφοντος αἴτιος). Der erste Passus steht auch bei Clemens strom. VI 16, hier aber als Zitat aus Polybos' Περὶ ὀκταμήνων. In Π. ἑπταμήνου entspricht ihm der Satz 436: οἱ δὲ ἑπτάμηνοι γίνονται ἐκ τῶν ἑκατὸν ἡμερέων καὶ ὀγδοήκοντα καὶ δύο καὶ προσεόντος μορίου, und das folgende Beispiel, das die Zahl 182 1/2 Tage ergibt, ein Gedankengang, der das Substrat für die bei Aetius folgenden Angaben gegeben haben könnte: ἢν γὰρ τοῦ πρώτου λογίσῃ μηνὸς πεντεκαίδεκα ἡμέρας, τῶν δὲ πέντε μηνῶν ἑκατὸν καὶ τεσσαράκοντα καὶ ἑπτὰ καὶ ἥμισυ ἡμέρης (ἐν γὰρ ἑξήκοντα μιῆς δεούσῃσιν ἡμέρῃσιν ἔγγιστα δύο μῆνες ἐκτελεῦνται), οὕτως οὖν τουτέων ἐόντων ἐς τὸν ἕβδομον μῆνα περιγίνονται ἡμέραι πλεῖον ἢ εἴκοσιν, ἐς ἥμισυ τοῦ ἐνιαυτοῦ τῆς ἡμέρης μέρεος τῷ μέρει προσγινομένου. Dagegen fehlt das Substrat für den Schlußsatz, der wieder stimmt zu der ersten Nachricht bei Aetius. Im ganzen ergibt sich, daß die beiden Exzerpte für die Notiz bei Aetius nicht in Frage kommen, oder die Quelle des Aetius müßte die Ausführungen der Schrift über das Achtmonatskind mißverstanden haben. Das aber scheint mir kaum möglich. Ganz gleich, welche Quelle dem Doxographen zur Verfügung stand, auf dessen Werk Aetius' Doxographie letzten Endes zurückgeht, es läßt sich nicht feststellen, daß die hellenistische Zeit die beiden Exzerpte für Bruchstücke aus dem Werk des Polybos gehalten hat. Die den Nachrichten bei Aetius zugrunde liegende gynäkologische Schrift ist nicht erhalten.

Außer über die Lehren des Polybos wissen wir dann etwas über die des Dexippos, der mit Polybos gleichzeitig ist. Eine biographische Notiz bei Suidas[2] besagt, daß ihn Hekatomnos, der König der Karer, aufgefordert habe, seine Söhne Mausolos und Pixodaros zu behandeln, daß Dexippos aber die Bedingung gemacht habe, Hekatomnos solle den Krieg, in dem er damals mit seinen Landsleuten lag, einstellen. Die Nachricht ist insofern nicht

[1] Vgl. auch die Behandlung dieser Probleme in der soeben von H. Schoene edierten Schrift Galens über die Siebenmonatskinder, Quellen und Studien zur Geschichte der Naturwissenschaften und der Medizin III 120 ff, (1933). Galens Zitate sind für die Texte wichtig.

[2] Die Notiz lautet: Δέξιππος Κῷος ἰατρὸς Ἱπποκράτους μαθητής, ὃς μεταπεμφθεὶς ὑπὸ Ἑκατόμνου τοῦ Καρῶν βασιλέως ἰάσασθαι αὐτοῦ τοὺς παῖδας ἀπογνωσθέντας Μαυσωλὸν καὶ Πιξώδαρον ἐπὶ ὑποσχέσει ἰάσατο τοῦ παῦσαι τὸν πρὸς Κᾶρας τότε αὐτῷ ἐνεστῶτα πόλεμον, ἔγραψεν Ἰατρικὸν βιβλίον α' καὶ π. προγνώσεων β'.

recht verständlich, weil man sich fragt, welches Interesse ein Koer an den innerpolitischen Verhältnissen im Lande eines persischen Satrapen haben konnte. Erst wenn man mit Kühn Κῴους für Κᾶρας als Verschreibung in den Suidas-Hss. oder der dem Suidas vorliegenden Überlieferung annimmt, bekommt die Notiz einen Sinn[1]. Es würde sich dann um die Angriffe der Perser gegen griechische Küstenplätze um 390 handeln, an denen sich Hekatomnos als Befehlshaber der Flotte beteiligen mußte. Dieser saß in Halikarnaß und wird wohl von hier aus das nahe Kos bedroht haben (vgl. Strabon 14, 656). Die Nachricht, der zu mißtrauen ich keinen Grund sehe, ist als Zeichen für das Ansehen des koischen Arztes von großer Bedeutung. Zu der Lebenszeit, die wir für den Hippokratesschüler annehmen müßten, stimmt das Datum; wenn Hippokrates nicht selbst aufgefordert wird, so könnte man das mit seinem damaligen Aufenthalt in Thessalien oder Thrakien in Verbindung bringen.

Auch die Lehre des Dexippos weist dann Züge auf, die eine Einordnung in die koische Schultradition, so wie sie auf Grund der Analyse des ersten Teils und der der Hippokratesdoxographie aufgebaut ist, ohne jede Schwierigkeit ermöglichen. Der Hauptbericht, den wieder Menon (XII 18) gibt, verweist zunächst darauf, daß das System des Dexippos in allen Hauptpunkten mit dem des Thrasymachos von Sardes übereinstimme und nur in einzelnen Erweiterungen von ihm abweiche. Dexippos geht zunächst von allzuhäufiger und unzeitiger Nahrungsaufnahme aus, sie hat nach ihm zur Folge, daß Phlegma und Galle im Körper in Bewegung kommen. Das Quantum sowohl wie die besondere Art der Säfte, aber auch der betroffene Körperteil, spielen im Krankheitsprozeß eine Rolle. Dazu kommt offenbar ein zweiter Ausgangspunkt: Nicht von selbst, sondern durch das Übermaß aller Dinge, z. B. von Wärme und Kälte, geraten die Säfte in Bewegung, und es entstehen Krankheiten. Hierbei ist, wie man getrost annehmen darf, in erster Linie an eine Einwirkung von außen gedacht. Bis zu diesem Punkt entspricht die Lehre, so wird von Menon ausdrücklich festgestellt, den vorher geschilderten Systemen. Dann aber kommen einige spezielle Angaben über die Verwandlung des Phlegma und der Galle in andere oder andersartige Stoffe. Aus der geschmolzenen Galle und dem geschmolzenen Phlegma soll Ichor, also helles weißes Blut, und Schweiß entstehen. Tritt Fäulnis ein und verdicken sich die Stoffe, so entsteht Ohrensausen, Schnupfen[2], Augenbutter; durch einen Trocknungsprozeß fest geworden, werden beide Teile zu einem festen Stoff, zu welchem kann man jedoch nicht sagen, da diese und die folgenden Zeilen des Papyrus so verstümmelt sind, daß mir die Wiederherstellung unmöglich scheint[3]. Erkennbar ist noch, daß mit Z. 29 λέγει ein neuer Abschnitt einsetzt, in dem offenbar die verschiedenen Arten der Säfte und des Blutes als bestimmte Mischungen der beiden Hauptsäfte erklärt werden. Man kann auch noch feststellen, daß von der Mischung der Galle mit dem Blut (29—30) die Rede gewesen ist, und daß in dem nächsten Satz von der Mischung des Phlegma mit dem Blut und den daraus entstehenden Stoffen gesprochen wird. Erst die letzten drei Zeilen sind verständlich oder lassen doch eine sichere

---

[1] Anders Kahrstedt RE s. v. Hekatomnos; Iudeich, Kleinasiatische Studien 234. Herzog, Koische Forschungen 201.

[2] Vgl. Fredrich 42 Anm. 2.

[3] Schöne hat πιμελὴν καὶ σάρκας eingesetzt, was auch Diels und Wellmann aufnehmen. Die größten Bedenken habe ich aber gegenüber Wellmanns Ergänzung der folgenden Zeilen, die im Gedanken nicht unrichtig sein mögen, mit den überlieferten Buchstaben jedoch allzu gewaltsam umgehen. Wellmann. Fragmentsammlung 75 Anm. 4.

Ergänzung zu. Aus dem Blut, das weiß geworden ist, ergibt sich das λευκὸν φλέγμα, aus dem Blut, das schwarz geworden ist, die schwarze Galle[1].

Soweit der Bericht des Anonymus-Menon, der durchaus als verständlich bezeichnet werden kann. Wieder wird nur von den Säften berichtet, vom Pneuma ist nicht die Rede, und die nichtdiätetischen Ursachen sind nur eben angedeutet. Trotzdem erkennt man auch hier ein System, das auf dem Boden der koischen Lehre durchaus möglich ist und als solches begriffen werden kann. Es gibt wieder zwei Ausgangspunkte des Systems, einen diätetischen und den meteorologischen, es gibt wieder eine Säftelehre, die mit verschiedenen Arten von Säften arbeitet, zunächst mit Phlegma und Galle, den Hauptstoffen, aus denen die Krankheit entsteht, dann mit den verschiedenen Arten, die sich aus der Mischung dieser Säfte mit dem Blut ergeben und zuletzt denen, die aus dem Blut selbst unter bestimmten Einflüssen entstehen: dem weißen Phlegma und der schwarzen Galle. Es liegt in diesem System, möchte man annehmen, ein ähnlicher Versuch, wie bei Π. ἀέρων und Π. ἱρῆς νούσου vor, wo auch Phlegma und Galle als die Hauptstoffe erscheinen, und die schwarze Galle nur als eine bestimmte Art des einen Saftes, diesmal der Galle selbst, angesehen wird. Die Epidemien und die zugehörigen Schriften kennen wenigstens außer den beiden Ursachenkomplexen die Symptome, die genannt werden: ἴχωρ Epid. II 72, 3; VI 288, 5 (ἰχωροειδές), ἱδρώς, ἦχος Π. ἱρῆς νούσου 5, wo das flüssig gewordene Phlegma Ohrensausen bewirkt, μύξα, die hier nur als das βλεννῶδες bezeichnet wird (ein eiterartiger Saft, der aus der Nase fließt), λῆμαι Progn. 80, 13, dann verzeichnet man als ein bedeutsameres Faktum das, was weißes Phlegma genannt wird, das innerhalb des Corpus auch in den Epidemien vorkommt. Zuletzt ist darauf aufmerksam zu machen, daß die Lehre von einer Verwandlung des Blutes in schwarze Galle in Epid. VI 6, 14 und II S. 116, 4 erscheint (vgl. oben S. 45). Andererseits ist neben diesen Übereinstimmungen und der allgemeinen Möglichkeit, die Lehre als die Lehre eines Hippokratesschülers zu begreifen, festzustellen, daß kein Werk des Corpus als Quelle des Menonischen Referats in Frage kommt. Dexippos' ἰατρικὸν βιβλίον ist nicht erhalten, ebensowenig wie allem Anschein nach die eine prognostische Schrift, die Suidas erwähnt.

Wenigstens eine kleine Ergänzung dieses Berichtes bieten, ähnlich wie bei Polybos die beiden doxographischen Fragmente gynäkologischen Inhalts, noch zwei Nachrichten aus Plutarch Quaestiones convivales VII 1 und ein Rezept, welches Dexippos und sein Schulgenosse Apollonios empfohlen haben, das über Erasistratos-Galen erhalten ist. Die beiden ersten Fragmente, allem Anschein nach Bruchstücke ein und derselben physiologischen Schrift, beschäftigen sich mit der Hypothese, die auch Platon und viele andere Ärzte der gleichen Zeit vertreten haben, daß ein Teil der aufgenommenen Flüssigkeiten in die Lunge gelangt. Diese Theorie hat Dexippos anerkannt, dann hat er aber auch im einzelnen erklärt, wie der Kehlkopfdeckel eine Scheidung zwischen fester und flüssiger Nahrung vornimmt und nur die flüssige Nahrung und dann auch nur einen Teil von ihr in die Arterie-Luftröhre hineinläßt. Leider ist die Lehre zu wenig individuell, um die Zuweisung einer Schrift des Corpus an Dexippos zuzulassen. In Π. καρδίης haben wir beide Lehren, und die etwas ausführlichere Darstellung könnte ohne weiteres auf die Kosten der Quelle Plutarchs oder vielleicht auch des Plutarch selbst kommen, dessen gelehrte Bemerkungen letzthin auf

---

[1] Diese Lehre wird gesichert durch Rufus von Ephesos Π. ὀνομασίας τῶν ἀνθρώπου μορίων 226.

eine doxographische Quelle zurückgehen müssen. Uns begegnete die Theorie, daß die Lunge Flüssigkeit aufnimmt, aber auch bei der Analyse der diätetischen Aphorismen von Epid. VI u. von Π. ὀστέων φύσιος, hier bei der Untersuchung des ersten Kapitels, das sich in einigen Einzelheiten mit der zweiten Epidemiengruppe berührte, das aber leider zu abrupt dasteht, um eine auch nur einigermaßen sichere Einordnung zuzulassen.

Höchst merkwürdig, eben deshalb aber auch erhalten, ist das von Erasistratos in dem ersten Buch seiner Schrift »Über die Fieber« besprochene Rezept des Dexippos und Apollonios über die Behandlung von Fieberkranken[1]. Ausführlich referiert ist es in der pseudogalenischen Schrift über die beste Ärzteschule, wo die verschiedenen Behandlungsarten, die für die Therapie der Fieberkranken vorgeschlagen sind, aufgezählt werden, um zu zeigen, wie schwer es ist, ein Urteil über sie zu gewinnen (Gal. I 144). Während andere Ärzte, z. B. Petronas, den Patienten Schweinefleisch, ungemischten dunklen Wein und kaltes Wasser gaben, und im Gegensatz dazu andere sie auch wieder fasten ließen, gaben die beiden »Hörer des Hippokrates« Apollonios und Dexippos weder Wein noch Wasser, sondern reichten pro Tag zwei oder drei kleine Becher aus Wachs, die nur den sechsten Teil einer Kotyle aufnahmen, also höchstens einen Eßlöffel. Auch dieses Rezept ist im Corpus Hippocraticum nicht erhalten. Uns interessiert daran die genaue Beobachtung des Quantums, die uns bei den Epidemien nur in der letzten Gruppe begegneten.

Damit ist nun alles vorgelegt, was an zuverlässigen Nachrichten über Hippokrates und seine Schüler erhalten ist[2]. Man wird sich vor allem darüber wundern, wieviel Schriften in der Antike verlorengegangen sind. Hippokrates' Krankheitslehre, die Gynäkologie des Polybos, sämtliche Arbeiten des Dexippos, wenn nicht einiges Material der Epidemien auf ihn zurückgeht, die Schrift, aus der die Adernlehre des Syennesis stammt, all das ist verlorengegangen, da andere Lehren in Mode kamen.

Ergebnisse

Die Epidemienbücher des Corpus Hippocraticum, so hatte Littré festgestellt und so bestätigte es unsere Untersuchung, zerfallen nach Abfassungszeit und Eigenart in drei Gruppen: Epidd. I und III, zwei für eine breitere Öffentlichkeit bestimmte Berichte über vier sogenannte Katastaseis aus der Zeit um 410, Epidd. II, IV und VI, eine Notizenmasse, in deren Mittelpunkt die Epidemie von Perinth steht, deren Jahr in die Zeit von 399—395 fällt, Epidd. V und VII, wieder eine nur z. T. voll ausgearbeitete Notizenmasse über Krankheiten aus verschiedenen Städten Thessaliens und Thrakiens und eine nur allgemein in Thrakien lokalisierbare Epidemie (Zeit ± 360). Es zeigte sich bei der Untersuchung, daß alle drei Gruppen in Sprache, Theorie und Methode zusammengehören, doch war erkennbar, daß die beiden ersten Gruppen Epidd. I und III und II, IV und VI besonders eng verwandt sind, Epidd. V und VII dagegen für sich stehen. Vor allem war ein Unterschied

[1] Es ist interessant, daß Galen, der Gegner des Erasistratos, diesem vorwirft, er könne kein Werk des Apollonios und Dexippos vorzeigen (CMG V 9, 1 S. 256,12).

[2] Man könnte vielleicht noch den Versuch machen, die Lehre des Praxagoras von Kos, des Zeitgenossen des Aristoteles, in den Entwicklungszusammenhang der koischen Schule einzuordnen. Ich weise nur darauf hin, daß die Verbindung von Pneuma- und Säftelehre für ihn charakteristisch ist, was man von der koischen Lehre aus sehr wohl begreifen kann. Hippokrateszitate, die von größtem Wert sein würden, kenne ich aus den Fragmenten seiner Werke nicht. — Ein Schüler des Praxagoras ist Xenophon von Kos, der die Glosse θεῖον im Prognostikon im Sinne der koischen Lehre von den kritischen Tagen zu erläutern versucht (Erot. 108, 19).

in der Zweckbestimmung faßbar. Während in Epidd. I und III sowie II, IV und VI der prognostische Zweck dominierte, trat in V und VII das therapeutische Interesse stärker hervor. Volle Übereinstimmung dagegen herrschte in der Auffassung von dem Krankheitsprozeß, der durch die Merkmale Apostasis, Krisis und Pepasmos gekennzeichnet ist, und in der meteorologischen Auffassung der Medizin.

Weitere Ergebnisse lieferte dann die Untersuchung der Beziehungen zwischen den einzelnen Gruppen der Epidemien und anderen Schriften des Corpus. So ließ sich zu Epidd. I und III das Prognostikon, eine Lehrschrift, zuordnen, und es wurde nachgewiesen, daß ein Zitat aus Epid. I sich auf diese Schrift bezieht. In der Gesamtauffassung der Medizin und der Prognose stimmten beide Schriften überein.

Der zweiten Gruppe konnten zugeordnet werden: 1. Π. χυμῶν, von Littré mit Recht als achtes Epidemienbuch charakterisiert, ein locker zusammengefügtes Hypomnema über verschiedene Lehren aus der Zeit nach der Epidemie von Perinth, das zugleich Beziehungen zu den Epidd. I und III aufwies, 2. zwei Kolleghefte aus dem chirurgischen Unterricht, die Schriften Κατ' ἰητρεῖον und Μοχλικόν, die selbst wieder 3. die große chirurgische Schrift des Corpus, das klassische Werk der antiken Chirurgie Π. ἀγμῶν — π. ἄρθρων ἐμβολῆς voraussetzten. Dagegen erwies sich eine von Regenbogen mit Κατ' ἰητρεῖον und Μοχλικόν verbundene Schrift Π. ὀστέων φύσιος als zu einem anderen Genos der medizinischen Schriftstellerei zugehörig. Es handelte sich um eine Sammlung von Adern- und Nerventheorien, die offenbar doxographisch-kritischen Zwecken dienen sollte.

Beiden Gruppen zusammen war dann die Schrift Π. φύσιος ἀνθρώπου zuzuordnen, das Werk des Koers Polybos, dessen Lehre sich als eine Systematisierung der in den genannten Schriften erhaltenen Theorien erwies. Polybos macht den Versuch, auf rationalem Wege ein medizinisches System von größter Geschlossenheit zu errichten.

Zu der Gesamtmasse dieser Schriften gehörten weiter die Abhandlungen Π. ἀέρων und Π. ἱρῆς νούσου, die sich durch die Übereinstimmung in der Lehre als untrennbar erwiesen. Wir mußten jedoch zugleich feststellen, daß beide Schriften, von denen jede auch in sich eine Einheit bildet, zwar zum Schriftenkreis der Epidemien gehören, aber von einem anderen, in vielen Einzelheiten selbständigen Autor stammen.

Im Gegensatz zu diesen Schriften stehen die Epidd. V und VII für sich; es zeigte sich aber auch hier eine enge Verbindung mit der koischen Schule.

Nachdem so die Epidemien samt den zugehörigen Schriften des Corpus analysiert waren, ergab sich die zweite Aufgabe, die ältesten über Hippokrates und seine Schüler erhaltenen Nachrichten zu sammeln und zu interpretieren, sowie ihr Verhältnis zu den behandelten Schriften darzulegen. Dabei sahen wir, daß die Nachrichten über Hippokrates und Polybos zu den Ergebnissen der Untersuchung stimmen. Auch die Übereinstimmung der Zitate, der doxographischen Referate und der in den Kritiken vorausgesetzten Lehren mit den Theorien der analysierten Schriften erwies diese als koische Werke. Zwar bleibt auch jetzt noch unsicher, was wirklich Eigentum des Hippokrates ist; aber so viel darf man sagen, daß die beiden ersten Epidemiengruppen mit den zugehörigen Schriften in seine Zeit gehören und zumindest von dem Haupt der Schule nicht unbeeinflußt geblieben sein dürften.

Damit ist die Aufgabe, die wir uns gestellt haben, gelöst. Eigentlich müßte jetzt jedoch noch folgendes geschehen: es müßten drei Sammelwerke des Corpus analysiert werden, das bekannte Sammelwerk der Aphorismen, die Exzerptenmasse Π. κρίσιων (IX 276 L) und die Κῳακαὶ προγνώσεις, bzw. die Schriften, die in diesen Kompilationen exzerpiert sind. Der Sammler der Aphorismen hat in erster Linie vier Schriften des Corpus berücksichtigt; er hat die Notizen von Epidd. II und VI und die Schriften Prognostikon, Π. ἀέρων und Π. χυμῶν benutzt. Das steht fest und ist eine bedeutsame Tatsache. Einem koischen Arzt, denn der wird der Kompilator gewesen sein, da ihm Privatnotizen aus Kos zugänglich waren, haben diese Bücher offenbar als ein fester Schriftenkreis vorgelegen. Dazu hat er andere Bücher herangezogen, wie z. B. Π. ὑγρῶν χρήσιος und mehrere uns nicht erhaltene, die er ebenfalls zu diesem Kreis gerechnet haben muß. Es ist eine dringende Aufgabe und eine Vorbedingung für eine abschließende Darstellung der koischen Schule, daß die verlorenen Schriften soweit wie möglich rekonstruiert oder, wenn das nicht möglich ist, wenigstens die Exzerpte auf ihre Zusammengehörigkeit geprüft werden. Die von uns dargestellten Anschauungen würden dadurch weitere Ergänzungen erhalten. Auch müßte dann erklärt werden, wie es kommt, daß Epidd. V und VII, aus denen doch auch dieser oder jener Aphorismus hätte entnommen werden können, nicht verarbeitet sind. (Auch Π. φύσιος ἀνθρώπου ist nicht herangezogen.) Sollten die Aphorismen etwa in einer Zeit zwischen Epidd. II, IV und VI und diesen Epidd. entstanden sein? Sollten sie in die Zeit um 390 gehören? Daß die Stücke nicht als Privataufzeichnungen anzusehen sind, geht daraus hervor, daß die Sammlung einen Anfangs- und einen Schlußaphorismus hat. Es darf jetzt nur noch bemerkt werden, daß der zum geflügelten Wort gewordene Aph. I 1 am ehesten dem Arzt von II, IV und VI zugeschrieben werden könnte. Der Arzt, dessen sorgfältiger, von Skepsis getragener gewissenhafter Arbeit wir zusehen konnten, kann sehr wohl das Wort geprägt haben: 'Ο βίος βραχύς, ἡ δὲ τέχνη μακρή, ὁ δὲ καιρὸς ὀξύς, ἡ δὲ πεῖρα σφαλερά, ἡ δὲ κρίσις χαλεπή· δεῖ δὲ οὐ μόνον ἑωυτὸν παρέχειν τὰ δέοντα ποιεῦντα, ἀλλὰ καὶ τοὺς παρεόντας καὶ τὰ ἔξωθεν[1]. Aber auch Beziehungen zu Epid. I hat man in diesem Aphorismus gefunden.

Dann aber müßten auch die Koischen Prognosen untersucht werden, die aus folgenden Schriften schöpfen: Prognostikon, Epidd. II, VI und VII, Aphorismen, Prorrh. I, Π. νούσων I, II, III, Π. διαίτης ὀξέων, Π. τῶν ἐν κεφαλῇ τρωμάτων. Da diese Kompilation systematisch aufgebaut ist, kann sie nicht etwa eine Sammlung sein, die man von Fall zu Fall vervollständigte, sondern sie muß von einem Verfasser stammen, der diese Schriften zusammen vor sich hatte und nun das, was ihm wichtig schien, ausgewählt und zusammengestellt hat. Daß nicht etwa umgekehrt das Prognostikon und das Prorrhetikon aus den Koischen Prognosen oder einer anderen auch den Koischen Prognosen vorliegenden Quelle schöpfen, läßt sich erweisen. Auch die Frage der hier nachweisbaren Koexistenz der Bücher muß geklärt werden, weiter manches Einzelproblem, z. B. der Titel.

Zuletzt würde die Exzerptensammlung Π. κρίσιων berücksichtigt werden müssen. Es kann kein Zufall sein, daß dieser Zusammenstellung durchweg dieselben Schriften zugrunde liegen wie den Koischen Prognosen. Es sind, wie bereits Littré vermerkt hat: Epidd. II, IV und VI, das Prognostikon, die Aphorismen, Π. διαίτης ὀξέων und Π. νούσων I und mindestens eine nicht weiter bekannte Schrift über Krankheiten.

Erst wenn diese weitere Arbeit geleistet, dürfte m. E. alles getan sein, was an Vorarbeit für die Geschichte der koischen Schule geleistet werden muß. Dann wird man

[1] Zu κρίσις s. o. S. 81, 4; zu τὰ δέοντα ποιεῦντα vgl. Epid. VI 5, 1; zu der Zusammenstellung νοσῶν, παρεόντες, τὰ ἔξωθεν Epid. VI 2, 24. Bei seinen Aussagen muß man unterscheiden zwischen dem, was man dem Kranken, den Anwesenden und draußen sagt.

das Bild zeichnen können, das als historisches Bild der bedeutendsten Schule der antiken Medizin zu gelten hat. Schon jetzt aber ergeben sich Entwicklungslinien in der Haltung und der Theorie der Ärzte, schon heben sich einzelne Individualitäten von dem Hintergrund der Schuldogmen ab. Klar erkennbar sind die Persönlichkeiten des ruhig forschenden, überlegenden, skeptischen Sammlers und Deuters der Beobachtungen aus den Epidemienbüchern, des philosophisch geschulten Rationalisten Polybos und des Verfassers von Π. ἀέρων und Π. ἱρῆς νούσου, dessen hohe auf Wissenschaft gegründete Religiosität in der griechischen Medizingeschichte nirgends ihresgleichen hat, dessen Glaube überhaupt eine der schönsten Formen griechischer Religiosität darstellt. Daran anknüpfend müßte gezeigt werden, wie sich die koische Lehre von der der übrigen Schulen und ihrer Vertreter abhebt, es müßte die medizingeschichtliche Stellung der koischen Schule aufgezeigt werden. Diese Geschichte zu schreiben wird aber nur dann möglich sein, wenn der moderne Arzt dem Philologen zu Hilfe kommt. Der Philologe kann sehen, wie sich eine Lehre entwickelt, er kann die innere Logik des Systems aufzeigen, er kann Methode und Theorie entwickeln, nur eins versteht er nicht, was die Voraussetzung für die historische und absolute Wertung der antiken Medizin ist, er weiß nicht, was hier richtig, was falsch gesehen und gedeutet wurde. Die einst von den antiken Ärzten beobachteten, jetzt vom modernen Arzt zu rekonstruierenden biologischen Vorgänge, die die Entstehung und Entwicklung einer Theorie bestimmt haben, bleiben ihm verborgen. An dieser Stelle muß der Mediziner einsetzen.

Nachwort und Nachträge

Allgemeines:

Was seiner Zeit, und das heißt vor nunmehr fast genau 40 Jahren, den Verfasser gereizt hat, die hier in anastatischem Neudruck vorliegenden Untersuchungen aufzunehmen, vor allem welches spezielle Thema ihn damals dazu geführt hat, sich mit den Epidemien des Hippokrates und den ihnen durch Lehre und Sprache verwandten Schriften zu beschäftigen, hat er damals in der Einleitung seiner Veröffentlichung ausgesprochen. Vielleicht läßt aber auch ohne diesen Hinweis der Gang der Untersuchung, die in der Behandlung von Epid. VI 5 so etwas wie einen Höhepunkt, oder sagen wir, ein Zentrum erreicht, den Leser erkennen, welche Fragen den Anstoß zu der Arbeit gaben. Man mag, was durchaus zugegeben sei, diese Problemstellung als philosophiegeschichtliche bezeichnen und das Interesse des Verfassers an den Epidemien damit als nicht eigentlich medizingeschichtlich und auch nicht als speziell philologisch charakterisieren. Rückblickend nach soviel Jahren daran zu erinnern ist um so mehr geboten, als es jetzt noch mehr als damals eine hermeneutische Notwendigkeit zu sein scheint, bei jeder geistesgeschichtlichen Untersuchung niemals aus dem Auge zu verlieren, welches Motiv, Interesse, welcher Aspekt jeweils den Ausgangspunkt bildete. Diesen Ausgangspunkt zu kennen ist nicht eben nur ein vielleicht mehr oder minder interessantes autobiographisches Faktum, sondern für jede weitere Frage, die sich im Laufe der Arbeit auftut, von bestimmter und nicht selten entscheidender Bedeutung. War bei uns, wie wir sagten, die schöne Sentenz Εὐπαίδευτος ἡ φύσις in Epid. VI 5 gleichsam das auslösende Signal, ein Wort, das primär philosophiegeschichtlich von Bedeutung zu sein schien, so hat denn auch das philosophiegeschichtliche Interesse den Fortgang der Untersuchung bestimmt. Dem Leser wird nicht entgehen, daß die allgemeinen Sprüche in den Epidemien, insbesondere auch diejenigen, in welchen der Autor einen Nachklang herakliteischen Philosophierens zu spüren glaubte, vorrangig Anziehungskraft auf ihn ausübten. Erst später öffneten sich ihm die Augen für die nähere und dann weitere Umgebung, in welcher das Wort steht, und so wurde aus einer philosophiegeschichtlichen Arbeit eine solche, die zugleich als medizingeschichtlich charakterisiert werden kann — oder allgemein als philologisch-historische Untersuchung. Der zu Beginn eingeschlagene Weg war damit nicht verlassen, aber er führte wie von selbst in einen ganzen Komplex von Fragen, der sich sogar als so groß und umfangreich darstellte, daß der Überblick gefährdet schien. Auch daraus erklärt sich, daß wir immer wieder zu den Epidemienbüchern und den Gruppen, in welche sie sich einteilen ließen, zurückkehrten, und daß manches bereits ausgearbeitete Kapitel später aus der Darstellung ausgeschieden wurde. Im Interesse des erstrebten Zieles, immer und so weit wie irgend möglich festen Boden unter den Füßen zu behalten, schien diszipliniertes Festhalten an der nun präziser umrissenen Aufgabe nötig.

Diese Feststellungen möchten wir also unserem Nachwort vorausschicken, wenn wir nun unseren Untersuchungen in der gedruckten und wiedergedruckten Form von neuem begegnen[1]. Halten wir es doch auch jetzt für unumgänglich erforderlich, wieder in einer Art hermeneutischer Besinnung die Aufgabe dieser nachträglichen Bemerkungen fest zu umreißen. Der vorliegende anastatische Neudruck der Untersuchungen schien manchem Leser erwünscht, für mich aber war entscheidend, daß damit die Gelegenheit gegeben war, Weg und Ergebnisse von neuem zu überdenken und zu fragen, ob sie einer fruchtbaren Weiterarbeit an der einmal als sinnvoll erkannten Aufgabe dienlich sein könnten. Wir bejahen diese Frage, die Zustimmung sollte aber nicht als absolut selbstverständlich hingenommen werden. Es hat angesehene Forscher gegeben — und es gibt sie noch —, die in Hippocraticis, praktisch in der Frage, ob wir Schriften des Corpus Hippocraticum Hippokrates selbst oder Angehörigen seiner Richtung und damit der koischen Schule zuschreiben dürfen, einem Agnostizismus huldigen, vor dem wir das Auge nicht verschließen dürfen. Es gab und gibt hier eine Skepsis, die gar nicht weit von derjenigen entfernt ist, die etwa in Homericis trotz aller Bemühungen, die Persönlichkeit des Dichters in ihrer Historizität zu erfassen, mit Entschiedenheit verfochten wird, und obwohl es eine feststehende Tatsache ist, daß es den »großen« Arzt Hippokrates gegeben hat, obwohl seine Zeit zugegebenermaßen einer helleren und von der Forschung mehr und mehr erhellten Epoche angehört, will für manchen sein Name nicht Gestalt annehmen. Man gibt gerne zu, daß wir selbst in unserer Untersuchung skeptisch verfahren sind — Optimisten haben sogar viel weitergehende Schlüsse aus den kritisch gewonnenen Ergebnissen, als wir sie uns zutrauten, erwartet, ja unwillig gefordert, andere wiederum — keineswegs voreingenommene Gelehrte — sahen sich verpflichtet, grundsätzliche Bedenken anzumelden, wenn sie nicht überhaupt unseren Versuch als in wesentlichen Punkten gescheitert ansahen. Mit dem Entschluß, zu einem anastatischen Neudruck unsere Zustimmung zu geben, bringen wir zum Ausdruck, gerade auch im Hinblick auf derartige Einwände, daß wir den in dieser Arbeit eingeschlagenen Weg nach wie vor für richtig, die Ergebnisse, aufs ganze gesehen, für diskutabel halten, ja sie in mancherlei Hinsicht jetzt noch als in höherem Grade gesichert ansehen, und wieder nicht zum wenigsten deshalb, weil nicht allein unsere eigene Nachprüfung zu diesem Ergebnis gekommen ist, sondern auch andere, Mitforscher verschiedenen Alters und oft sehr verschiedener Interessenrichtung, das errichtete Haus, seine Fundamente, die Mauern der einzelnen Stockwerke weiter gesichert und vor allem ihre Teile in erwünschter Form ausgebaut haben. Darum haben wir es aber auch nur begrüßen können, daß es zu begründeten Differenzierungen kam, unsere Ergebnisse noch mehr konkretisiert und ergänzt wurden. Jeder Nachtrag, auch insbesondere solche Arbeiten, die von Einzelproblemen ausgingen, erwies sich als wertvoll, auch im Sinne der

[1] Zu unserem Rückblick vgl. H. Diller, Stand und Aufgaben der Hippokratesforschung, Jahrbuch der Ak. d. Wiss. u. d. Lit. Mainz 1959, 271 = Ars medica 3, 1971 = Antike Medizin, hrsg. v. H. Flashar (= Wege der Forschung, Bd. CCXXI), Darmstadt 1971, 29. Auch L. Edelsteins Nachträge zu Gossen RE-Art. Hippokrates (RE Suppl. VI, 1935, Sp. 1290—1344) erwähnen wir an dieser Stelle. Edelsteins Nachträge wollen nicht bloß instruieren, sondern die Problematik der Hippokratesforschung mit letzter kritischer Konsequenz in ihrer Fraglichkeit aufzeigen. Auf die einzelnen Ergebnisse des Verfassers einzugehen, ist hier unmöglich. Edelsteins aporistische Haltung hat aber ihr Gutes, da sie uns zu ständiger Überprüfung der Aufgaben der Hippokratesforschung zwingt.

Zielsetzung, die mit dem Untertitel »Voruntersuchungen zu einer Geschichte der Koischen Ärzteschule« gegeben war. Es gehört in unserer Wissenschaft Mut nicht nur zur Kritik, sondern ebenso zu energischer Weiterarbeit, wo die Ergebnisse wie in unserem Fall jedenfalls zunächst nur der Historie dienen oder zu dienen scheinen. Ist nicht der Fortschritt der neuzeitlichen Medizin in Theorie und Praxis über das allermeiste, was die hippokratische Heilkunde an Entdeckungen aufzuweisen hat, so bedeutend, daß sie nur noch das Interesse des Antiquars oder Kuriositätenkrämers finden kann? Eine attische Tragödie hingegen wirkt auch heute noch mit der Unmittelbarkeit eines absoluten Kunstwerks! Aber auch wenn wir feststellen, daß es in der Wissenschaft hier und da Zeichen von Müdigkeit gibt, so scheinen hippokratische Schriften zudem oft nur noch historisch interessante Fakten, Forschungsobjekte für Medizinhistoriker zu sein. Mindestens dann, wenn jemand das *hippocratiser* nicht allein als unverbindliche Beschäftigung mit den alten Dokumenten betreibt, sollte ihm die Anerkennung des heutigen Arztes nicht vorenthalten bleiben. Wer aber als Philologe sich mit Texten abgibt, die nicht im Mittelpunkt seiner Wissenschaft stehen, sollte sich dann auch wieder von dem Bewußtsein tragen lassen, daß sein im Verhältnis zu anderen Gegenständen seines Arbeitsgebiets vielleicht an der Peripherie stehendes Unternehmen zu Resultaten führen kann, die sich sehr schnell als unverächtliche Beiträge zu seiner übergeordneten Aufgabe, Klassisches lebendig zu erhalten, darstellen. Solche apologetische Überlegungen werden gestattet sein, wenn wir nicht nach der Wirkung unserer altgewordenen Untersuchungen fragen — eine Wirkung haben sie ja gehabt —, sondern spezieller feststellen, an welchen Stellen kritische Weiterführung anzusetzen hatte und angesetzt hat. Davon muß jetzt gesprochen werden.

Dann aber haben wir zuallererst von solchen Arbeiten zu handeln, welche sich auf die Grundlagen des gesamten Aufbaus unseres »Hippokrates«-bildes beziehen, natürlich insbesondere von Beiträgen, durch welche die in unseren Untersuchungen erarbeitete Datierung der drei Gruppen der Epidemienbücher von neuem und zusätzlich gesichert oder schärfer bestimmt wurde und, was aufs engste damit zusammenhängt, ihr Schauplatz, ihr Ort in der Geschichte, wohin sie geographisch gehören. Da haben wir aber tatsächlich die Feststellung zu machen, daß Kritik und Weiterführung unserer diesbezüglichen Ausführungen zu Resultaten geführt haben, die in der Hippokratesforschung einfach nicht mehr übergangen werden können, obwohl solcher Arbeit im ganzen auch nicht e i n e neue Quelle, etwa eine neue datierte Inschrift zur Verfügung stand. Sozusagen primo loco verzeichne ich deshalb, daß es Hermann Grensemann[2] durch sorgsame Auswertung der in den Epidd. selbst enthaltenen Daten und berechtigte Kombination der hier gegebenen Fakten, z. B. durch Neubehandlung der Ortsbezeichnungen und eines eigentümlichen Vermerks über die Erscheinung eines Kometen (Epid. IV 21) gelungen ist, die Datierung von Epidd. I und III, Epid. IV und Epid. VII zu sichern bzw. zu präzisieren. Die Epidd.-Gruppe I/III ist wirklich c. 410 entstanden, Epid. IV 21 gehört in das Jahr 373/2, Epid. VII enthält Krankengeschichten, welche vor 348 geschrieben sein müssen. Alle drei Datierungen sind auf dem natürlichsten Weg gewonnen, dank der Tugend der Geduld, die nun einmal für den Philologen gar nicht so selbstverständlich ist, wenn er sich mit Realien

[2] Clio medica 4, 1969, 71 ff.

wie den Ergebnissen von Ausgrabungen zu beschäftigen hat und sich damit von dem Gebiet seiner »Zuständigkeit« entfernt. Grensemann hat dann auch mit Recht erst nach den auf diese Weise erfolgten Datierungen sprachlich-stilistische Folgerungen gezogen, nicht — wie es manchmal geschieht — in entgegengesetzter Reihenfolge vorgehend. Das Erfreuliche ist darüber hinaus ein Nebengewinn, das was wir für die Geschichte der Schrift- und Fachsprache lernen. Nur bei sicherer Datierung kann — es muß wiederholt werden — Stilgeschichte mit Recht und Sinn getrieben werden. Ohne damit Grensemanns Verdienst in den Schatten stellen zu wollen — was mir selbst in puncto Datierung und geographischer Lokalisierung aufgefallen ist, sei dann sofort vermerkt. Leider gibt für unseren Fragenkreis z. B. die neugefundene, zum ersten Mal von K. Bardong benutzte Koische Inschrift, welche den Namen eines Praxagoras, doch wohl eines Angehörigen der Familie des berühmten hellenistischen Arztes, bringt[3], nichts aus. (Der Fund sollte uns aber daran erinnern, daß ein Großteil des von R. Herzog und den italienischen Forschern zutage geförderten epigraphischen Materials aus Kos, das auch unsern Zwecken vielleicht dienlich sein könnte, noch nicht zugänglich ist.) Mir schien in meinem Beitrag zur Festschrift für Edith und Walter Artelt (Berlin 1971) angebracht, noch einmal darauf hinzuweisen, daß der Epid. VII 57 genannte Arzt Pythokles — er ist an dieser Epidemienstelle Patient (übrigens, wie mag er selbst seine Erkrankung diagnostiziert haben?) — Angehöriger der aus späteren Inschriften bekannten, um ihre Heimat Kos durch Stiftung der Pythokleia verdienten Familie gewesen ist (vgl. ob. 145, 1). Auch hätte ich zu der Erwähnung des Medosades, auf dessen Namen wir im Zusammenhang unserer Darstellung der Epidemie von Perinth, der Stadt an der Nordküste der Propontis, aufmerksam wurden (vgl. 74, 5), eines Mannes, den wir uns als politische Erscheinung von nicht ganz geringem Format vorstellen müssen, doch wohl hinzufügen sollen, daß der gleichnamige Verfasser von Hellenica (22 Bücher, Beginn 218?) sehr wahrscheinlich zu den Nachkommen seiner Familie gehört, der Historiker Medosades von Perinth (Fr. Hist. Gr. 82, Jacoby). Die Familie des Medosades dürfte nicht erst mit dem späteren Namensträger eine gebildete Familie geworden sein. Es scheint sich zu bestätigen, daß Hippokrates — oder war es ein Hippokratiker, den man nach Perinth gerufen hatte? —, in gehobenen Kreisen praktizierte. Namen von Personen, Ortschaften und datierbare Beobachtungen sind es, deren Erwähnung unseren Untersuchungen festeren Halt gibt. Wir konstatieren diese Tatsache stets von neuem, verschließen uns andererseits aber nicht Indizien ganz anderer Art, nur daß wir sie in ihrem Wert als Zeugnis im allgemeinen nur mit größter Zurückhaltung benutzen. Wir haben hier z. B. den Verfasser des einzigen inzwischen erschienenen Hippokratesbuches zu Worte kommen zu lassen, Max Pohlenz, der 1938 nach eingehenden Vorstudien, an denen auch seine Schüler beteiligt waren, sein Werk »Hippokrates und die Begründung der wissenschaftlichen Medizin« herausbrachte, eine Publikation, von der man sagen darf, daß hier nicht nur Begeisterung für den medizinischen Forscher, sondern gleichermaßen für die große Persönlichkeit die Feder geführt hat. Unsere Arbeiten sind sich begegnet, wir dürfen auch deshalb fragen, wie er bei der Datierung der Schriften seines Hippokrates — es sind nun in erster Linie *De aere*, von Pohlenz als erstem »Über die Umwelt« genannt, und

[3] Vgl. K. Bardong, RE s. Praxagoras Sp. 1735.

De morbo sacro — vorgeht. Begnügen wir uns mit nur zwei Argumenten, die Pohlenz anführt, so können sie doch als charakteristisch für sein Verfahren angesehen werden[4].

1. Von ganz besonderer Bedeutung ist es, daß Pohlenz die Feststellung von Korais[5], daß ein in Euripides' Hippolytosprolog 8f. ausgesprochener Gedanke in *De aere* 75, 8.9 Heiberg inhaltlich und, was als wichtiger bezeichnet werden darf, in überraschend ähnlicher Formulierung wiederkehrt, voll ausgewertet hat. Der Verf. von *De aere* verwendet in seiner Argumentation den verbreiteten Glauben, daß die Götter an den Ehren, die ihnen von den Menschen entgegengebracht werden, Freude haben. Diese Überzeugung ist selbstverständlich alt, sie steht auch im Zusammenhang mit dem *do-ut-des* der alten Gebets- und Opfervorstellung, es ist kaum nötig, an die homerische Gebetsformel zu erinnern »wenn ich dich jemals erfreut habe«. So ursprünglich aber dieser Gedanke ist, und obgleich wir auch in Euripides' Spätdrama, den Bakchen (321), den Gedanken finden, an der letzten Stelle mit ähnlichen Worten wie in seinem 428 aufgeführten Hippolytos, Pohlenz beschränkt sich offenbar bewußt darauf, nur die letztgenannte Stelle heranzuziehen, so überraschend genau ist die Übereinstimmung von Hippolytos mit dem Satz aus De aere. Es drängt sich sofort der Gedanke auf: Der Verfasser der Schrift von der Umwelt verwertet eine Sentenz aus dem 428 aufgeführten Drama des Euripides, in dessen Zeit er schon aus anderen Gründen zu setzen ist. (Ob wir mit Pohlenz »Gestalten aus Hellas« sagen dürfen, der Mediziner, für ihn Hippokrates, habe »unter dem frischen Eindruck des Dramas gestanden«, ist eine andere Frage.) Worauf es uns ankommt: Pohlenz hat an eine Feststellung angeknüpft, die Konsequenzen für die Datierung von *De aere* haben muß, wenn sie richtig erklärt ist. Uns scheint dennoch die Frage erlaubt, ob z. B. nicht doch auch mit einem verlorenen Drama des Euripides als Quelle des Satzes aus *De aere* gerechnet werden sollte, vielleicht nicht einmal des Euripides, der als gelehrter Dichter Wissen um medizinische, insonderheit auch hippokratische Theorien verrät, übrigens auch an solchen Stellen mehr um ärztliche Auffassungen, die sich leicht zu Sentenzen formten. Im Gegensatz zu solchen Versuchen wie Pohlenz' Verfahren bieten uns Inschriften und Nachrichten der Historiker ein wirklich zuverlässiges Mittel, zu sicheren Datierungen zu kommen. Anklänge an Literatur aus gleicher Zeit wie die Lebenszeit des Hippokrates wollen wir nicht überbewerten.

2. Aber methodisch instruktiv ist in gleichem Maße wie das vorhergehende folgendes Beispiel, wie Pohlenz argumentiert. In dem jederzeit mit Recht hocheingeschätzten Abschnitt von *De aere* B (c. 18), dem medizinisch-ethnographischen Teil der Schrift über die Skythen, also einen der Völkerstämme in Südrußland, erzählt der Verfasser von den hornlosen Rindern, welche die Wagen mit den Frauen ziehen, — die Männer reiten — und wie es seine Art ist, mit der diesbezüglichen Frage rechnend, erklärt er das Fehlen der Hörner mit dem kalten Klima, dem die Tiere ausgesetzt sind. Nun steht dieselbe Ätiologie bei Herodot IV 29, und der Historiker bringt sie expressis verbis als seine eigene Erklärung (δοκέει μοι), gibt dazu außerdem eine ausführliche Begründung. Herodot, der alten Vorstellung von einer Symmetrie der Erd-

[4] Vgl. H. Dillers eingehende Rezension des Buches, Gnomon 18, 1942, 65 ff., zu der wir im folgenden weitere Gesichtspunkte hinzufügen. (*De aere* hat Diller auch in seiner Übersetzung CMG I 1.2, Berlin 1970, diesen deutschen Titel gegeben.)

[5] Die Entdeckung gehört Korais: vgl. seine Ausgabe der Schrift, Paris 1900, II. Bd., 360.

teile folgend, stützt seine Doxa mit dem Hinweis, daß in Libyen, der Gegend mit warmem Klima, wie schon Homer, den er zitiert (Od. 4,85), beobachtet hat, Rinder, Ziegen und Schafe, alle Hörner tragen, offenbar entsprechend dem Reichtum an biologischer Kraft, der für diesen Landstrich kennzeichnend ist. Wenn Herodot in diesem Zusammenhang seine Bemerkung ausdrücklich als Exkurs bezeichnet, so spricht dies ebenfalls dafür, daß er hier alles andere ist als der naive Erzähler, der uns in so vielen Partien seines Werks zu entzücken vermag. Hier ist für Pohlenz, der sich natürlich bewußt ist, damit kein exaktes Argument zu gewinnen, der Ansatzpunkt, um festzustellen, daß der Verfasser von *De aere* von dem Historiker abhängig sein muß, der doch ein Recht darauf habe, als primus inventor der klimatischen Ätiologie zu gelten. Wenn ich dennoch gegenüber dieser Schlußfolgerung meine Bedenken anmelde, so möchte ich richtig verstanden werden. Ungern sprechen wir Herodot die ehrliche Überzeugung ab, daß er mit seiner Erklärung der Hornlosigkeit bei den Rindern im Skythenland eine Lösung des Problems vertrat, auf die er selbst gekommen ist. Aber wir wissen doch — und Pohlenz wußte es ja auch —, daß Herodot mit Hekataios', seines Vorgängers, Geographie in der Tasche (oder im Kopf) gereist ist, und daß der Milesier vor ihm von den Menschen, der Fauna und Flora der südrussischen Ebene berichtet und, wie Herodot selbst, nach den Ursachen geographischer Besonderheiten gefragt hat. Und Hekataios war beileibe nicht der einzige, der vor Herodot ἱστορίη trieb. Ich rechne darum mit Erörterung auch einer Frage wie der nach der Ursache der Hornlosigkeit der skythischen Rinder in weiteren Kreisen und kann mir sehr wohl vorstellen, daß Herodots Erklärung im Grunde nur die persönliche Zustimmung zu einer schon bekannten Theorie war, die für jeden klimatologisch interessierten Völkerkundler dieser Jahrzehnte nahelag. Jeder mußte in der Konsequenz seines Erdbildes sogar auf diese ἱστορίη kommen. Nur dies möchten wir Pohlenz gern konzedieren: daß der Verfasser bei seinen ethnographischen Mitteilungen aus den nördlichen Gebieten außer aus mündlichen Nachrichten aus einer literarischen Quelle schöpfte. Eigenartig, Pohlenz rechnet im Hinblick auf die Anschaulichkeit in der Darstellung von Land und Volk in *De aere* mit einer Studienreise des Verfassers — wieder = Hippokrates — zu den Skythen und wohl auch zu den Sauromaten, einer »Nordlandreise«, wie er sich einmal ausdrückt, dann mit Benutzung des Herodot, ohne das Problem zu erwähnen, das sich für ihn ergibt. Wir dagegen rechnen nicht mit Autopsie als Grundlage des Bildes, das der Verfasser von Volk und Land der Skythen gibt, können uns aber durchaus, wenn dies gesagt werden muß, zu der Vorstellung verstehen, daß ein Arzt, der am Krankenbett Autopsie und Erfahrung aus zweiter Hand, Anamnese des Patienten, Befragen der Angehörigen unterschied, dennoch eine ἱστορίη betrieb, die fabulösen Nachrichten nicht mit der Skepsis entgegentrat, die wir von einem Empiristen erwarten. Ein Beispiel, das anzuführen am Platz ist: Der Verfasser der chirurgischen Schriften des Corpus ist keineswegs bereit, auf die Erwähnung der Amazonen ganz zu verzichten. Seine Haltung bleibt skeptisch gegenüber Nachrichten von einem Fabelvolk, aber die Gelegenheit zu der Erklärung eines medizinischen Befunds, den er bei Ethnographen fand, verlockte ihn, sich mit der so gegebenen Frage methodisch einwandfrei auseinanderzusetzen (S. oben S. 97). Er bewahrt ἐποχή und argumentiert, als ob das Wunderbare nicht ausgeschlossen wäre. Gegenüber Pohlenz bleibt es ebenso wie gegenüber vergleichbaren Versuchen alles in allem genommen dabei, daß Abhängigkeiten oft eilfertig konstatiert werden. Zu oft werden sogar bei solchen Schlüssen die Gegenargumente mitgeliefert.

Doch wir dürfen hier einhalten und jetzt sogleich zu dem Fragenkomplex übergehen, der unter dem Titel »Die Gruppen der Epidemienbücher und der diesen nach Inhalt und Form zugehörigen, jedoch durch eine von diesen verschiedene Zielsetzung von ihnen getrennten Schriften« stehen könnte. Es ist die Aufgabe, die sich einstmals wie von selbst ergab, als erkannt war, daß im Corpus Schriften mit verschiedensten Grundanschauungen, vor allem auch bis zur Gegensätzlichkeit differierende Arbeiten enthalten waren. Da hatte insbesondere Littré durch die vielen Hinweise in seiner bewundernswerten Edition vorgearbeitet. Allein schon von der Sache her ergab es sich, daß wir zunächst einmal seine drei Gruppen der Epidemienbücher, Epidd. I III, II IV VI, V u. VII im wesentlichen ohne Einschränkung übernehmen konnten. Zu jeder dieser Gruppen, die allein die Möglichkeit sicherer Datierung boten, zugehörige Schriften z. B. aus dem Bereich der Chirurgie zu finden, mußte versucht werden, um nicht im rein Hypothetischen stecken zu bleiben. Willkommen waren uns deshalb zunächst von den neuen Untersuchungen diejenigen, die der primären Frage galten, ob unsere Einteilung der Epidemienbücher der Nachprüfung standhielt. Eine solche Epikrise unserer eigenen Gruppenbildung lieferte z. B. Charles Lichtenthaeler in seiner Sammlung von hochaktuellen Arbeiten »La médecine Hippocratique« (Neuchâtel 1957) und speziell in seiner Studie: Le troisième Épidémique d'Hippocrate, vient-il vraiment après le premier? (Genève-Paris 1960). Lichtenthaeler erkannte Unterschiede in der Krankheitsauffassung in Epid. I und Epid. III und damit Differenzen (nicht Widersprüche) in unserer ersten Gruppe, welche ihn seine Frage stellen ließen. Innerhalb der zweiten Gruppe konnte A. A. Nikitas in seinen »Untersuchungen zu den Epidemienbüchern II IV VI (Diss. phil. Hamburg 1968) dem vierten Buch seine relative Selbständigkeit wiedergeben. Minutiöse Observationen jeder Art erheben seine Arbeit zu einer Leistung, die das Prädikat sorgsamer Akribie verdient. Wieder blieb aber unsere zweite Gruppe der Epidemienbücher im ganzen unangetastet. Nikitas stellt dieses am Schluß seiner Untersuchung in einem besonderen Abschnitt ausdrücklich fest. Gerne nenne ich hier aber zum zweiten Mal den S. 175 angeführten Aufsatz von Grensemann. Daß wir die Krankengeschichten der Epidemien nur dann stets richtig verstehen, wenn wir uns vor Augen halten, daß Hippokrates nur notiert hat, was seiner Sehweise, seiner Auffassung vom menschlichen Organismus, seinen Grundbegriffen der Medizin entsprach, anders formuliert, daß sein Beobachten eine gelenkte Empirie war, ist in unseren eigenen Untersuchungen festgehalten. Grensemann zeigt nun am Beispiel der Krankengeschichte der Tochter des Theodoros Epid. VII 25, daß sich die hier notierten Beobachtungen fast ausnahmslos verstehen lassen, wenn man annimmt, daß der behandelnde Arzt sich sehr speziell die Lehren von Hippokrates' Prognostikon zueigen gemacht hat, die Zeichenbewertung jener Schrift, die wir mit anderen der Epidemiengruppe I III zugeordnet haben. Grensemann hat das Verdienst, damit an einem konkreten Fall gezeigt zu haben, wie ein späterer Hippokratiker im einzelnen als Angehöriger der Koischen Schule verfährt. Es ist instruktiv, Grensemanns Methode zu verfolgen. Hier aber soll nun auch hervorgehoben werden, daß er uns auf die Weise die schönste Ergänzung zu unserer Analyse der dritten Gruppe der Epidemienbücher geschenkt hat. Mit der nochmaligen

Nennung seines Aufsatzes haben wir uns aber bereits von dem ersten Problemkreis innerhalb der Frage nach Schriftengruppen, dem der Zugehörigkeit einzelner Epidemienbücher zu einander, entfernt. Mit der Konsequenz, die sich für uns s. Zt. wie natürlich ergab, haben wir in unseren eigenen Untersuchungen unser Augenmerk weiter auf solche Schriften des Corpus gerichtet, die sich als Verbindungsglieder zwischen unseren Epidemienbüchern und anderen des Corpus darstellen. Wir wiederholen hier, daß das Hypomnema *De humoribus* das Verbindungsstück zwischen Epidd. II (IV) VI und der Schriftengruppe *De aere/De morbo sacro* ergab, während *De off. med.* (Κατ' ἰητρεῖον) die Zuordnung der großen chirurgischen Schriften *De articulis* und *De fracturis* ermöglichte. Arbeiten, welche in der Richtung mit solchen Feststellungen konform gehen, sind folgende: M. Michler konnte in seinem Beitrag »Die Krüppelleiden in 'De morbo sacro' und in 'De articulis'« (Sudhoffs Archiv 45, 1961, 303 ff.) wahrscheinlich machen, daß sich diese so verschiedenartigen Schriften in der Auffassung des genannten Leidens nicht widersprechen, gemeinsame Zugehörigkeit zu der gleichen medizinischen Richtung — darf ich sagen »Schule«? — nicht ausschließen. Und zum dritten Mal H. Grensemann. Anschließend an seine Dissertation »Die hippokratische Schrift Περὶ ὀκταμήνων«, Kiel 1960, die in einer für uns wichtigen Stelle einer alten Lesart in dieser Schrift wieder zu ihrem Recht verhilft[6], und mit Berücksichtigung unserer Bemerkungen zu diesem Traktat (S. 165/6) konnte Grensemann die alte Überlieferung, Polybos, Hippokrates' Schwiegersohn, sei nicht nur der Verfasser von *De natura hominis*, sondern auch von *De octomestri partu*, auf ihre Zuverlässigkeit überprüfen und, da das Ergebnis positiv ausfiel, seine Abhandlung über »Polybos als Verfasser hippokratischer Schriften«, d. h. *De natura hominis* und Περὶ ὀκταμήνων schreiben (Abh. Ak. d. Wiss. u. der Lit. Mainz 1968, 2). Für ein Mitglied der Koischen Schule war, dies ist das Entscheidende, eine Schrift aus einem weiteren Zweig der Medizin gewonnen, aus der Gynäkologie. Vorher waren uns nur in der zweiten Epidemiengruppe einzelne Sätze aus diesem Gebiet begegnet. In anderen Fällen ergaben sich Resultate, die mehr prinzipielle Fragen nach sich zogen, uns nicht überraschend, aber doch Probleme, die auch hier ein Wort erfordern. Grensemann hat Polybos außer einer 'physiologischen' eine 'gynäkologische' Schrift zuweisen können, ein und demselben Autor. Jede der beiden ist eine Schrift aus einem anderen Forschungsgebiet, das zudem eine gewisse Autonomie besitzen kann. In anderen Fällen werden wir, wenn wir es wagen, mehrere Schriften aus welchen Gründen immer einem Autor zuzuschreiben, nicht um die Frage herumkommen, ob wir nicht zwischen der Entstehung verschiedener Schriften eine Entwicklung des Autors, seiner Problemstellung und seiner Überzeugungen anzusetzen haben. Welche Variationsbreite der Entwicklung (des Fortschritts) besitzt aber eine Natur, die etwa als Forschernatur faßbar ist? Welche und wieviele Möglichkeiten der Entfaltung einer Begabung setzen wir, vielleicht nur stillschweigend, voraus, wenn wir ein und demselben Autor bestimmte Schriften, die neben vielerlei Übereinstimmungen, die uns auf die Annahme eines Autors führen, zugleich erhebliche Differenzen aufweisen? Unter diesem Gesichtspunkt an dem

[6] Zusammen mit Περὶ ἑπταμήνου hat Grensemann diese Schrift mit Kommentaren und deutscher Übersetzung gedruckt CMG I 2, 1 (Berlin 1968). — Doch vgl. jetzt I. Jouanna, Le médecin Polybe est-il l'auteur de plusieurs ouvrages de la collection Hippocratique? REG 82, 1969, 552.

Postulat der einen Verfasserschaft festzuhalten, bleibt ein Wagnis. Pohlenz erkennt in *De morbo sacro* mit ihrer lebhaften Polemik gegen die Magier und ihren Aberglauben eine Jugendschrift, in *De aere* dagegen das Werk eines gereiften Mannes, eine Feststellung, die ihm die Möglichkeit eröffnet, ein charakteristisches Forscherleben zu zeichnen. Was die Reihenfolge der beiden Schriften angeht, so gilt auch heute das *sub iudice lis est*. Pohlenz' Auffassung arbeitet wie selbstverständlich mit einer Psychologie, die nicht mit komplizierten Formen der Entwicklung rechnet. Er hat andererseits, da werden wir ihm nicht widersprechen, sein Recht, Abweichungen der Schriften voneinander mit der Annahme einer Entwicklung zu erklären[7]. Es versteht sich, daß wir in Fällen ähnlicher Art schwerlich heute noch zu auch nur einigermaßen überzeugenden Aussagen in der Frage der Zugehörigkeit einzelner Schriften zu einer Person kommen. Wir tun doch wohl gut, nur das Problem als solches scharf zu formulieren. Um wenigstens ein Beispiel zu nennen, das wir als durchaus erwünschtes Experiment zu schätzen wissen, so verweisen wir auf G. H. Knutzen, Technologie in den hippokratischen Schriften (Ab. Ak. d. Wiss. u. d. Literatur Mainz 1963, 14). Knutzen stellt in seiner vergleichenden Untersuchung bestimmter Begriffe fest, daß *De diaeta acutorum* und die chirurgischen Schriften in Hinblick auf ihre Vorstellung von der Medizin als Techne einige Übereinstimmungen aufweisen. Er muß aber die diätetische von den chirurgischen doch auch wieder trennen — sie sind in der Physiognomie der Gesamthaltung, auch in der Sprache zu verschieden. Da er die Schriften gleichwohl immer noch einem und demselben Autor geben möchte, nimmt er Entstehung der Schriften im Abstand von »mehreren Jahren« an. Ich selbst halte in Ermangelung von weiteren Indizien den Versuch, dem Untersuchungsbefund mit einer solchen Annahme gerecht zu werden, für problematisch und kann mich nicht einmal dazu entschließen, *De diaeta acutorum*, diese übrigens antiknidische Schrift, in das schriftstellerische Werk der Hippokratiker aufzunehmen. Wir haben in dieser Schule selbstverständlich mit Entwicklung, und wenn dieser Begriff allzu teleologisch erscheint, mit unterschiedlichen Theorien, unterschiedlicher Wertung und selbstverständlich auch damit zu rechnen, daß es in ihr Auseinandersetzungen gab, den ἀγὼν λόγων. Es galt etwas, wenn einer in diesen Meinungskämpfen das letzte Wort behielt[8]. Es gab Neues, das als solches schon seinen Reiz und seine Anziehungskraft ausübte. Ich stelle mir die Gesamtentwicklung der Schule und ebenfalls die Entwicklung jedes ihrer Mitglieder keineswegs nach Analogie der Knidischen Schule vor, die von einem Grundbuch ausging, und deren Entwicklung ihren Niederschlag in Redaktionen dieser Schrift gefunden hat, die an der ursprünglichen Lehre dementsprechend grundsätzlich nichts änderte. Aber Vorsicht bleibt hier geboten. Bevor wir

[7] Um wenigstens eine der letzten Erörterungen über das Verhältnis von De aere und De morbo sacro zu nennen, verweise ich auf H. W. Nörenberg, Das Göttliche und die Natur in der Schrift über die heilige Krankheit, Diss. phil. Frankfurt 1968 (bes. 78ff.). N. glaubt, in De morbo sacro »die Differenzierung einer allgemeinen Physis zu einer individuellen Physis« »im Sinne einer Weiterentwicklung des θεῖον-Begriffes« gegenüber De aere feststellen zu können »so daß wir von da her ein inhaltliches Kriterium für die zeitliche Aufeinanderfolge beider Schriften bekämen« (80; vgl. auch 12, wo das Ergebnis vorweg formuliert wird.) Die Verfasserfrage wird ausgeklammert (genauso wie die rein sprachliche Frage). Inzwischen besitzen wir H. Grensemanns Edition von De morbo sacro, Ars medica I. In der Einleitung dieser Ausgabe 16ff. entwickelt der Editor in klarer Argumentation seine Überzeugung von der Einheit der Verfasserschaft der beiden Schriften. — Zu De m. s. 1 vgl. Eurip. Hek. 959ff.!

[8] Vgl. De nat. hom. c. 1, 2. Hälfte.

diese Überlegungen abschließen, sei an den letzten Satz der Einleitung von *De aere* erinnert: »Sollte einer meinen, diese Ausführungen seien μετεωρολόγα (»Sternguckerei« Diller), so würde er, *falls er sein Urteil änderte*, einsehen, daß die Astronomie nicht wenig zur ärztlichen Kunst beiträgt (εἰ μεταστaίη τῆς γνώμης, Jaeger gibt den Satz wieder mit: »wenn er belehrbar ist« [Paideia II 1944, 15], Müri übersetzt: »Sofern jemand, der meint, diese Beobachtungen gehörten in die Meteorologie, auf seine Ansicht zurückkommen sollte«, Der Arzt im Altertum³ 1962, beidemal eine überraschende Übersetzung). Ohne an den Hippokrates der Epidemien, den σκεπτικός, noch weiter erinnern zu wollen, werden wir doch wenigstens eines beachten: Der Verfasser von De aere wendet sich in dem ersten Satz seiner Schrift an einen Leser, der die ärztliche Kunst in richtiger Weise *suchen* will (βούλεται ὀρθῶς ζητεῖν). Wenn der Verfasser sich in dem zitierten Satz nicht klar genug ausgedrückt haben sollte, dieser erste Satz würde nur bestätigen, was der kurze Bedingungssatz aus dem Schluß des einleitenden Abschnitts eindeutig sagt: Voraussetzung für die Einsicht in die Richtigkeit der klimatologischen Krankheitsätiologie ist der Wechsel des Standpunkts, eine Umstellung. Wer *De aere* als Originalarbeit des Hippokrates anerkennt, muß zugeben, daß nach der Auffassung des Hauptes der Koischen Schule Bereitschaft zur Meinungsänderung in der Frage richtiger Forschung eine unabdingbare Vorbedingung ist. Ob er dann nicht auch selbst, wenn ihn neue Erkenntnisse dazu zu zwingen schienen, zu einer μετάστασις τῆς γνώμης bereit war? Und welche Notwendigkeiten bleiben dann, bestimmte Schriften demselben Arzt zuzuweisen? Wir dürfen uns nicht festlegen, wir sind bei Hippokrates nicht mehr in der Zeit, in welcher ein Philosoph, oder wer es nun war, in einem Buch seine ganze Einsicht niederlegte. Im übrigen: Soweit unsere Kenntnis des Mannes reicht, jedenfalls Polybos war eine Forschernatur, aber er hat aus Empedokles' systematischer Physik sehr vieles übernommen, sich hypothetisch-prinzipiengebundenes Denken zueigen gemacht in einem Maße, daß wir überrascht sind, einen solchen Mann in der Umgebung des fragenden, für die Phänomene so aufgeschlossenen Hippokrates zu finden.

Mit diesen mehr grundsätzlichen Überlegungen können wir das Kapitel »Schriftengruppen und Verfasserschaft« schließen. Wir müssen uns in unserem Nachwort noch einer Frage von neuem zuwenden, mit der wir uns schon in unserer Abhandlung eingehend beschäftigt haben (146ff.). Dürfen wir behaupten, daß wir für die eigentlichen Probleme der Hippokratesforschung, die Frage, wer war Hippokrates, welche Schriften sind sein Eigentum, wie sind die antiken Zeugnisse über seine Lehre zu interpretieren, nach und nach Neues gewonnen haben, können wir in diesem zentralen Problemkomplex Fortschritte verzeichnen? Neue Testimonien, sei es in Form neuer Inschriften, sei es neuer Papyri, haben uns die letzten 40 Jahre nicht beschert, auch ist eine neu gefundene Büste, welche als Bild des idealen Arztes gedeutet wurde, am Ende doch wieder der Anonymität verfallen. Wenn die Frage nach dem historischen Hippokrates, historischen Nachrichten über seine Anschauungen trotz aller Schwierigkeiten lebendig blieb, so ist dies ein Zeichen des fortdauernden wissenschaftlichen Interesses an ihr. So sollte auch anerkannt werden, daß die Forschung die alten Fragen, wie die bekannten Sätze über Hippokrates' Forschungsmethode und ebenso das spröde Material aus Aristoteles-Menons Doxographie über Hippokrates' Lehre der Ursachen von Gesundheit und Krankheit keineswegs ad acta gelegt hat. Zeichen absoluter Resignation sind jedenfalls, soweit es sich um diese Zeugnisse handelt, nicht feststellbar. Nach immer wiederholter Nachprüfung kann ich selbst aber zunächst nur sagen, daß ich an meiner S. 150ff. entwickelten Auffassung der vielbesprochenen Phaidrosstelle festhalte. Einen sehr interessanten, für die allgemeinen Fragen der geisteswissenschaftlichen Hermeneutik höchst ergiebigen Überblick über La question Hippocratique et le témoignage du Phèdre gibt zusammen mit einer wohlabgewogenen eigenen Stellungnahme R. Joly REG 74, 1961, 69ff.[8a]. Nach wie vor geht die Auseinandersetzung um den Begriff »die Natur des Ganzen«, ohne deren Erforschung der Asklepiade Hippokrates nach Platon wahre medizinische Kunst für unmöglich erklärte. Diesem Problem gegenüber schien Platons Aussage, Hippokrates habe die Frage nach Einheit-Einfachheit und Vielheit-Vielgestaltigkeit als unentbehrlichen Bestandteil der wissenschaftlichen Medizin betrachtet, diesen Weg, der zugleich die platonische Methode der Diairesis bedeutet, einer neuen Auslegung entbehren zu können. Nur dann wird die zweite Nachricht wieder zu einem Problem, wenn man die übergreifende Frage stellt, wie Platon diese mit der ersten, der Forderung (wir vereinfachen) nach meteorologischer Forschung verbunden wissen wollte. Es ist stets ein Mangel, wenn von der Interpretation der ersten Frage zugunsten der platonisierenden abgesehen wird. Ich kann es darum auch nicht recht verstehen, wie Jaeger (Paideia II 33ff.) sich praktisch damit begnügen konnte, nur die zweite Seite der platonisch-hippokratischen Methode einer eingehenderen Besprechung zu würdigen. In meiner eigenen Behandlung der Frage fehlt, so meine ich jetzt, in der Hauptsache nur der Hinweis auf Platons Physiologie und Krankheitsätiologie im Timaios (bes. 81c—86a). Wie der Hippokrates des Phaidros versteht der Arzt in Platons Kosmologie, »vieles einander Unähnliche in den Blick zu bekommen, aber auch in diesem Unähnlichen ein Genos zu gewahren« (83bc). Das Logisch-Formale dürfen wir aber im Timaios von den physikalisch-kosmologischen Gedanken, von der Sicht des Ganzen — das bedarf keiner Begründung — nicht trennen. Das Ganze und seine Teile zu erkennen ist Platons Bestreben im Timaios, und wie das Eidos für ihn nicht nur ein logischer, sondern auch ontologischer »Begriff« ist, so denkt er kaum einmal rein logisch-formal[9]. Der Platon des Phaidros ist nicht in allem der des Timaios, aber seine Physiologie und seine ihr entsprechende Ursachenerklärung der Krankheiten im späteren Werk können als Modell richtungsweisend sein für das Verständnis der Phaidrosstelle, die wir zunächst aus Platon verstehen müssen.

Was dann aber die zweite Nachrichtenquelle anlangt, so dürfen wir mindestens einen Fortschritt in der Auseinandersetzung mit diesem Überlieferungszweig registrieren. Es fällt uns nicht leicht, mit dieser Anerkennung einer philologischen Analyse und ihres überzeugenden Resultats ein kritisches Wort verbinden zu müssen. Wir haben selbst versucht, Menons Darstellung der hippokratischen Lehre von ihrer Übermalung zu befreien und zu zeigen, welcher Art die Übermalung ist, indem wir z. B. die Darstellung von Platons Doxai mit dem uns vorliegenden Original verglichen. Es ist das Verdienst von Pohlenz, gezeigt zu haben, daß Menon,

---

[8a] Jetzt auch »Antike Medizin«, Wege der Forschung Bd. CCXXI, Darmstadt 1971, 52.

[9] Wichtig für diese Seite des Denkens Platons jetzt: M. Frede, Prädikation und Existenzaussage, Platons Gebrauch von »... ist...« und »... ist nicht...« im Sophistes, Hypomnemata 18, Göttingen 1967.

auch da wo er bei Hippokrates von den Nahrungsüberschüssen (περιττώματα) spricht, sein Original peripatetisch interpretiert. Diese Lösung wirkt ermunternd, ja befreiend. Nur für den, der vor den mit Menons Doxographie gegebenen Schwierigkeiten (deren auch der Verfasser der Doxographi Graeci nicht Herr wurde) sein Auge verschließt, bedeutet sie nur einen im Grunde nicht viel bedeutenden Schritt weiter auf dem methodisch geforderten Wege. Leider findet aber schon da — und wieder — unsere Zustimmung zu Pohlenz' Interpretation ihre Grenze. Was nach Abzug der Interpretamente für Hippokrates übrigbleibt, ist eine Pneumalehre, und nun entwickelt Pohlenz aus dieser nicht nur eine medizinische Theorie, sondern das, was er Hippokrates' Weltgefühl[10] nennt. Hippokrates' Lehre wird von dem Anonymus Londinensis mit einem Gleichnis illustriert: Die Schwimmpflanze Stratiotes bewegt sich in ihrem Element, dem Wasser, so bewegt sich der Mensch im Pneuma, das zugleich für ihn, wie für die genannte Pflanze das Wasser, lebenspendende Kraft besitzt. Pohlenz hat das Gleichnis nicht als Zutat des Doxographen, sondern als echt hippokratisch interpretiert, wie dann unvermeidlich als Fragment aus einer verlorenen Schrift des Meisters. Ich fürchte, hier ist dieser verdiente Philologe einem Wunschdenken erlegen: Erst durch das Weltgefühl, »wie es sich in seinem Gleichnis spiegeln« soll, ist Hippokrates der »große Arzt«, der er für Pohlenz war und nach seiner Auffassung auch sein mußte. Nun schreibt aber der Anonymus Londinensis eine Eisagoge in die Medizin. Was liegt da näher, als den Pflanzenvergleich als rein didaktische Zutat des Anonymus zu werten? Dem Fortschritt steht bei Pohlenz ein Rückschritt gegenüber. Wie gesagt, dies festzustellen, wird nicht leicht, denn für Pohlenz war dieses, das hippokratische Weltgefühl, etwas, dem er gefühlsmäßig verbunden war. Das Hippokratesbild des Aristoteles-Menon hat durch erneute Nachprüfung schärfere Umrisse gewonnen: nur müssen wir — dies ebenso im Hinblick auf Pohlenz' gleicherweise analytische wie synthetische Arbeit, wie gleichfalls nach unserem Bemühen um ein richtiges Verständnis der Phaidrosstelle — die Feststellung treffen, daß uns diese Dokumente auch jetzt noch nicht die Kriterien bieten, die uns in den Stand setzen, mit größtmöglicher Sicherheit oder gar unwiderleglich Schriften des Corpus Hippocraticum als echte Arbeiten des Hippokrates zu werten[11]. Zu einer Vorstellung von dem historischen Hippokrates, dem Menschen, Forscher, Arzt und wissenschaftlichen Schriftsteller, wie wir ihn uns vorstellen, durchzustoßen, ist uns auch jetzt noch verwehrt[12]. Eines nur kann

---

[10] Wenn mich mein Eindruck nicht täuscht, so hat Pohlenz Begriff und Wort »Weltgefühl« zuerst charakteristisch und sicher treffend auf Poseidonios' Weltverständnis angewandt. »Weltgefühl« gebraucht Pohlenz z. B. in nächster Nähe zu »Weltverständnis« und »Lebensgefühl« in Gestalten aus Hellas, München 1950, 643.

[11] Da nun schon einmal etwas über die Entstehung und den Fortgang unserer »Untersuchungen« gesagt wurde, will ich hier noch erwähnen, daß sie in der Fassung als Habilitationsschrift auch eine knappe Darstellung der Pneumalehre von De diaeta acut. enthielten. Im Hinblick auf Menons Hippokratesdoxographie verdient die Pneumalehre dieser antiknidischen Schrift besondere Beachtung. Wenn ich dieses Kapitel s. Zt. in den »Untersuchungen« nicht mitveröffentlicht habe, so aus dem einfachen Grunde, weil die Analyse sich mir unter den Händen zu einer selbständigen Abhandlung von erheblichem Umfang zu entwickeln drohte, wodurch sich das Erscheinen der »Untersuchungen« um Jahre verzögert hätte. Auf meine Anregung entstand in dieser Zeit der Aufsatz von R. Blum, La composizione dello scritto Ippocrateo Π. διαίτης ὀξ., Acc. dei Lincei, Rom 1936 (vorgelegt von Pasquali).

[12] Dabei bin ich der Auffassung, daß eine von Skepsis gar nicht oder nur wenig beschwerte, wissenschaftlich nur schwer vertretbare Hippokratesforschung immer noch ihren Sinn behält, wenn sie lösend wirkt und uns dazu führt, die Dinge mit frischen Augen zu sehen. Ich wünsche nicht, daß allein historische Kritik unser Verhältnis

uns dieses kritische Referat zeigen: Auch in der Hippokratesforschung gilt die Devise von K. Lachmann: »Nur der befreit sein Urteil, der sich willig ergibt«, wir fügen explizierend hinzu: der das nach der Kritik noch Bleibende anzuerkennen sich nicht verweigert. Und wir sind überzeugt, daß auch der Medizinhistoriker und der Mediziner — mag gerade auch er das Bedürfnis nach dem großen Vorbild noch stärker empfinden — diese Devise des Philologen in gleicher Weise anerkennen[13].

Einzelnes[14]:

S. 9. Bei der Analyse von Epidd. I und III vermisse ich heute ungern eine Zusammenstellung der therapeutischen Angaben. Durch Gegenüberstellung würde das überwiegend prognostische Interesse des Autors noch deutlicher in Erscheinung treten.

16. 17. Der hier notierte Dorismus erinnert an ein Desiderat der Hippokratesforschung, dessen Erfüllung noch in weiter Ferne liegt. Jede einzelne Schrift des Corpus muß nach Wortschatz und Syntax auf die Eigenart ihres ionischen Dialekts untersucht werden, dazu unter dem Gesichtspunkt, wie Episches nachwirkt (Einiges demnächst in meiner in den Schriften der sächs. Ak. erscheinenden Abh. »Aretaeus von Kappadozien als medizinischer Schriftsteller«, darin Hippokrates als Homericus), weiter auf attische und eben auch dorische Elemente. In den bisher vorliegenden kritischen Ausgaben ist dafür einiges getan, auch in Einzeluntersuchungen, die wohl mit Diels' Beobachtungen zu den chirurgischen Schriften, dann E. Fränkel, Spuren des heimatlichen Dialekts in den hippokratischen Schriften, Idg. Forschungen 28, 1911, 229 einsetzen. Eine große Hilfe wird für die Bearbeitung solcher Fragen eines Tages das Hamburger Lex. Hippocraticum bieten. Sehr interessant wäre es, wenn es gelänge, in späten Schriften dorische Archaismen festzustellen.

17ff. Zu dem ganzen Abschnitt ist jetzt zu vergleichen B. Alexanderson, Die hippokratische Schrift Prognostikon, Göteborg 1963. Daß in Epid. I 25 auf das Prognostikon hingewiesen wäre, kann auch ich nicht mehr glauben. Meine Vermutung war mehr Wunsch als begründete

---

zu Hippokrates bestimmt. Deshalb finde ich auch U. Fleischers Besprechung von Mario Vegettis Opere di Ippocrate, Torino 1965 (Gnomon 40, 1928, 541—556) in Form und Inhalt richtig. Fleischer, der übrigens viel mehr bringt als eine Rezension, sucht auch den manchmal recht unkritisch wirkenden Urteilen von Vegetti, der den Philologen nicht gerade hold zu sein scheint, in ruhigem Referieren und Abwägen gerecht zu werden. Kurz, aber ebenso verständnisvoll ist C. W. Müllers Anzeige von Vegettis Buch in Sudhoffs Archiv 51, 1967, 86.

[13] Mit Belehrung, Vergnügen und Zustimmung wird auch der Philologe zur Kenntnis nehmen, was H.-H. Eulner über Bereich und Voraussetzungen der medizinhistorischen Forschung in seinem schönen Vortrag »Der Medizinhistoriker« zu sagen hat: Medizinhistorisches Journal 3, 1968, 1ff.

[14] Vollständigkeit in den Ergänzungen zum einzelnen war nicht erreichbar, diese Zusammenstellung bietet, wie ich ausdrücklich bemerken muß, eine sehr subjektive Auswahl aus den Notizen meines Handexemplars, die ich nur in Einzelfällen durch Hinweise auf neuere Literatur ergänzt habe.

[a]Von Druckfehlern, in erster Linie sinnstörenden, seien hier die folgenden korrigiert: S. 18 φῦσα; 28 Z. 8 statt »stehen«: stimmen; 20 ὀξύθυμος: 54, 8 Tmemas; 83 Mitte: ὑπερέχειν; 105 Zwerchfell; 107, 1 πεποίηνται; 108, 1 Z. 3 οὕπω; 117 l. Z. seinem, sowie statt »jedesmal«: in Zweifelsfällen; 120 Z. 1 die Ziffer ist zu streichen; 143 Zu VII 84 ἐβαρύνετο ἐς νύκτα; 146 1. Zeile: Anm. 2, entsprechend unten; 151 Genitiv; 155, 1 πάλιν; 160 Text l. Z.: hat[2].

Hypothese. Zu beachten ist aber immer noch, daß an der genannten Stelle 1. Niederschriften als vorhanden vorausgesetzt, 2. weitere Aufzeichnungen über verwandte Zeichen in Aussicht gestellt werden. Wir werden das Letzte so verstehen müssen, daß der Verfasser die feste Absicht hatte, seine Aufzeichnungen fortzusetzen und zu ergänzen. Ein Bild dieser Weiterarbeit dürften uns Epidd. II (IV) VI vermitteln.

19. Zur Geschichte der Unterscheidung der akuten und chronischen Krankheiten, wie zur Entwicklung des Begriffs der Krankheit aus dem vorwissenschaftlichen bis zum hippokratischen Denken vgl. Fridolf Kudlien, Der Beginn des medizinischen Denkens bei den Griechen, Zürich 1967, 48ff. 24, 2. Gnomon 9, 1939, 600.

39. Epid VI 3, 12 u. 8, 24 hat H. Diller z. T. weiterführend behandelt: Ausdrucksformen des methodischen Bewußtseins in den hippokratischen Epidemien, Archiv für Begriffsgeschichte 9, 1964, 133ff., bes. 147ff. Zum Textverständnis von πλείστων λόγων καὶ κατὰ σμικρὰ γινωσκομένων jetzt noch folgende Erwägung: Sollten nicht πλείστων und κατὰ σμικρὰ γινωσκομένων, beides nähere Bestimmungen von λόγων nach Zahl und Art sein, λόγοι selbst »Regeln des Krankheits-, insbesondere des Fieberverlaufs« bezeichnen? Diller faßt λόγοι nach Epid. VI 2, 24 als Gespräche. Vgl. aber auch zu κατὰ σμικρὰ γινωσκομένων De off. med. 1 (was auch Diller heranzieht) S. 81. Zu Epid. I 20 (Erkrankung der Zwillinge) vgl. noch K. Reinhardt, Poseidonios 86 und Kosmos und Sympathie 85ff., die Deutung durch den Philosophen. Poseidonios deutet die Parallelität im Fieberverlauf mit Hilfe seiner Theorie von der Sympathie, er eignet sich die wissenschaftliche Haltung des Hippokrates nicht an.

50 »Praxis«. Auf das Verhältnis von Arzt und Patient bin ich in diesem Abschnitt nicht eingegangen. Dieses Thema kommt zur Sprache in meinem »Medicus gratiosus«, Abh. Ak. d. Wiss. u. d. Lit. Mainz 1970. Den Ausgangspunkt dieser Arbeit liefert Epid. VI 4,7 mit dem Stichwort χάριτες. Es zeigt sich u. a., daß die Notizen dieses Paragraphen die Maxime »Nützen oder nicht schaden« (Epid. I 11) voraussetzen.

52ff. Jaeger, Paideia II 41 rechnet damit, daß der Verfasser von De alimento bei der Sentenz φύσιες πάντων ἀδίδακτοι schon die Variante (?) ἀπαίδευτος gekannt habe. Es liegt aber eine Verschreibung vor, die erst in Minuskelschrift entstanden sein kann. — Zu ἑκοῦσα vgl. außer De arte 3 ἡ φύσις ἑκοῦσα (ἀφίῃ, Gegensatz: gewaltsam gezwungen) z. B. den Komiker Philemon, der das Wort von der Erde gebraucht (fr. 88 Edmonds). — Zu diesem Abschnitt im ganzen: Das heraklitisierende Moment in den »herodikeischen« Aphorismen würde ich heute nicht mehr so stark betonen.

54. Die Sentenz Epid. VI 5,5 ist mit Jaeger, Paideia II 367, 40 und Kudlien, Sudhoffs Archiv 46, 1962, 289, erst recht aber mit dem Pneumatiker Athenaios bei Orib. CMG VI 2, 2 S. 112 einfacher und pointierter zu fassen: »Nachdenken ist für die Menschen ein Spaziergang der Seele«. Für die menschliche Seele ist Nachdenken, was der Spaziergang für den Körper ist, eine Art gymnastischer Übung (vgl. auch S. 62). Der Gedanke gehört, besonders durch das Zitat des Satzes, der offenbar zum geflügelten Wort geworden ist, in die Diätetik. (Zu Athenaios jetzt Eberhard Kulf, Untersuchungen zu Ath. von Attaleia, Diss. phil. Göttingen 1970.)

54f. Herodikos' Lehre stellt C. W. Müller in seiner Untersuchung »Gleiches zu Gleichem, Ein Prinzip früh-griechischen Denkens«, Klassisch-Philologische Studien Heft 31, Wiesbaden

1965, in einen größeren Zusammenhang. Das recht umfangreiche, nicht nur rein medizinische Material aus den Schriften des Corpus Hipp. ist vollständig vorgelegt. Die z. B. 146 Anm. 128 angekündigte Behandlung von Epid. VI 2, 1 ist Rhein. Mus. 109, 1966, 120 erschienen. Müllers Interpretation dieses Abschnittes bringt beachtenswerte neue Gesichtspunkte gegenüber oben 74, aber auch zum Text. Vgl. noch von demselben »Die Heilung durch das Gleiche in den hippokratischen Schriften *De morbo sacro* und *De locis in homine*«, Sudhoffs Archiv 49, 1965, 303 ff.

67. Zu den Beachtungen über den Gebrauch des Genitivs vgl. E. Nachmanson, Dragma M. P. Nilsson, Lund 1939, 308 ff. z. B. 330.

88. Zu den chirurgischen Schriften, die endlich auch einmal als sprachliche Leistungen in einer Geschichte der griechischen Literatur ihren Platz bekommen sollten, ist jetzt eine Arbeit von M. Michler heranzuziehen: Die Bedeutung des normativen Physisbegriffs in der hippokratischen Schrift De fracturis / De articulis (Hermes 90, 1962, 385—401), eine sehr willkommene Ergänzung z. B. von S. 97 (δικαία φύσις). Apollonius' illustrierter Kommentar zu De articulis liegt jetzt in Neuausgabe mit erstmaliger deutscher Übersetzung vor CMG XI 1, 1 Berlin 1965 (Edition von Jutta Kollesch und Fridolf Kudlien, Übersetzung von Jutta Kollesch und Dieter Nickel).

127. Zu Epidd. V und VII vgl. oben S. 179. Die ganze Schwierigkeit, diese Bücher in die Geschichte der griechischen Sprache (attische und hellenistische Elemente) einzuordnen, zeigt der Versuch von A. D. Papanikolaos, Γλωσσικαὶ ἔρευναι ἐπὶ τοῦ Corpus Hippocraticum. Τὸ πρόβλημα τῆς ἑνότητος τοῦ πέμπτου βιβλίου τῶν Ἐπιδημιῶν καὶ ἡ σχέσις αὐτοῦ πρὸς τὸ ἕβδομον; Athen 1965. S. die Besprechung von D. Lipourlis, Ἑλληνικά, Saloniki 20, 1967, 178 ff.

128. Ergänzung zu den Korrekturen: Epid. V 49 (236, 8) ist ἱκανῶς wohl durch ἐπιεικῶς zu ersetzen; vgl. Erot. 40, 1 ἐπιεικῶς· ἱκανῶς, Erklärung zu De art. 5, kommt aber auch für die Epidemienstelle in Frage.

169, 1. Ich darf noch bemerken, daß eine Nachricht wie diese, daß ein Buch nicht zugänglich sei, einmal mit den vielen Angaben der Späteren über verlorengegangene Bücher zusammengestellt werden müßte. Für Fragen der Überlieferung sind sie alle wichtig und besonders, wenn mit einiger Sicherheit festgestellt werden kann, wann ein Buch verlorengegangen ist, wann und weshalb das Interesse an einem alten Buch nachließ, etwa ob es als überholt galt.

170. Zu den Koischen Prognosen vgl. jetzt O. Poeppel, Die hippokratische Schrift Κωακαὶ προγνώσεις, Diss. (mschr.) Kiel 1959, zu Περὶ κρίσιων G. Preiser, Die hippokratischen Schriften De iudicationibus und De diebus iudicatoriis, Diss. (mschr.) Kiel 1957.

172. Für die Beantwortung der Frage, wie sich die Koische Schule in die Geschichte der Medizin einordnet, ist mitentscheidend, wieweit ihre Lehren mit denen der ihr vorausgehenden, dann aber auch mit ihr gleichzeitigen Knidischen Schule übereinstimmen, und wo sie von ihnen abweichen. Es muß also zum Verständnis der Koischen Schule das vorhandene Material über die Knidische Schule aufgearbeitet werden, eine Aufgabe, deren Lösung keineswegs besonders schwierig ist. Erfreulicherweise werden gerade Arbeiten wie die von Johannes Ilberg fortgesetzt.

Bovenden über Göttingen, den 29. 10. 1970 K. Deichgräber

Kolibri 360 GmbH
Ferdinand-Jühlke-Straße 7
99095 Erfurt, Deutschland
produktsicherheit@kolibri360.de